文化人類学

カレッジ版

◆

編集

波平恵美子
お茶の水女子大学名誉教授

執筆

波平恵美子
お茶の水女子大学名誉教授

小田博志
北海道大学大学院教授

仲川裕里
専修大学教授

浜本まり子
元九州共立大学助教授

森田久仁子
甲子園大学准教授

道信良子
福井県立大学教授

医学書院

本書は「系統看護学講座」の1冊として刊行されたものを,
装丁を改め［カレッジ版］としたものです。

装丁：hi-fn

文化人類学[カレッジ版]

発　行	1993 年 3 月 15 日　　第 1 版第 1 刷
	2000 年 5 月 1 日　　第 1 版第 9 刷
	2002 年 1 月 6 日　　第 2 版第 1 刷
	2010 年 11 月 15 日　　第 2 版第 7 刷
	2011 年 11 月 15 日　　第 3 版第 1 刷
	2020 年 2 月 1 日　　第 3 版第 9 刷
	2021 年 1 月 6 日　　第 4 版第 1 刷Ⓒ
	2024 年 2 月 1 日　　第 4 版第 4 刷

編　者　　波平恵美子
なみひらえみこ

発行者　　株式会社　医学書院
　　　　　代表取締役　金原　俊
　　　　　〒113-8719　東京都文京区本郷 1-28-23
　　　　　電話　03-3817-5600(社内案内)
　　　　　　　　03-3817-5657(販売部)

印刷・製本　三美印刷

はしがき

　文化人類学は，「人間とは何か」という最も根本的な問いを，「人間にとって文化とは何か」というかたちに置き換えて答えを見出そうとする。そして「文化」を，人間が地球上に現れて以来，生存のために行ってきた多面的な活動とその結果の複合的全体と考えて，その「文化」の普遍性と多様性を具体的に明らかにしようとする。

　21 世紀に入りすでに 20 年が過ぎた現在，人間の文化を研究する文化人類学の役割は，以前にもまして，重要になっている。

　そのように考える根拠は少なくとも 4 つある。

　1 つには，人間が開発した技術，作り出したものの数々，そして歯止めのない欲望は地球の環境を大きく変え，結果として人間の生存を危うくしている。改めて，人間存在とその「文化」の意味を見直し，根本的に改めるべきものを見出す役割である。

　2 つには，「グローバル化」と称される現象は人間の生存のありようの急速な画一化をもたらし，その多様性を失わせようとしている。20 万年以上前に中央東アフリカで生まれて以来，人間は数々の困難を克服しその生存領域を地球規模に拡大させてきた。それは，ひとえに人間が多様な生き方を発達させたからに他ならない。文化の多様性こそ人間の生き残る道であることを明確にする役割である。

　3 つには，多数の人の移動と接触が文化の融合だけではなく反目・対立・紛争を生んでいる。そうしたことから，政治的・経済的利害の対立の原因の一端を「文化の違い」とする誤った主張が生まれており，こうした誤った認識を正す役割である。

　4 つには，2019 年末に発現した新型コロナウイルス感染症（COVID-19）のパンデミックのさなかに現れ，そしてその終息後にも現れるであろう，人間の「文化」の重要な要素を揺るがしかねない大きな変化の研究である。1918 年に発現した「スペイン風邪」はともかく，1957 年の「アジア風邪」以降いくつかのインフルエンザ・パンデミックが発生したが，COVID-19 パンデミックは，それ以前と異なり，真の意味での世界規模での大流行である。その中で，感染予防に採られた最も基本的で重要な予防手段は，「自分以外の人との接触を極力避ける」というものである。生命を感染の危険から守るために，人間が人間であるうえで最も重要な，身体接触を含む人間関係を，一時的であれ，根底から否定することが強調される。また，感染の初期から次第に顕わになってきた，国内，国家間，地域間の格差がある。人の生命が直接関わるがゆえに，

感染予防と治療や救命における格差は，強い感情を伴う。このパンデミックの
さなかに，そして終焉後の世界を，文化人類学は，痛みを伴いながらも，研究
対象にする義務があるだろう。いずれも容易な道ではないが，文化人類学の1
世紀半の歴史の中で，現在はその存立意義を示す正念場かもしれない。

　本書は7つの章から構成されている。それぞれを簡単に示すと，次のような
内容である。

　第1章は文化人類学の概要について述べている。第2章は文化人類学の質的
研究における位置づけと方法論，その中でもとくにエスノグラフィについて述
べている。第3章は，文化が規定する人（個人）についての観念，個人と個人，
個人と集団とのつながりを成立させている複雑で巧妙なありようについて，ま
た，家族から国家に至るまでの社会集団について述べている。第4章は「人生
儀礼」をはじめとする儀礼が持つ機能と構造，そこで示される時間と空間の分
類と認識について述べている。第5章は「宗教」や「信仰」を，文化人類学で
は一般に考えられているよりはるかに広くとらえて，これらが人間の生存にお
ける適応の洗練されたかたちであることを述べ，また，トランスカルチュラル
化が進む時代にあって，人びとが築く多様な「世界観」について述べている。
第6章は「医療人類学」と呼ばれる分野の概要を示しながら，身体，いのち，
健康，病，医療が文化においてどのような位置にあるかについて述べている。
第7章は「いのち」あるいは「生命」の意味が，自然科学の影響の広がりの中
で拡大していること，一方，誕生と死そして身体において示される人のいのち
は，文化的に強く意味づけられていることについて述べている。

　「文化人類学」という学問分野の名称は，「社会学」や「心理学」に比べる
と，現在でもそれほど広く知られていない。しかし，健康科学その他多くの領
域で使われている「フィールドワーク（現地調査）」や「エスノグラフィ」と
いう方法と理論の開発に，文化人類学が大きく貢献したこと，また，「文化」
をはじめとする多くの概念や用語も，文化人類学オリジンであることは知られ
ていないまま広く使われている。喩えれば，作曲者の名前が忘れられたかわか
らないままに多くの人が長年口ずさむイギリスの古謡「グリーンスリーブス」
のようなものこそ名曲とされるように，文化人類学が開発した様々な研究手法
や概念や理論が，そのことが認識されないまま受け入れられてきたことを，文
化人類学者は大いに喜ばねばならないだろう。

　2020年11月

編者　波平恵美子

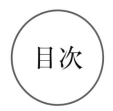
目次

第3章 個人・家族・家族をこえたつながり

仲川裕里

第4章 人生と通過儀礼

浜本まり子

第5章 宗教と世界観

森田久仁子

第6章 健康と医療　　　　　　　　　　　道信良子

第7章　いのちと文化

波平恵美子

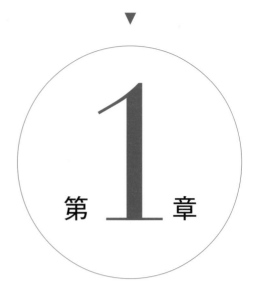

文化人類学

第 1 章

人間と文化

本章の概要と▶
ねらい

本章では，文化人類学では「文化」をどのようなものと考えてきたかについて，また「文化」を研究対象とする文化人類学とはどのような学問なのかについて，おおまかな内容を示す。それによって，第2章以下の，多方面にわたる議論の入口となることを目ざす。

　文化人類学における「文化」は，以下で述べるように一般に使われているより広い内容を含むものである。本章のねらいは，なによりも，「文化」を理解するうえでの糸口を読者につかんでもらうことである。「A．文化人類学における文化」では，文化人類学における「文化」の概念と「文化」とのかかわりで重要となる「人種」や「民族」について述べる。「B．文化の諸相」では，「文化」の概念を，モノの分類という面から述べる。「C．文化人類学はどのような学問か」では，文化人類学が誕生した背景と隣接分野について述べ，学問の概要を論じる。「D．現代社会と文化人類学の現在」では，変化と多様化とが加速する現代社会において，文化人類学が「人間とはなにか，どのような存在であろうとしているのか」についての問いを深めようとしている現状を概観する。

A 文化人類学における文化

① 人間であることと文化

人間として生きる▶
ことと「文化」

　「文化」は，「古代エジプト文明」のような「文明」と並んで，一般的な理解としては，人間の活動およびその成果の中で，とくに知的であったり精神的であったり，あるいは「すぐれている」「美しい」「高度な」と評価されるものを意味する。しかし，文化人類学でいうところの「文化」は，このような一般的に使われ理解されている「文化」よりはるかに広いものを含む。食欲や性的欲求とその表現また欲求を満すための行動など，身体や感覚にかかわるもの，自然現象など人間を取り巻く環境の認識の仕方，自分自身も含む周囲の人々や遠くにいて会ったこともない人々との関係の設定，技術やその成果としての物品，食料を含む物品の獲得や消費の仕方など，人間が生きていくうえでの活動のほぼ全体を含んでいる。

　個人のレベルでは，赤ん坊のころから周囲の人々の行動や言語活動を見聞きすることで自然に習得したり，周囲の人々から教えられたり強制されたりして，しだいに獲得していく言語能力や身体技法や生存のための知識や技術などのすべてである。赤ん坊が生まれたときには，すでにその集団には「文化」は成立していて，「文化」を抜きにして生きていくことなど想像できない。しかし，こうしたことはあまりにもあたり前なので，人は自分が所属している集団の「文化」について，また，その「文化」がつくり出した状況によってみずからの生存が確実になっていることに気づくことができない。

魚にとっての水と人間にとっての「文化」 ▶ そこで，文化人類学では，人間にとっての「文化」を魚にとっての水にたとえることもあった[1]。つまり，魚は水なしでは生きていけない。しかし，水の中にいる限り，魚は水の存在に気づくことはない。魚は陸に置かれてみて，はじめて，自分がそれまで水というかけがえのないものの中で生きていたことを知る，という比喩（ひゆ）である。

なお，「魚が水から出されて陸に置かれる」状況を，文化人類学者はみずからつくり出す。つまり，はじめのうちは話されている言語も理解できず，自身の周囲でおきているできごとも理解できないような，自分の担っている「自文化」とは異なる「異文化」を調査対象とすることによってである。異文化の中でみずから「陸にあがった魚」になることを通して，自分にとってさらには人間にとって「文化」とはどのようなものであるかを認識することから出発する。

「文化」それは「沈黙の言語」 ▶ 「文化」はまた，言語にたとえられることもある。赤ん坊は生まれたときから，周囲の人々が使っている言語を聞いて育ち，それを学習し，やがて自分も使いはじめる。しかし，言語抜きの思考や生活は成立しないにもかかわらず，人は次のようなことを認識していない。つまり，単語が音素と音素の組み合わせであることや，単語の組み合わせである文は明確なルールと体系があって成立していること，同じ言語を使う人々は，そのルールをまったく意識することなしに，言語を使いこなし意思を伝え合っていることなどである。「文化」は言語と同じように，個人によって獲得され生存に不可欠のものとなっている，というのである。また，1つの体系をもって成立している言語は，明らかに他の言語と異なる内容であり，特定の集団によって長い歴史の中で変化を伴いながらも保持されているように，「文化」も，特定の集団によって，明らかに，他の集団の「文化」と異なるものとして歴史的に成立しているという。そこで「文化」は「沈黙の言語」と比喩されることもある[2]。ただし，現在の文化人類学では言語も「文化」の1つの要素とされている。

ゴリラやチンパンジーと人間とを分けるもの ▶ また，文化人類学では人間の「文化」を理解するために，ゴリラやチンパンジーなど，生物進化の中で最も人間に近い霊長類の行動と人間の行動とを比較することもある。ゴリラやチンパンジーは集団で行動し，仲間どうしは簡単な声の合図やしぐさで意思疎通をはかる。性別と年齢や体力の違いによって，集団（群れ）の内部の関係は組織化されていて，食料の確保と消費行動そして生殖行動にはルールがある。メスは自分が産んだ幼い子を一定期間完全に保護する。年齢の上のゴリラやチンパンジーが若いゴリラやチンパンジーに集団のルールを教えることもある。食料を得るために簡単な道具もつくる。自分の所属する集団と他の集団のメンバーとを峻別（しゅんべつ）し，食料確保を確実にするなど，集団の存続をはかるための行動は多様である。

---

1) ピーコック，J. L.(1986)著，今福竜太訳：人類学と人類学者. p.27, 岩波書店, 1988.
2) ピーコック，J. L.：上掲書. pp.20-22.

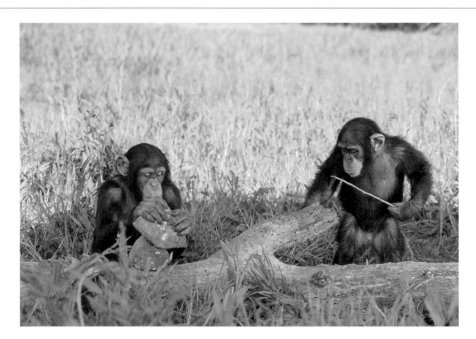

チンパンジーは食物を得るために，簡単な道具を周囲にある木の枝や草の茎でつくって使用する。若いチンパンジーは年長のチンパンジーを見習い同一グループでは同じような道具をつくり，同じような使い方をする。

写真　(c)Fuse/Corbis/ゲッティ イメージズ

▶ 図1-1　道具を使用するチンパンジー

　　　ところが，似た行動をするとはいえ，人間の行動とは大きく異なる。道具についてみれば，食料を得るための簡単な道具を使うが，人間のように道具をつくるための道具をつくることはない。人間がこれほど多種多様なみずからがつくり出した物に囲まれるようになったのは，道具をつくるための道具をつくるからである。

　　　また，ゴリラやチンパンジーがかなり多くの合図の声を出すとはいえ，それは人間の言語のように合図の声をいくつも組み合わせて複雑な内容を伝えることはない。人間の言語は単語と単語をつないで文をつくり，文と文をつないで複雑な内容を伝えることができる。それに対し，ゴリラやチンパンジーの合図には人間の言語にみられる機能はない。1つの合図に対して1つの意味しかもたないが，人間の言語では，1つの単語は複数の意味をもち，状況に応じて人間はどの意味なのかを判断することができる。こうした，1つの単語（たとえば〈inu〉）が歴史の中である意味をもつようになったのは偶然であるにしても，それを合図にとどめるのではなく，いくつもの意味をもたせる行為が，人間の言語をほかの動物が発する合図とは根本的に異なるものにしている。

　　　文化人類学では，人間をほかの動物とは大きく異なる存在にしているもので

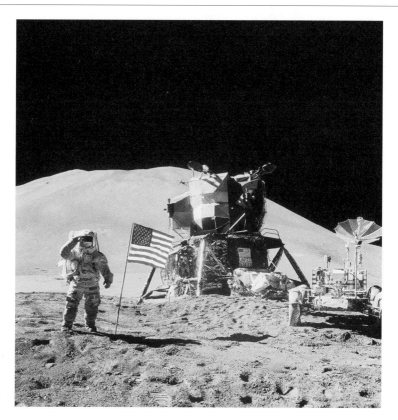

チンパンジーやゴリラは簡単な道具をつくり使用するが，1つの道具のための技術をほかの技術と連係したりいくつもの技術を複合しながらより高度な技術へと発展させることはない。月への到着を目ざし成功した人間が駆使した技術の種類の数は，膨大なものである。

写真　(c) NASA/Socience Source/amanaimages

▶ 図1-2　アポロと宇宙飛行士

あり，かつ，人間が後天的に，生きている社会の中で学習し獲得したもののすべてが文化であるとする。文化を担うことによって，人間は道具だけではなく道具をつくるための道具をつくり，言語を発達させ，複雑な内容の情報や知識や技術や感情を伝える。複雑な内容を直接的にも間接的にも，つまり「○○だったそうだ」と伝達できるので，情報や知識は広く集められ，また，世代をこえて伝わることになる。ゴリラやチンパンジーあるいはニホンザルなどの霊長類の長年にわたる研究は，結果として，人間とはどのような存在か，また人間を人間たらしめている文化とはなにかを如実に示してくれる。

生物学的特徴と「文化」との関係 ▶　人間をほかの動物とはまったく異なる存在にしている文化が成立したのは，人間とほかの霊長類との生物学的な違いが深くかかわっている。人間に最も近いゴリラやチンパンジーと比べても，人間の身体には大きな特徴がある。どのような環境でも長距離の移動ができ，また広い視野が確保できる直立二足歩行

が可能な身体構造，道具をつくるのに好都合な，親指と他の4本の指が完全に向かい合う手の構造や，複雑な音を出すうえで都合のよい小さい奥歯や口を広く開くことのできる顎の骨格，そして発達した脳の前頭葉などである。これらの身体的特徴は進化の過程でいったん獲得されると，他の特徴と連動しながら，生存の内容をかえ，その変化がまた身体的特徴を強めることになったと推測できる。発見された化石を手がかりとする古人類学の研究は，ゴリラやチンパンジーのように，直接その行動を観察できないため生物学的特徴のそれも部分的な情報しか得られない。しかしそれでも，人間とはなにかを明らかにするうえで，生物としての側面がどれほど深く人間の文化と関係しているかを示してくれる。

「単数形の文化」と「複数形の文化」　上の項目で記したような，人間をほかの動物から根本的に分けることになったと考えられる文化は，いうなれば「単数形の文化 culture」である。「人間は文化をもつ存在であるがチンパンジーは文化をもたない」というような表現で使われる。先の「魚にとっての水と人間にとっての『文化』」の項目でも，単数形の文化について述べたことになる。

一方，ある集団が長い歴史の中で発達させ，変化を伴いながらも他の集団が保持している文化と明らかに異なる文化は，それらは分類の仕方にもよるが，現在，世界全体で数千から1万以上も存在すると考えられている。この場合の文化は，いわば「複数形の文化 cultures」ともいうべきもので，「日本文化は古代より中国文化の影響を受けてきた」などと表現される場合の文化である。したがって，先の「『文化』それは『沈黙の言語』」の項目では，複数形の文化について述べている。

ただし，文化人類学では「単数形の文化」と「複数形の文化」をとくに明確に区別するような表現はない。したがって，読者は前後の関係でどちらを意味しているのか理解しなければならないことになる。

②「人種」と民族と文化

「人種」という概念の誤り　人間は，生物学的にはただ1つの「種」である。どのような意味でも，生物学的には，人間がいくつかの異なる「種」や「種」の下位分類である「亜種」に分けられることはない。それにもかかわらず「人種」という言葉はいまでも一般に使われ，人間にはいくつかの「亜種」があるかのように語られることがある。それだけではなく，行動の特徴や心理的傾向が，あたかも「人種」に基づく生物学的に決定された本質的なものであるかのような表現が使われる。たとえば，肌の色の濃い淡いというだけで「白人種」「黄色人種」「黒人種」という分類をし，こうした一般に定着している表現は，人間がいくつかの「種」に分かれているかのような印象を与える。さらに，「『黒人種』は，音楽のリズム感覚にすぐれている」などといった表現は，人間の能力が「人種」の違いに

ミニレクチャー

遺伝学が明らかにする「人間とはなにか」

20世紀後半から急速に発展した遺伝学の研究は，20世紀末には人間（ヒト＝現生人類＝ホモ・サピエンス）の遺伝情報（ヒトゲノム）のすべてを明らかにしようとする国際的な一大プロジェクトを生んだ。2003年には解読が完了し，今後はより詳細な遺伝子のはたらきを明らかにする研究へと向っている。ヒトゲノムの研究によって人間が生物としてたどった歴史の解明は，それまで形質人類学や古人類学，また考古学の発掘で得られた資料に依拠していた時期に比べ飛躍的に進んでいる。

人間の遺伝情報の大部分は世界中の人間では共通しているが，一部が異なる場合も多く，それを多型という。この多型分析を用い，現在それぞれの地域に世代をこえて住んでいる人々のDNAを採取し分析すると，人間は過去のどの時期にどのように地球上を移動し広がっていったのかが明らかになると予測されている。

母系からの遺伝情報を伝えるミトコンドリアDNAと，父系のY染色体のDNA情報を組み合わせて分析した結果，人間の祖先は1つだけであり，約20万年あるいはそれよりも前に中央東アフリカで生まれたことが明らかになっている。一部はアフリカにとどまり，最も早くは18万年前にアフリカを出て，ユーラシア大陸，オーストラリアへと広がり，南アメリカ大陸の南端には約1万年以上前に達したと推測されている。南アメリカのグループは，北シベリアからアラスカを経て北アメリカを南下したのか，それとも太平洋や大西洋を渡ったのか，あるいはその双方なのか，今後の研究が明らかにすることになる。

ところで，人間が移動した時期には氷河期もあり，想像を絶する過酷な気候状況であった。多くのグループは行った先で絶滅したであろうが，そのほかは生き残り，その結果，現在の人間の地球上での分布状況となった。人間が20万年の間に経験したであろう苦難を考えると，人間の驚異的な能力にあらためて感嘆する。

よって異なるというような，使っている人がそれほどはっきりとは気づかない認識を示している。

人間の形質上の違いの「クライン」 ▶ すでに述べたように，生物学的にみて，人間は唯一の「種」であること，さらに，ヒトゲノムの分析からも，現在地球上に住む人間はおよそ20万年あるいはそれよりも前にアフリカで生まれた人間の子孫であり，たどればすべて同じ先祖にいきつくことが明らかになっている[1]。しかし，皮膚の色，毛髪の形状，頭蓋の形，身長などの身体の外見的な形（形質）の違いは大きい。そのことに基づいて，同じ種であるにもかかわらず「種」が異なるという考え方，つまり「人種の違い」という考えが生まれ，21世紀になっても，一部であっても，そのように考えている人々はいるだろう。

確かに，地球上に遠く離れて数千年，数万年にもわたり生存してきたそれぞれの集団を比べると，その身体上の差異は大きい。しかし，隣接する集団で，それらの集団間での通婚が何世代にもわたりまったく行われない，あるいは禁じられるというようなことがなかった場合には，A集団の人々とB集団の人々

---

1) ヨーロッパから西アジアにかけて居住の痕跡を残す（現人類に対して）「旧人」と呼ばれていたネアンデルタール人の骨に残るDNAの解析の結果から，ネアンデルタール人とホモ・サピエンスとは種は異なるものの，DNAの近似性は高く，また，かなりの期間共住していて混交していたことが，現在生きている人々の間にネアンデルタール人のDNAをもつ人がいることから明らかになった。

の形質の違いは連続的であり，不連続は見いだせない。同じ集団の中の人々の身長には差があり，皮膚の色，頭蓋の縦の長さと横の長さの比率などにも差があり，その差は一定の幅の中で見いだされる連続的な差である。同じことがA集団とB集団の人々全員の形質上の差にも見いだされる。こうした，一定の幅の中で，形質上の違いがゆるやかな差をもって見いだされる場合，この差のあらわれ方を「勾配」（クライン）とよぶ[1]。

　形質上の違いはあっても，地球上の人間集団のすべてにおいては，こうしたクラインが見いだされ，連続的になっている。ことさらにある集団と別の集団の人々の間の形質上の違いに注目し強調するのは，その集団の人々に対する差異化や差別化の意図があって，そのために身体の外見の違いを利用しているといえよう。

エドワード・タイラーと文化人類学の誕生　19世紀後半の，植民地政策が頂点に達していた英国において，エドワード・タイラー Taylor, Edward B.（1832〜1917）が文化という概念を明確にし，さらに文化はその社会の成員によって学習され獲得されるとしたことは，まことに画期的なことであった。なぜなら，ほとんどの英国やヨーロッパ諸国の植民地支配者たちは，植民地の人々を「アフリカ人種」などとよび，差別観に基づいて，なまけ者，のんき者といった性格なども「人種」による生物学的，遺伝的特質だと考えていたからである[2]。なお，ヨーロッパ（大陸）では，18世紀から民族学の研究が進められており，民族ごとの文化的差異や特徴については注目されてきたが，民族学が取り上げる文化は，タイラーが文化を定義した1871年段階でも，はるかに狭い範囲を扱っていた。

「人種」への対抗としての「文化」▶　人間は疑いもなく生物学的存在であり，生物学的制約の中で生きている。しかし，人間の生存の詳細をみると，生存に直接かかわる食べるという行為をはじめ生物学的制約から，多様なあり方で，つまり，生存とは直接関係のない食事のマナーや食物禁忌を設定するなどによって，できるだけ遠ざかろうとしているようにみえる。それこそが人間の文化であり人間をほかのどのような動物とも分けるものである。こうした，人間が生物学的制約に対して，さらには，生存内容を決定するうえで重要な影響を与える自然環境に対してもできるだけはたらきかけ操作しようと意図した結果として，多様な文化が生まれたと考えられる（▶14ページ，「文化の普遍性と多様性」，▶40ページ，第2章「B-3-1.『文化』の概念」）。

1）ブレイス，C. L. 著，瀬口典子著訳：ヒトの多様性と同一性──『人種』は生物学的に有効な概念ではない．竹沢泰子編：人種概念の普遍性を問う．pp.438-454，人文書院，2005.
2）ピーコック，J. L.：前掲書．pp.63-65.

③ 国家と民族と文化

多様な ▶
「多民族国家」

日本は，人口の大部分が日本語を母語とし，アイヌの人々や古代あるいはそれ以前からの大陸や朝鮮半島からの移住者，また明治期以降の朝鮮半島からの移住者や連行者とその子孫，そして，近年増加傾向にある諸外国からの移住者を含んでいるが，大部分が日本文化を共有している人々からなる国家である。それに対し，インドは，互いに異なる文化を担う多くの民族集団が何世紀にもわたり居住していた地域が，17世紀に英国によって植民地化され，20世紀後半になって植民地状態から脱して1つの国家として成立した国である。その内部では，地域ごとのあるいは民族集団ごとの独自性を保ちつつも，英語とヒンドゥー語を共通語にし，広義のヒンドゥー文化を共有している多民族国家である。

同じ多民族国家とはいえ，米国（アメリカ合衆国）はインドとは状況が異なる。米国は，おそらく1万年以上にわたって，いくつもの集団に分かれて居住していた先住民の土地に，初期には英国（イギリス）をはじめヨーロッパ諸国から，のちには世界中から移民してきた人々と，奴隷としてアフリカから強制的に連れて来られた人々の子孫そして先住民からなる国家である。移民してきた当初は，出身国や地域のあるいは民族集団独自の文化を担っていたが，世代を重ねるごとにしだいに「アメリカ文化」を担うようになった。

アメリカ文化は，初期の移民であった英国人の母語と宗教（プロテスタント）を基盤とし，その後もアメリカ文化の中核にそれらをおきつつも，ほかのどこにもない独自の文化を築いてきた。ほかの国からアメリカに移民する人々や移住そして永住する人々は，出身集団の文化を残しつつも，英語（アメリカ英語）とアメリカ文化を習得していく。また，「多民族国家」とはいえ，インドのように，それぞれの民族集団が一定の地域を長年にわたって領有したり独立した政治体制を形成していた歴史をもつわけではない。出身民族ごとにまとまって居住している少数の例もあるが，ほとんどの場合民族文化は個人や個々の家族の民族的帰属意識（エスニック・アイデンティティ）と，帰属意識を支える自身や上の世代の人々による伝承のかたちである。出身民族（国）ごとにできているネットワークや集団はあっても，それが特定の地域の占有や政治的権限を伴わない点において，インドや中国のような意味での「多民族国家」ではない。

民族集団の諸相 ▶

アフリカの場合，長い植民地支配から解放され，20世紀後半に入りつぎつぎと独立国となったが，その「国」としての領有地の線引きは，日本のように長い歴史の中でしだいにかたちづくられたものではなく，英国やヨーロッパ大陸諸国の植民地領有の地域区分が独立の際に国境として使われた。そのため，短期間で囲い込まれた国家の空間の中に，いくつもの民族集団が当事者の知らないところで押し込められたことになる。あるいは，1つの民族集団が新しくつくられた国境線によって分断されている。その結果，独立のはじめから，国

の中に民族間の対立・紛争の種をかかえ込むことになった。

　また近年では，アフリカにおける民族集団自体そのものの多くは，英国やヨーロッパ大陸諸国が植民地政策を実施するうえで便利なように無理に集団化させられてできあがったものだと考えられるようになっている。

　ヨーロッパにおいても，国民国家成立後複数の民族集団がそれぞれ歴史的に居住していた地域を自分たちの故郷としながら，同じ国の国民として共存してきた。しかし20世紀後半になると，社会が複雑になり，国家としての統制がさまざまな矛盾を含んでいることが明らかになってきた。そこで，たとえばスペインのバスク地方の人々のように，分離独立を求める運動をおこし，ときには過激な反政府活動をおこしたりする。

　独自の言語と文化を担い，長い歴史の中で1つの地域的まとまりをもって存在してきた民族集団が国家の枠によって分断される例もある。トルコ，シリア，イラン，イラクの4つの国にまたがる地域に長い間にわたって住んできたクルドの人々の土地を，20世紀になって国境線が分断してしまったため，クルドの人々はそれぞれの国に別々の国民として組み入れられた。その結果，いずれの国においても少数派の，政治的にも社会的にも劣位におかれることになった。

　2020年現在，国家と民族集団との関係，そして民族集団が担う文化と，自国内に住む人々を国民として統合をはかるための国家の方針はせめぎ合い，ときには激しく対立することになる。こうした状況をさして「対立を生じさせ長引かせている要因の1つが文化の違いである。それぞれの集団の文化の違いをあまりに強調すべきではない」という意見も出てくる。しかし，こうした対立は，植民地政策のもとで，あるいは国民国家が形成される過程で，集団間に政治的経済的優劣・上下の差をつくり出した結果なのである。対立の構造を解消する努力を怠った結果なのに「対立の原因は文化にある」というような主張は，これまで，人間が十数万年にわたって獲得し創造してきた文化，すなわち「人間を人間たらしめているもの」をないがしろにし「人間とはなにか」を考えつづける重要な手段を失わせることになる(国家については，▶102ページ，第3章「C-3. 国家」参照)。

B 文化の諸相

① モノと文化

「物」と「モノ」▶　近年，「モノ(もの)」という表記を「物」とは別に用いることがさまざまな分野でみられる。文化人類学でも，無数に存在する物の中から人間が存在に注目したり，消費したり特別に意味づけて取り扱ったりする場合には「モノ」とする。つまり，「物」の文化的側面をいう場合には「モノ」と表記することが

ある。それは，たとえば，次のようなことである。

　人間は，採集狩猟の段階ではほかの動物と同じように自然界から食料を採取して生きてきた。ただし，人間は食べられるものならなんでも食料としたのかというとそうではなく，たいへんよく似た資源状況にあるA集団とB集団それぞれの食料とするものをリストにすると，その内容は異なる。栄養素や食べやすさ，手に入れやすさだけではなく，なんらかの選択基準をそれぞれの集団がもっていて，これは「食料」だけれどこちらはそうではないとえり分けている。栽培植物や家畜を食料とする場合も同様で，外から持ち込まれて一度は栽培されても定着しないことは頻繁にみられる。さらに，食料を「上等な」「ふつうの」「できれば食べることを避ける」と分けたり「これを食べると人間ではなくなる」という厳しい禁忌の対象とするなど何段階かに分類するが，同じような食料入手の環境にありながら，分類の中身は集団によって異なる。こうしたことは，生存に直接かかわる食料でさえも，人間は「モノ」として文化的に意味づけていることになる。

多様な表現と「モノ」 ▶ 　自然界から採取したり人間がつくったり加工したものに文化的な意味を与えることによって，人間は多様な活動の可能性を得ている。身につけた衣類や装身具によって自分がどの集団に所属しているか，また集団内での地位や果たすべき役割を周囲の人々に示すことができる。モノを贈ることで，愛情や恭順や崇拝の念を相手に伝えることができる。モノとモノとの交換は，互いの生活を豊かにするだけではなく，両者の友好関係や協力・相互依存の関係にあることを確認することができる。つまり，人間は自然界の「物」を「モノ」とすることからはじまり，道具をつくりそれを使い，さらに新たなモノをつくる。つくりだしたモノを使って生活を安定した豊かなものにするだけではなく，多様な社会関係を築き補強し，より複雑な社会そして豊かな精神世界を築き上げてきた。モノによって，人間はますますほかの霊長類とは異なる存在になってきたのである（▶140ページ，第5章「A-2-1. 魂や超自然的力に対する信仰」）。

モノによる表現──シンボルとしてのモノ ▶ 　人間と霊長類とを分ける重要な点の1つは，人間が象徴（シンボル）をつくり出し，それを操作することによって複雑で多様な意味を表現したり伝達できることである。言語はシンボルそのものであるし，モノもまた，それがはじめにもっていた意味に加えてつぎつぎと新たに意味をつけ加えることにより，言語では表現できない内容や感覚や感情を表現できるようになる。あるいは，言語であれば，いくつもの単語や長い文章が必要なところを1つのモノだけで表現することもできる。また，モノによって示される形や色や質感が与える視覚情報は印象が強く，人々の記憶に残りやすい。さらに，モノとモノとを組み合わせることによって，新しいあるいは別の意味をもつシンボルともなる。

身体と環境のインターフェイスとしてのモノ ▶ 　文化人類学のモノの研究は近年多様な議論を展開しているが，その中で今後一層重要になると考えられるのが，モノを人の身体と環境とのインターフェイス（情報通信技術において接続の拡張媒体となるものをさす概念）ととらえる

視点である。人の身体と道具(モノ)との関係は，道具を使用していないときにはそれは単なるモノであるが，それを人の身体が用いると，そのモノは使用する人の身体の一部として取り込まれ環境にはたらきかける。つまり，モノを媒体とすることで，人の身体と環境との関係，また，人の身体と身体を取り巻く環境との境界は，揺れ動くことになる[1]。

産業社会における
人間とモノとの
関係とその認識

▶　ところで，高度に発達した工業生産社会に生きている私たちは，地球資源を材料に，多種多様で無数のモノを生産しそれを使い生きている。しかし，そのモノがどのような知識や技術そして資源を使った結果であるかということには，多くの場合，わずかな知識と関心しかもっていないし，ましてや，モノが人間にどのような影響を及ぼしているかについては，あえて認識しようとしない傾向がある。

　ところが，1986年の旧ソ連におけるチェルノブイリ原発事故，2011年の福島における原発事故は，(核兵器とは異なり，まったく期待も予測もしていないのに)モノが人間と動物の生命をおびやかし何百万の人々の生活を根底からかえた。この事実は，モノが人間に「主体的に」はたらきかけていることから目を背けることができないことを私たちに思い知らせたのである。

　フランスの哲学者であり人類学者のブルーノ・ラトゥール Latour, Bruno (1947〜)は，上記の原発事故のような事例を考えるとき，近現代がもたらしたこの状況に生きている私たちはこのことをはっきりと認識する必要があるという。その状況とは，「普遍的な存在としてモノがあり人間がいない」とする一方の極（きょく）と「自由な存在としての人間がいてモノがない」とするもう一方の極の真ん中に生み出されたハイブリッド(まったく異なる種類のものが混交した状況)の中に生きていること，しかし，それがおおい隠されているため，私たちは認識していないし，またそのゆえに，ハイブリッドが増殖しつづけているという状況である。

　ラトゥールのいうハイブリッドな状況とは，人間だけではなくモノもまた主体性をもち，人間(アクター)とモノ(アクター)との間には，人間と人間との関係と同じようにアクターネットワークが形成されているというもので，そのことの認識が必要だという[2]。一方，文化人類学が研究の対象としてきた「西洋以外の文化はハイブリッドに注意を向けつづけることで，その増殖を抑えている」(▶53ページ)という。

---

1) 床呂郁也・河合香吏：なぜ＜もの＞の人類学なのか？，湖中真哉：身体と環境のインターフェイスとしての家畜．床呂郁也・河合香吏編：ものの人類学．pp.1-21，京都大学学術出版会，2011．

2) ラトゥール，B.(1991)著，川村久美子訳・解題：虚構の「近代」──科学人類学は警告する．pp.10-29；「訳者解題　普遍主義がもたらす危機」pp.286-289，300，新評論，2008．なお，近代と非近代における人間(社会)とモノ(自然)との関係についての人々の認識の違いを，102ページの［図3-3］や178ページの［図4-3］でわかりやすく説明している。

　そのうえで，ラトゥールは，近現代社会に生じているこの増殖するハイブリッドな状況を可視化する方法として，ミクロなレベルでの「科学実践に対する文化人類学的研究（フィールドワーク）」を主張する[1]。

民族学博物館への
批判の理由 ▶ 　1980年代後半になって，欧米各地にある民族学博物館の展示や企画が激しい批判にさらされることがおきた[2]。批判の内容は対象となっている展示によってさまざまであるが，なによりも，展示される品々の本来の所有者である民族集団の人々の了承を得ていない内容の展示が行われていることであった。

　欧米諸国に民族学博物館や博物館の内部に民族学展示部門が創立されたのは19世紀後半であり，それは植民地支配の拡大によって，世界の諸民族を広く見わたすだけの蒐集品（しゅうしゅう）が蓄積されてきたからである。それら世界各地の民族が作製し使用していた膨大な品物を収集した側は，自分たちの規準に従って分類し体系化して展示した。その規準とは，初期の文化人類学の主流であった文化進化論（▶16ページ）であり，それにしたがってモノは分類され序列化された。

　博物館が行ったこうしたモノに対する分類や序列化は，いうまでもなく，モノを作製し，自分たちにとって適切な場面で適切なかたちで使用し，そして自分たちの文化における文脈の中で意味づけした民族集団の人々のそれとは無関係であった。当事者である自分たちがそのモノに与えてきた意味づけとは無関係な展示をされていることさえ知らされず，また，展示を見る人々が自分たちについて一方的にいだくイメージの内容を知らされることもなく，それを否定したり修正したりする手段をもたない状態が100年近く続いたのである。ようやく，1980年代に入り，一方的に展示されてきた側の人々が，収集し展示する側に対し「No」をつきつけはじめたということである。

② 分類と文化

分類とカテゴリー ▶ 　私たちは，それと気づかないまま，さまざまなものを分け（「分類」），似た
化に満ちた生活 　ものや同じだと考えたものを同じグループに入れる（「カテゴリー化」）。こうした考えや知らず知らずに分類やカテゴリー化に従って行っている人間の営みこそが人間の文化的活動を特徴づけるものの1つである。例をあげるなら，「『物』と『モノ』」（▶10ページ）で述べたように，食料かそうでないかをより分け，さらには「上等」「ふつう」「下等」「食べられない」「食べるべきではな

---

1) ラトゥール，B.(1991)著，川村久美子訳・解題：前掲書．pp.8-22；「訳者解題」p.286．ラトゥールは，本書に先立つ1987年（英語版）に，自然科学がつくられる現場の文化人類学的研究を『科学が作られているとき――人類学的考察』（川崎勝・高田紀代志訳，産業図書，1999）として発表している。その議論は，科学の現場をフィールドに見立てた参与観察であるというレベルではなく，自然科学の諸要素の間にある関連性とそれを生み出すものにひたすら注目し，そのネットワークとしての性格を明らかにしようとするものである（川崎勝，訳者あとがき，pp.447-449）。

2) 吉田憲司：文化の「発見」．pp.1-10，岩波書店，1999．

い」食料というようにランクづけをする行為もそれである。また，性的関係をもってよい相手，絶対に性的関係をもってはならない相手を厳しく分けつつ異性と交流することも，分類とカテゴリー化の行為である。さらには，自分の父母，兄弟姉妹，子，孫という，自分を中心として世代というものを設定し，世代の上か下か，ある人物が自分から何世代隔たっているかを認識することも「分類」という行為である。第3章で述べるように，分類とカテゴリー化があってはじめて複雑な親族体系や親族集団・関係が形成される（▶89ページ，第3章「C-1. 親族」）。

　こうした見分け，えり分けとそれに応じた行動は，霊長類でも行うことはすでによく知られている。人間が霊長類とは異なるのは，見ることのできない存在をも分類やカテゴリー化の対象とすることができる点である。自分の父母の存在だけでなく，生まれる前にすでに死んでいた父の父母や祖父母，母の父母や祖父母が存在していたこと，またそれぞれの世代にその兄弟姉妹たちも存在するであろうことを知っていることである。さらには，自分を中心として「血がつながる人々」の全体像（体系）を，個別の人物や名前を知らなくても思い描くことができるということである。

文化の普遍性と多様性 ▶ 　文化人類学は創立当時から，人間の文化はなぜこれほどまで多様性に満ちているのかと問いつづけ，説明しようと努めてきた。一方，先に述べた「単数形の文化」（▶6ページ）においては，人間の文化としての普遍性が見いだされる。つまり，人間は，普遍的に言語をもつが，数え方にもよるが言語は1万種類以上もあるといわれ，多様性に満ちたものである。また，生まれたばかりの子とその子を生んだ女性をしばらくの期間扶養する義務を負う者やその範囲を規定することを中核とする「家族」は普遍的であり，自分を中心として親の世代，子の世代を認識することもまた普遍的ではある。しかし，子と，その子を産んだ女性と性関係をもち，子の生物学的な「父」となる男性との関係は多様である。第3章「B. 家族」（▶67ページ）で述べられているように，「家族」の形態と家族の成員に課せられる義務と権利の関係などは多様性に富んでいる。

　このように，人間の営みを普遍性と多様性の双方を視野に入れつつ上記の分類とカテゴリー化をみると，どのように，なにを分類しカテゴリー化するかは，多様性に満ちているが，分類することとカテゴリー化する人間の営みは普遍的である。また，その分類の仕方の中には，二項対立（右と左，上と下，男と女，天と地などに分類すること）のような普遍的と思われる分類がある。

「複数形の文化」に普遍的な構造・原理への探求 ▶ 　多様な文化に普遍的な構造・原理が存在するか，存在するならばそれはどのようなものかというテーマは，豊富で詳細な民族誌のデータが蓄積されるほどに，文化人類学を学ぶ人々にとって魅力的なものになった。クロード・レヴィ＝ストロース Lévi-Strauss, Claude（1908〜2009）が提唱した構造人類学はまさにそうした意図により，文化の多様な様相の基底にある普遍的構造を見いだそうとする営みであった。その1つとしてあげられたのが，人々の思考における二

項対立の構造である[1]。

　その中で現在もなお注目され議論が続けられているのが,「文化」と「自然」の二項対立である。その後多くの文化人類学者により民族誌資料の分析が行われ,「文化」と「自然」の関係は「人間」と「非人間」との関係であることとも,「人間（文化）」と「非人間（自然・環境）」とは対立ではなく連続するものであることとも理解できること,さらに,同じ文化の中でも,文脈によって「文化」と「自然」とされるものの内容が変化すること,「自然」と仮に想定される内容の複雑さなどがつぎつぎと明らかにされている[2]。

　それでは,「自然」と「文化」の二項対立の構造の普遍性という仮説は無効であったかというと,けっしてそうではない。そればかりか,人間が自身も含む環境との関係について,いかに多様性に富んだ豊かな認識を育てたかを明らかにするときの指標とすることができるのである。

　こうした研究は,実践人類学や公共人類学的にもきわめて重要であることは,次の一例でも明らかである。オーストラリア政府が先住民の居住区を自然保護区とし,その土地に「野生 wildness」という語を使用することに先住民は抗議した。その根拠は,先住民の首長によれば,この土地は野生的空間などではなく,自分たちは数万年にわたり祭礼や親族集団の結びつきを通じて,野火や狩猟を行うことで手を加えてきた人間活動の産物だからなのだという[3]。このような主張をする他者を理解するということ,そして他者の文化にそいつつ,彼らが公正性を主張する際の援助の役割を文化人類学が担う領域への入口が開かれることになる（▶47ページ, 第2章「B-4-6.『生きている世界』のエスノグラフィー」）。

---

1) レヴィ=ストロースの著作のほとんどに読みとれるが,とくに『野生の思考』（大橋保夫訳,みすず書房,1976（1962））に示されている。

2) たとえば,マリリン・ストラザーン（1941〜）は「自然でも文化でもなく」（アードナー, E. ほか著,山崎カヲル監訳：男が文化で,女は自然か？ ——性差の文化人類学. 晶文社, 1987. ストラザーンの原著論文は1981）の中で,自分のフィールドであるニューギニア高地,バーゲンの人々における人間と環境についての分類が,「文化」と「自然」という二項対立にはあたらないだけではなく,多様で,文脈対応的で,複雑なものであることを詳細に示した。また,レヴィ=ストロースの弟子であるフィリップ・デスコラ Descola, P.（1949〜）は,『自然と文化を越えて』（小林徹訳,水声社,2019. 原著は2005）においてみずからのフィールドであるアマゾン流域の森林に住むアチュアルの人々の文化をはじめ,広範な民族誌資料の検討を通して,「自然」と「文化」といった二項対立でとらえられるものよりはるかに複雑で多様な,人間と環境との関係についての人々の存在論的認識と行動を分析している。

3) デスコラ, P.：上掲書. pp.67-68.

C 文化人類学は どのような学問か

① 植民地の拡大と文化人類学の誕生

「他者」の出現と ▶
文化人類学の誕生

　文化人類学は，19世紀後半の英国で誕生した[1]（▶8ページ）。それはけっして偶然ではない。当時の英国では植民地の拡大が頂点に達し，植民地支配が確立した結果，世界各地に点在し広がる植民地から多種多様な物や情報が大量に集まるようになっていた。その結果，英国本国の一般の人々も，世界には，自分たちとは異なる言語，技術，生活様式を発達させている人々の集団があり，異なる信仰や考え方をもっていることを知るようになった。それは自分たちとは「異なる人々（他者）」に出会うことを意味する。そして，「異なる人々」への関心が文化人類学の出発点であった。

文化進化論 ▶

　初期の文化人類学では，世界に多様な文化が存在することの理由を説明しようとした。そして，文化の進化の違いが多様な文化が存在する理由である，という理論に行きつく。つまり，文化は進化するが，しかし，それぞれの文化の進化の速度には速い遅いがあり，発達し，より進歩した文化と，進化の速度が遅い「原始文化」，また進化の度合いが中間段階にある文化があるとし，この理論は「文化進化論」といわれる。より正確には「単系進化論的思想」とよばれる[2]。人間の文化の出発点は1つであり，その進化の段階が異なるだけであること，遅れている文化もいつかは進化が進んだ文化に追いつくことになるが，そのときは現段階で進んだ文化はさらにその先へ進化していることになり，そのうえで，進化が最も進んだ文化とは，西洋の文化であるという暗黙の前提があった。

　しかし，このような単系的文化進化論は根拠があいまいな推論に基づいた議論が多いために，やがて否定されることになる。ただし，「文化の発展」という考え方が完全に否定されることはなく，その後，米国の文化人類学者を中心に「一般進化論」や「多系的文化進化論」も提唱されている（▶ミニレクチャー「進化論のその後の展開」）。

---

1) タイラー，E. B.（1871）著，比屋根安定訳：原始文化．誠信書房，1962.
2) バーナード，A.（2000）著，鈴木清史訳：人類学の歴史と理論．pp.63-76，明石書店，2005.

📖 ミニレクチャー
進化論のその後の展開

　進化主義は18世紀から19世紀において英国やヨーロッパで広く受け入れられた思潮であり，ダーウィンの生物進化論は当時のこうした1つの知的活動である。ダーウィンが科学的証明を試みた結果，現在でも生物進化論は影響をもちつづけている。文化進化論のうち，本文で述べた単系的文化進化論では，文化の起源は1つであり同じような過程をたどって進化すること，宗教や親族組織などの文化の諸相は関連し合いつつ進化をとげると仮定されていた。

　第一次世界大戦と第二次世界大戦との間の時期に，否定された単系的文化進化論にかわって「一般進化論」が主張されるようになった。「一般進化論」は産業革命や近代化や技術革新やグローバル化のような変化がもたらす文化的「進化」を論じるものであるが，それは，いわ

ばわかりきったことを大まかに論じるにすぎないため，やがて影響力をもたなくなった。

　それに対し「多系的文化進化論」は，たとえば，採集狩猟社会が牧畜社会や農耕社会へ単系的に「進化」するのではなく，それぞれの生業形態の中で技術も環境認識やかかわり方も社会関係も「進化」する，つまり，多様な進化の系統があるとするものである。

　現在，文化人類学内部ではいずれの進化論も中心的な理論にはなっていないが，通信や交通手段の技術革新がもたらす変化や経済のグローバル化がもたらす広範な社会的文化的変化を論じている中に「一般進化論」の影響をみることもできる。また，「多系的文化進化論」は環境や医療の文化人類学的研究や生態人類学の議論の中に見いだすことができる。

② 文化相対主義と文化人類学

米国における▶
文化人類学の展開
　英国では，植民地の拡大と植民地の人々との接触によって「他者」との出会いを経験することになったのに対し，その後，英国とならんで文化人類学の中心となった米国では，自国内や隣接する地域であるカナダやメキシコに住む先住民たちとの接触によって「他者」と出会うことになった。また，英国の初期の文化人類学がみずから直接調査を行うことなく，伝聞や二次資料によって研究を行う，いわゆる「アームチェア・アンソロポロジスト（安楽椅子の文化人類学者）」によって始められたのとは異なり，進化論の立場をとった米国のルイス・モーガン Morgan, Lewis H. (1818〜1881)は，何年にもわたって先住民の間で調査を行った。

　モーガンよりも積極的に現地調査（フィールドワーク）を行ったのが，ドイツで物理学と地理学を学んだフランツ・ボアズ Boas, Franz (1858〜1942)である。ボアズは先住民の間で本格的なフィールドワークを行い，また，文化人類学の教育に情熱を注ぎ，米国の文化人類学を発展させる多くの弟子を育てた。

ボアズと▶
文化相対主義
　ボアズの文化人類学の発展への貢献は数々あるが，彼の思想から発展した「文化相対主義」の立場からの調査研究と文化についての彼の見解は，現在にいたるまで大きな影響力をもっている。文化進化論では，各集団の文化に進化の度合いの差があり，それが文化の違いとして観察されるとするが，それは暗黙のうちに，進化の度合いの進んでいる文化はすぐれていて，遅い文化は劣っているという，文化の違いが優劣の違いを意味することになる。

　それに対立する立場が「文化相対主義」である。ボアズは，世界に存在する

多様な文化を優劣で評価することはできず，それぞれの文化はそれぞれに豊かな内容を含んでいるとした。「原始文化」とか「未開文化」とか，それ自体が優劣を意味する表現や見方が広く受け入れられ，しかも欧米の西洋文化がそれ以外の文化よりあらゆる面ですぐれているという考え方が一般的であった 19 世紀末において，文化相対主義は画期的な思想であり，学問的な立場であった。

　文化相対主義の立場からすれば，自分が所属する集団が担っている文化が最も進んでいて，ほかの集団が担っている文化は劣っているとか奇妙であるとか，また，文化のある側面だけを取り上げて，グロテスクである，残酷である，野蛮であるといった評価はしないし，できないことになる。

文脈にそっての▶
理解へ
　また，文化相対主義においては，個々の制度や行動パターンや慣習はその文化全体の中で理解され評価されるべきであり，個別に取り出して他の文化の規準で評価するべきではないとする。つまり，文化はまとまりをもった全体であるとするならば，文化の成立要素である制度や慣習もその文化の「文脈の中で」理解されるべきだということになる。文化相対主義における，こうした「文脈の重視」や「文化全体の中で理解する」という視点は「文化の相対化」として，現在の文化人類学でも重要な視点となっている。

文化相対主義への▶
批判と反省
　ただし，現在では「文化を 1 つのまとまりをもった全体」とみなす考え方には否定的な文化人類学者は多い。なぜなら，文化の各要素における変化の様相は文化が固定的で静的なものであると想定することを困難にしているからである。また，文化を閉じた体系であることを強調しすぎると，決して事実ではない，異なる文化を担う人々は互いに理解したり共感したりすることは不可能であるという偏狭な考えと結びつくことになるからである。

文化の相対化▶
　こうした過去の文化相対主義は否定されているものの，自文化を相対的なものとする視点はなおも重要である。この視点は，自分が帰属する集団が担う文化（自文化）ではない他の文化（異文化 other cultures）をよく知り，あくまで，その文化の文脈の中で対象となっている文化の諸要素の意味や要素間の関係を理解することの重要さを導き出す。こうした視点は，文化相対主義の「人間の文化には，集団ごとにみられる違いはあっても優劣はない」とする確固たる立場から生じるものである。それは，自分が担う文化が人間の多様な文化（「複数形の文化」）の中で最もすぐれているとする自文化中心主義（エスノセントリズム）から自由になり，他の文化をよりよく理解しようとする姿勢，さらには尊重する姿勢を生み出す。

みずからの文化を▶
相対化する
　異なる文化的背景をもつ個人や集団が，1 世紀前と比べると，いや，半世紀前と比べても，頻繁にまた強い関係をもつようになった現在では，「相対化」の視点は，人間が将来にわたって共存するうえで不可欠である。

　こうした状況において，自分たちが「他者」とみなす人々にとっては自分たちもまた「他者」であることを理解し，そのことを受け入れること，他の文化を担う人々の視点に立って，逆にみずからの文化，みずからの行為を見直す「自

文化の相対化」ということが重要性を増してきている（▶41ページ，第2章「文化相対主義」）。

③ 研究方法

　　研究方法については第2章であらためて示すが，ここでは研究方法の特徴を簡単に述べる。文化人類学は，1世紀半の間に理論と方法においてさまざまな変化と発展をとげてきたが，それにもかかわらず，研究の方法には，学問誕生のごく初期のころを除くと，以下のような一貫した特徴がある。

(1) 対象となる集団の人々とともに生活し，直接その生存の具体的内容を観察したり人々の語りを聞いて得たものを研究資料とする。この方法をフィールドワーク（現地調査）といい，文化人類学の最大の特徴となっている。

(2) 便宜上，人々の生活の内容を「生業や生産技術」「家族・親族・地域社会などの社会関係や社会制度」「信仰・宗教・儀礼」「政治」などの分野に分けて調査したり分析するが，人間の活動はすべて関連し合っており文化は総体であるという仮説のもとに，できるだけ総合的に調査し資料を集める。

(3) 「相対化」という視点にたち，極力先入観を排して対象の人々の文化を調査分析する。

　　ただし，いずれの方法も現在では文化人類学だけで用いられているのではない。とくに，フィールドワークを中核とするエスノグラフィー（▶36ページ）は人文社会科学で広く採用されるようになっている。

④ 人類学・文化人類学・社会人類学・民族学および隣接分野

　　「文化人類学」という領域にあまりなじみのない人々にとって，名称も内容も互いに似ている「人類学 anthropology」「文化人類学 cultural anthropology」「社会人類学 social anthropology」「民族学 ethnology」という学問領域の内容，そして名称の使い分けは，よく理解できないかもしれない。それは，同じ名称を使っていても，それぞれの国によって，また時代によって少しずつ内容が異なるからである。その違いは，それぞれの学問が導入されたときの事情や，導入されたときの社会の思想の潮流，さらに，その後の経緯によって生じている。

人類学▶　日本では，「人類学」という名称は「文化人類学」の省略形として使われることもあるが，長い間にわたって「形質人類学」「自然人類学」などとともに，人間の生物学的特徴を対象とする領域名である。米国とカナダでは，「人類学」は「形質（自然）人類学」「言語人類学」「考古学」「文化人類学」の上位領域名となっている。

文化人類学・　▶
社会人類学　　　　英国は，「文化人類学」の名称を誕生させた国ではあるが，むしろ現在も大学では「社会人類学」が使われていることが多い。それは，英国では，米国の人類学者が「文化」の概念そのものを研究対象としたのに対し，文化の社会的文脈，つまり社会関係や社会制度そして社会構造を研究対象とする歴史が長かったからである。しかし，現在では英国と米国との間で文化への認識や研究内容に大きな違いはない。また，英国出身の著名な社会人類学者の多くが，第二次大戦以前から米国の大学でポストについたり，一定期間研究や教育に従事し，多くの学生や若い研究者を育てた。いずれにしても両者の間には盛んな人的交流があり，理論や研究方法において互いに影響を与え合ってきた。

民族学　▶　　　「民族学」は18世紀から19世紀初頭にかけて，ヨーロッパ大陸においては，民族集団ごとに異なる文化を比較研究する学問領域をさすものとして使用されてきた。現在でもヨーロッパ大陸では「民族学」は「文化人類学」と並列して使われ，ほぼ同義語として使われている[1]。

　　　日本では，第二次大戦前より，「民族学」は日本民族以外の人々の文化を研究する学問領域名として使われて，現在にいたっている。第二次大戦後米国や英国で学んだ人々によって文化人類学や社会人類学が紹介されたが，「民族学」と「文化人類学」はその後も長く，ほぼ同じ意味に使われてきた。しかし，21世紀に入って全国規模の学会名称が「民族学会」から「文化人類学会」に変更されるなど，「文化人類学」が領域名において主流となってきた。その背景は，「民族学」という名称が，単純な民族間の比較や民族文化の比較研究を行う学問であるという印象を与えかねないことや，1980年代に入って文化の概念そのものがますます研究の中心的テーマとなってきたことから，民族学と文化人類学の違いがしだいに浮きぼりになってきたからである。なお，日本の大学でも，教科目のほとんどが「文化人類学」の名称を採用していて，「民族学」を採用する例は少ない。

社会学・その他　▶　　文化人類学の隣接分野に社会学，民俗学，また，1980年代に入って盛んになったカルチュラル・スタディーズがある。

　　　17世紀に入ってから西ヨーロッパ各地でおこった産業革命と近代国家の成立は，キリスト教の宗教改革や植民地の拡大とともに，それまでの中世的な社会を根本からかえることになり，「社会」の概念が徐々に成立するようになっていた。社会学は19世紀に英国，フランスそしてドイツで成立した。社会学は文化人類学と同じように社会進化論から出発するが，19世紀末になると，自国の社会の分析だけではなく植民地の拡大に伴って集まってきた世界各地の社会制度や慣習や信仰・儀礼の資料を用いての組織的研究が始まる。とくにフランスのエミール・デュルケーム Durkheim, Émile（1858〜1917）を中心とするグループの研究成果は概念や用語の創出に大きな貢献をなし，文化人類学に多

1）バーナード，A.：前掲書．pp.18-22.

ミニレクチャー
応用人類学・実践人類学・公共人類学

ある学問分野の成果が他の領域で応用されることは無数におきている。工業生産や医療は多くの領域での研究成果を複合的に応用している。研究を行った人々が，自分たちが出した成果がどの分野でどのように応用されることになるかが，予測できないことも多い。

それに対し，はじめから目的にそってその分野での成果をふまえ，方法論を使って研究する応用学もあり，応用化学，応用物理学などの領域名も確立している。文化人類学の領域でも，医療人類学や教育人類学は応用人類学といえよう。医療人類学は，文化人類学の理論や分析概念そして研究成果に基づき，とくに，病気についての人々の観念や治療行動，病人への援助体制やときには制度化された排除や隔離などを研究対象とする。それと同時に，既存の医療制度やみずからの身体や健康や病気についての認識の内容を見直し，よりよい制度，より開かれたものの考え方を得るための応用人類学である。さらには第6章で詳しく述べられているように，医療人類学は，新たな資料やその分析を通して，文化人類学に理論上の発展をもたらしている。

実践人類学は，研究者と研究対象である人々との間に従来とはまったく異なる関係を設定しようとするものである。「知る」ことだけにとどまるのではなく，なぜそのように「行動するのか」「みずからの行為を説明するのか」「感じ，認識するのか」を問うこと，つまり理解し解釈し，さらに一歩進んで対象の人々の生きている「場（現場）」をできるだけ現実に即して描き出し，人々の生きていくうえでの体験を丸ごと記述しようとする[1]。

公共人類学は，社会問題の中でもとくに公共性の高い問題を対象とし，文化人類学の理論と方法を用いながらも，学問の枠をこえて，よりよい解決策を社会に直接提示しようとする。新型コロナウイルス感染症（COVID-19）パンデミックに伴う混乱と，その後におきるであろう社会の広範な変化についての分析とよりよい政策や個人の行動への助言の提示は，公共人類学に最も適したテーマとなろう。

1) 竹沢尚一郎：人類学的思考の歴史．pp.279-332，世界思想社，2007.

大な影響を与えた。現在も，たとえば第4章で取り上げるオランダ出身でフランスで活躍したアーノルド・ファン ヘネップ[1]van Gennep, Arnold（1873〜1957）による「通過儀礼」の概念とその基礎となる「境界理論」は，1970年代に入っての文化人類学の理論的発展に大きく貢献している。現在も，社会学から，そして社会学へ，文化人類学は理論的影響を受け，また与えている。

民俗学▶ 民俗学は「比較民俗学」という領域はあるが，主流は，1つの国や地域あるいは民族集団内の民俗を調査研究することにある。民俗と文化とは部分的に重なり合う概念であるが，社会制度や社会構造また文化構造などは民俗の概念の中に含まれない。むしろ日常生活の中で多様に展開される人々の生活の具体的な内容，道具やつくられ消費される物品についての名称，行事や儀礼と人々が用いる用語や説明，民俗語彙や民話などを含めたものを民俗とする。その詳細を地域ごとに，変化も含めて調査分析することによって民俗を担う人々の価値観や心意を明らかにし，さらには，それぞれの地域の「基層文化」とされるものを最終的には明らかにしようとする。

1) 英語読みでは「ヴァン ジェネップ」とされることもある。

カルチュラル・▶
スタディーズ
　カルチュラル・スタディーズ cultural studies は，1970年代に英国で誕生した。主流とされる文化に対抗するかたちや内容をもった文化，あるいはメジャーな文化活動や現象ではない，それと対比されるようなマイナーなまた周縁的な文化活動や現象を取り上げ研究する領域である。同じ社会にみられる対抗文化の分析を通して，主流となる文化を相対化する目的もある。文化人類学がややもすると文化を均一的なもの公共的なものとして論じる傾向があることに，カルチュラル・スタディーズは批判的である。

D 現代社会と文化人類学の現在

① 変化する人間社会と文化人類学の理論

文化人類学の▶
多様な展開
　2020年現在，文化人類学の展開は多様である。米国，英国，フランスといった初期の発展を担った国だけでなく，日本をはじめ世界各地の大学教育の中で，文化人類学は一定の位置を確保している。研究者は学会組織を通して活動しているし国境をこえて交流している。研究対象の地域は，世界各地の産業化が進んでいない社会もあれば高度産業化社会もある。都市もあれば農山漁村もある。研究テーマは，考えられる限りの文化的側面が選ばれているし，文化人類学の理論はつぎつぎと生み出されている。しかし，新しい理論がそれ以前の理論をすっかり否定してしまい，新しい理論だけで文化人類学の研究が行われているのかというと，けっしてそうではない。単系的文化進化論のような，証明できないし合理性を欠く理論はともかく，これまで生み出された理論は，なんらかのかたちで調査方法や資料の分析に用いられている。なによりも，新しい理論は，それ以前の理論を土台にして出てきたものである。

新しい理論への▶
要求
　文化人類学では，隣接の社会学に比べても新しい理論が生まれてくる速度は速いように思われる。それは，人間の生存のありようの変化が激しく多様化し，文化そのものも，文化をめぐる状況もより複雑になっているため，変化し多様化する文化についてより現状に即した説明を与えようとして，研究者たちは新しい理論を考え出すからである。

文化人類学が▶
かかえる問題と
役割の増大
　その一方で，文化が民族対立を生じさせ激化させる，といった明らかに間違った考え方も流布するようになっている。あるいは，第3章以下の各章で示されるように，文化人類学では人々の生存のありようの詳細を明らかにしようとして，個人の生活や信条や行為や，ときには感情についてもフィールドワークにおいては調査の対象とするため，個人のプライバシーや対象の集団が外に知らせたくない状況をあらわにすることにつながりかねない。対象となる人々の利益をまもりつつ，学問的にはより高いレベルのものを目ざすための努力をつねに心がけなければならない。

文化人類学の ▶
相対化と
新たな展開

　さらに，1980年代におきた，社会と文化の枠組み全体を見直そうとする大きな流れの中で，文化人類学の学問的根幹を相対化する主張があらわれた。それは，学問の基本である「他文化」でのフィールドワークという行為と，その成果としての民族誌の中で，西欧文化の中で生まれた「文化」の概念に従って，他文化の人々の「文化を書く」こと自体が大きな問題をはらんでいるとする主張である[1]。それは大きな衝撃と反発を人類学の内部に引きおこしたが，結果として，「文化」，さらにはその対概念とされてきた「自然」について再考し，そのうえで新たな視点からの民族誌を生むことにつながった（▶14～15ページ）。

② グローバル化時代の個人と文化

主体的に高められ ▶
る言語使用の力

　個人としての人間は，自分が生まれ出る家族も集団も選択することはできない。いわゆる「子は親を選ぶことはできない」。同じように，生まれてすぐに学習することになる言語も文化も，生まれる前から成立していて，その集団の一員として生まれてくる子どもにとっては所与のものである。

　しかし，個人は成長するにしたがい，自分が生まれ出た集団の人々が話す言語を，その言語の体系やルールに従いながら，自主的に使いこなすことができるようになる。言語能力を高めることによって，言語そのものの表現力を拡大することができる。それだけでなく，日本における和歌や俳句の名人たち，古代から現代にいたるまでのヨーロッパや中国の詩人やアフリカの吟遊詩人たち，小説家や演劇の脚本家たちは言語の可能性を高め拡大してきた。一般の人々は，こうした一部の人々によって拡大され高められた言語の表現力にはじめは驚き，やがては自分たちでも使いこなすようになる。

主体的に文化を ▶
使いこなす

　文化についても同じことがいえる。個人は生まれ出てすぐから学習し獲得するが，つねに，文化に対して受け身であるわけではけっしてない。個人は両親や年上の兄や姉などからなる家族の中に生まれ出て，成長する中で家族を形成し，親族や地域共同体や職場の人々との接触や交渉を通して，自分が学習した文化の体系に従いながらも，言語活動と同じように主体的にふるまう。人間関係の築き方，関係の中での行為，道具の使い方や物の生産や消費の仕方において，その人独自の判断や工夫，そして新しい技術や制度を人はつくり出す。文化が変化するのは外の集団の異なる文化の影響もあるが，こうした個人の主体的行為の積み重ねによるところが大きい。

　従来は，文化が個人に及ぼす力を強く考え，複数の文化的背景をもつ人々の間で育つ人は「文化的葛藤」をいだくことになると考えられてきた。しかし，グローバル化の中で文化をめぐる多様な状況が生じていることが，研究によっ

---

1) クリフォード，J.，マーカス，G. 編（1986），春日直樹ほか訳：文化を書く．紀伊国屋書店，1996.

て明らかになりつつある。それらの研究によって，文化に対する個人の主体的なあり方がみえてきたといえる[1),2)]。

グローバル化と文化的に周縁化される人々 ▶
　一方で，グローバル化の時代には，中心的文化に近い人々と，文化的に周辺におかれる人々が同じ国や同じ地域で共住する状況が生まれてくる。英国やフランスで現在みられるように，旧植民地からの人々の割合が国民人口の中で増え，それらの人々がおかれる「文化的な劣位」の状況を解消していくことが重要になってくる。

　日本では，1980年代に入り，ブラジルを中心に日系移民の子孫の人たちを労働力として雇用することが政策としても進められてきた。こうして来日してきた人々の子どもたちの多くは，自身のアイデンティティを形成するうえで重要となる文化を学習し身につける以前の幼いうちに来日し，また，日本の学校をはじめ受け入れる側の体制も整わない状態で，数年あるいは十数年を過ごすことになる。言語の力が学校教育の成果に大きく影響することを考えると，また，親たちが来日後多忙のあまり十分な家庭教育を子どもたちに与えることができない状況がかりにあるとすると，ブラジルに帰国するにしても日本で将来にわたって生活するにしても，2つの異なる言語と文化のどちらにおいても，他の人々と社会的な競争において十分な力を獲得できないことになる。

文化的境界にいる人々への配慮 ▶
　文化的な境界におかれたり，文化の境界をこえつつ一生を過ごす人々の存在は，文化を活性化する可能性をもつ。しかし，不平等な力関係の中で境界的存在であることが劣位におかれることにつながる可能性については，社会全体としてつねに注意をはらっていなければならない。そうならないような社会的制度を整えることが必要である。なぜなら，社会制度の不備ゆえに，文化的に劣位におかれた人々が，社会的に成功をおさめるチャンスを奪われて社会的・経済的に劣位におかれることが多くなると，文化の違いを理由に新たな差別の構造ができあがるからである。また，社会の中心的な文化を担う一般の人が，こうした少数派で文化の境界線上にいる人々を差別的にみないことはもちろん，こうした人々こそ，自分たちの文化を相対化し新たな活力を生み出すきっかけをつくってくれる人々だという視点をもつことが重要である。

グローバル化時代のパンデミックと文化人類学の役割 ▶
　文化人類学は，上記のように，グローバル化の進行に伴い，個人と文化，個人の所属する社会集団(家族，親族，国家)との関係が複雑に変化し展開していく状況に焦点をあててきた。ところが，2019年末に発現した新型コロナウイルス感染症(COVID-19)のパンデミックはそれまでの状況を激変させた。感染拡大を防止するとして，国境をこえての人と物の移動が厳格に制限され，その際，あらためて個人の国籍が焦点化された。そして，国境があたかも感染症

1) 山本須美子：文化境界とアイデンティティ——ロンドンの中国系第二世代. 九州大学出版会, 2002.
2) 庄司博史編：移民とともに変わる地域と国家. 国立民族学博物館調査報告 83, 2009.

の具体的な防波堤であるかのようなイメージがつくり上げられたのである。パンデミック以前とそのさなか，さらにはパンデミック終息後のグローバル化をめぐる変化と，その間に世界の人々が経験したことを通して，グローバル化というもの，国家や自治体の政治制度やそれについての認識が，また，人々の慣習化されていた行動がどのように変化するか，文化人類学は新たなそして大きな研究テーマに出会うことになるだろう。

ゼミナール
復習と課題

❶ 一般的に使われている「文化」と文化人類学でいう「文化」の意味の違いについて，整理してみよう。

❷ 「自文化中心主義」(エスノセントリズムといわれることもある)がもたらす弊害の具体的事例について考えてみよう。

❸ 自分が生まれて育つ中で習得した自文化を「相対化する」ということを，具体的な状況を想定しながら試してみよう。

❹ 現在も私たちの生活の中で語られる「文化進化論」的なものをさがしてみよう。

❺ 世界の人々の暮らしや言語や習慣について，自分がどのくらい知っているか，人々を示す名称(民族名など)とともにあげてみよう。

推薦図書　●文化人類学の初学者には，以下の文献をぜひ読んでいただきたい。

1) エリクセン，T. H. (2004) 著，鈴木清史訳：人類学とは何か．世界思想社，2008．
2) 海部陽介：人類がたどってきた道——"文化の多様化"の起源を探る(NHKブックス)．日本放送出版協会，2005．
3) クーパー，A. (1996) 著，鈴木清史訳：人類学の歴史——人類学と人類学者(明石ライブラリー)．明石書店，2000．
4) 竹沢尚一郎：人類学的思考の歴史．世界思想社，2007．
5) 波平恵美子：暮らしの中の文化人類学(平成版)．出窓社，1999．
6) 原尻秀樹：文化人類学の方法と歴史．新幹社，2008．
7) ピーコック，J. L. (1986) 著，今福龍太訳：人類学と人類学者．岩波書店，1988．

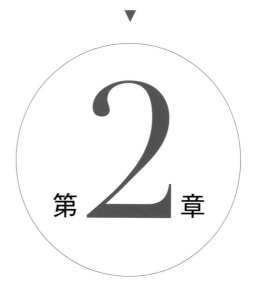

第**2**章

質的研究と
エスノグラフィー

本章の概要と ▶
ねらい

本章の目的は，文化人類学の立場から質的研究について解説することである。そのとき，とくにエスノグラフィーという方法論に焦点をあてる。

私たちは，さまざまに質が異なる，人・事物・場面とかかわりながら生きている。生活の場で私たちはそうした質の違いを認識し，それに応じて行動している。数量化的な研究方法は，こうした生活世界の複雑さをあらかじめ均質化し，測定が可能なように加工してから行われる。標準化され，数量化を目ざした研究方法は，19世紀以後の歴史的な文脈において必要とされ，「科学的」方法として優勢となっていった。その結果，研究が具体的な生活や現場からかけ離れることになっている。

これに対して質的思考に基づく研究手法は，人々が実際に活動する「現場」に近い研究を可能にする。とりわけ人々が生きる場を理解するためには，そのつど違った状況，違った人々に合わせながら進めていく研究手法がよりふさわしい。そうした分野を質的研究という。

質的研究の中でもエスノグラフィーは，標準化に抗する研究のやり方を特徴とする点において，特別な意義をもっている。エスノグラフィーのこの特徴は，あらかじめ決められた尺度が通用しない「他者」との出会いから始まったことに由来する。文化人類学という分野は，他者の世界をその文脈の中で理解していくエスノグラフィーの方法論を用いて発展し，豊富な実証的・理論的知見を積み重ねてきた。質的研究およびエスノグラフィーの理解を深めることにおいて，文化人類学の知識はいわば，基礎教養にあたる。ただし，エスノグラフィーには核になる特徴があるものの，時代の変化や研究上の方向性の違いによって，多様なアプローチがみられるようになっている。エスノグラフィーを実施する際には，こうした変化や多様性をふまえたうえで，自分の研究目的・設問・現場に適した進め方を選んでいくことが大切である。

エスノグラフィーの現代的意義としては，人々が活動する場としての現場を明らかにし，現場で活用できる方法論である点，そして自明とされている世界を問い直し，これまでとは違う世界を想像・創造するための言葉をもたらす点をあげることができる。

A｜質的思考から質的研究へ

私たちは日々「生活」をしている。またいろいろな「現場」にかかわっている。こうした生活や現場を理解し，そこでいかせるような研究とはいかなるものだろうか。この問いを念頭においておきたい。そして生活や現場ではどのような思考の様式がみられるのかをふり返って，そこに手がかりを探してみよう。

① 質的思考の基層性

1 人を数えない社会

旧モシ王国の事例 ▶ 　文化人類学者の川田順造は，数十年間，西アフリカの旧モシ王国[1]での調査に携わってきた。川田はその経験に基づいて，興味深い指摘をしている。

> 旧南部モシ王国の村落では，初めて訪ねた村で，村の首長に「この村には何所帯の人が住んでいますか？」と質問しても，その答えは返ってこない。村の首長は，誰それの所帯，と所帯主の名を言って，端から順に列挙してゆく。（中略）同様のことは，一つの所帯ないし家囲いの所帯主に，この家囲いに何人一緒に住んでいるかと尋ねた場合にもおこる[2]。

　これはどういうことだろうか。「アフリカが遅れているから」だろうか。それとも自分たちとはかけ離れた「異文化」の話にすぎないのだろうか。しかし，人の数を数えないですませることは，実は私たちの社会でもふつうにやっていることであろう。自分が属しているゼミや職場に何人いるかたずねられて，すぐに答えられないことはよくある。もちろん名簿や定員などで人数をすでに把握していることも多いだろう。しかし，具体的な誰々がいるということは思い浮かんでも，何人いるかということはあらためて数えてみないとわからない場合もあるのではないだろうか。モシであれ日本であれ，日常生活のレベルでは，人と接するときに，数えるというよりは，まず，それぞれがどんな人なのか理解するという態度が基本的にあるだろう。川田は続けてこう考察する。

> 老若男女皆一人一人，身体形質においても性格においても違う個性をもった人なのに，それを等し並に，男何人，女何人，うち未成年何人などと定量的に数えるのは，思えば不合理で非人間的なことだ[3]。

　1人ひとりの人間はみんな異なっている。人はそれぞれ「質的に」違っている。それぞれの顔と個性と人生がある。自分にとって，周囲の人たちはそれぞれ違った意味をもっている。しかし，人の数をまとめて「10人」などと言うとき，その質の違いは消しとんでしまっている。こうしたことから言えるのは，人の数を数えるという行為がけっしてあたり前のことではないということであ

---

1) 現在のブルキナファソの地域にモシ人が築いた王国。ブルキナファソは19世紀末から20世紀初頭にかけてフランスによって植民地化された。1960年にオートヴォルタ共和国として独立。1984年にブルキナファソと改称された。
2) 川田順造：文化人類学とわたし．p.21，青土社，2007．
3) 川田順造：上掲書．p.21．

る。それは人間を均質化するという，少し考えると不自然な操作を前提にしているのである。

文脈理解と相対化▶　それでは逆に，なぜ人を数えるようになるのだろうか。この問いを考えるときに，「文脈理解」というやり方が役にたつ。つまり，どんな時代や社会の「文脈」（これを「状況」，「背景」，「条件」，「環境」などと言いかえてもよいだろう）において，人の数量化がなされるようになるのかと考えてみるのである。これとともに，「相対化」という考え方も適用してみよう。数量化するほうが「進んでいる」とか，人を数えないから「遅れている」とみなすのではなく，逆にモシの視点に立って，「人口を数えたりすることのほうがよほど奇妙なのかもしれない」と考えてみるのである。当然，モシの人たちは物を数えることを知っており，その能力もある。それを人の数の計算に用いないだけなのである。川田は，モシ社会でも人の数量化が行われることがあり，そこにはある歴史的文脈があったと指摘している。

　　モシ社会では，住民の定量的把握は，十九世紀末に始まったフランス人の植民地支配以来村人に押しつけられて来た。植民地行政のためには，住民登録を行ない，男何人，女何人，壮年の男何人というリストを作って住民を定量的に把握し，人頭税の徴収，兵役や強制労働への徴発のための基礎資料を作らなければならない[1]。

つまり，フランスによる植民地支配という時代背景において，税金や労働をモシの人々に課す必要性から人口を数えるようになったということである。モシの人々を搾取（さくしゅ）する側にとって，彼らを数え上げて管理することが重要なのであって，彼らの1人ひとりの違いはどうでもよいことであったのである。

2 生活世界と自然の「数学化」

生活世界▶　ここでヨーロッパに目を転じてみる。エドムント・フッサール Husserl, Edmund (1859〜1938) は 20 世紀の前半にドイツで活躍した哲学者であり，現象学という学派を確立したことで有名である。その後期の著作でフッサールは，物理学や天文学などの「自然科学」が対象とする「自然」とは，すでに「数学化」されたものなのだといっている[2]。それは測定や計量の客体として抽象的に加工された「自然」である。フッサールによると，客観主義的な科学がとらえる自然と，私たちがふだん具体的に経験している世界とは違ったものである。後者は私たちが生きている世界，すなわち「生活世界」である。フッサールは私たちがあたり前に過ごしていて，意識することのない生活世界に焦点をあて，

---

1) 川田順造：前掲書．p.21.
2) フッサール，E.(1936)著，細谷恒夫・木田元訳：ヨーロッパ諸学の危機と超越論的現象学．中央公論社，1995.

そこに立ち返って思索することを提唱している。つまり，フッサールは私たちの生活の「地」となって隠れている広大な領域を，学問の基礎として再発見する企てに乗り出そうとしたのである。

数量化革命▶ フッサールは学問に限定して議論をしているが，モシの場合と同様に，「自然の数学化」にはどのような特殊な文脈があったのかを調べてみたい。歴史学者のアルフレッド・クロスビー Crosby, Alfred W.(1931〜)は，中世からルネサンスにかけて西洋諸国で1つの革命が進行し，それが後世の科学革命や産業革命につながり，西洋が近代世界で政治経済的に優位となる基盤を用意したのだと論じている[1]。クロスビーによれば，それは「数量化革命」である。この時期に，時間や音楽や土地などさまざまなものが数量化可能なように読みかえられていった。数量化はいわゆる「近代化」の進展に伴って物の生産の場面にもいきわたり，社会のあり方に影響するようになっていく。産業革命以降一般的になっていったのは，材料や部品の規格を統一し，数値化し，標準化・規格化[2]したやり方で商品を大量に生産することであった。この時代的文脈において，数量化と標準化・規格化を志向する科学が優勢になっていったのである。

3 質的思考の独自性

質的思考▶ モシ社会に関する川田の考察，およびヨーロッパに関するフッサールやクロスビーの論考から，数量化する思考様式は絶対的なものでも，それ自体すぐれたものでもなく，特定の時代と社会のあり方に適合するから広まったことがわかる。そしていかに数量化が進行しても，生活世界では，そのつどの状況の中で，数ではなく，具体的な人や物事の質を把握するという思考様式がとられつづけているのである（▶29ページ）。これをここでは「質的思考」とよぶ。

質的思考は，量的思考と比べて未熟なのではない。両者の違いは様式の違いであり，用いられる文脈の違いである。私たちが日々具体的に生きている世界や現場にそった研究をするためには，やはりそこで通用している質的思考に基づいた方法が有効である。そのような方法に基づいて研究を行う分野を，質的研究という。

② 質的研究とは

1 質的研究の意義

量的研究の限界▶ 人や物や現象を数量化することと，標準化された手順とを特徴とする量的研

---

1) クロスビー，A.(1997)著，小沢千重子訳：数量化革命──ヨーロッパ覇権をもたらした世界観の誕生. 紀伊國屋書店，2003.
2) 標準化・規格化を，ここでは特定の標準もしくは規格に従って物の生産や研究の手順などを統一することと定義する（詳しくは▶38ページ，「標準化に抗する方法」を参照）。

究が，近代社会の中ではより「科学的」とみなされて，人間の心や社会に対しても適用され，多くの結果が生み出されてきた。しかし，そこにはさまざまな限界や問題点も指摘されている。その1つが，研究が日常生活や現場から乖離してしまうことである。

　この点をウヴェ・フリック Flick, Uwe（1956〜）は次のように論じている[1]。量的アプローチによる社会調査研究の結果は，日常生活の中でめったにいかされていない。それは客観性など量的方法の原則を遵守しようとするあまりに，肝心の日常生活の文脈から調査研究がかけ離れてしまうためである[2]。さらに，実際のところ量的研究においても客観性という理想が完全に満たされることはない。なぜなら研究者の社会的背景や関心が研究に反映することは避けられないし，研究が実施される現場でもさまざまな主観的・社会的要因が影響する。むしろ「客観主義という呪縛をとく」必要があるのではないか。そして研究にかかわる人の視点や場の性質を組み込んで研究を進めることによって，日常生活や実際の社会でいかすことのできる知見がもたらされるのではないか。

質的研究とは▶　フリックによれば「具体的な人と状況に結びつきのある知見を，実証的な根拠のあるかたちで生み出すこと」を目ざすのが質的研究である。質的研究の意義は，単に目新しい研究手法をつけ加えることにとどまらない。そこには世界の標準化と数量化の流れに対して，質的思考に立脚し，生活世界により適合した研究を可能にする点において，特別の歴史的意義がみとめられるのである。

2　総称としての質的研究

　質的研究とは単独の研究方法のことではない。それは多様な理論的立場，方法，分野を包括する総称ととらえたほうがよい。その多様性は質的研究の教科書[3]やハンドブックを開いてみるとよくわかる。それぞれを明確に分離して単独の道具のように考えるべきではない。グラウンデッド・セオリー・アプローチ[4]における理論形成の手順がエスノグラフィー研究で用いられることもあれば，ナラティブ・インタビュー（インタビュー対象者の語りを引き出し，それをデータとして扱うインタビューの技法）の結果を現象学的な観点から考察す

1) フリック，U.(2007)著，小田博志監訳：新版　質的研究入門——〈人間の科学〉のための方法論. p.16，春秋社，2011.
2) たとえば，私たちが新聞やテレビニュースでよく接する世論調査の多くは，統計的な厳密さを装ったRDD（ランダム・デジット・ダイヤリング）方式という，コンピュータで無作為に発生させた番号に電話をかける調査法をとっているが，調査項目があまりに抽象的であったり，固定電話の番号のみが選ばれて携帯電話の番号が省かれることがあったり，さらには調査会社によって同様の質問項目への調査結果にひらきがあったりと，社会の実態からずれているばかりか，特定の利害関心によって結果の偏りがもたらされていることが疑われるという皮肉な状況が生じている。
3) フリック，U.：前掲書など。章末の推薦図書を参照。
4) 質的データから理論を生成するためにグレイザーとストラウスらが定式化した一連の手順。グレイザー，B. G.，ストラウス，A. L.(1967)著，後藤隆ほか訳：データ対話型理論の発見——調査からいかに理論をうみだすか. 新曜社，1996.

ることもある。標準化の程度が高い方法(質的内容分析, 半構造化インタビュー)がある一方で, それとは逆に非標準化を指向する方法(エスノグラフィー, ナラティブ・アプローチ)もある。さらに量的研究と質的研究は必ずしも相互排他的ではなく, 必要に応じて両者を組み合わせて用いることはまれではない。

3 質的研究の特性

多様な理論的立場や手法を含む質的研究であるが, そこにはある程度共通する特性もみとめられる。ここでは次の4点をあげる。

● 研究の現場と協力者に開かれた姿勢

特性の1つは, 研究者の側になじみのある概念的枠組みを研究の現場と協力者にあてはめようとするのではなく, むしろ相手の側の視点に開かれた, つまり「開放性」のある姿勢をとることである。ここで大切なのは, 研究者の側の視点と, 研究協力者の側の視点とが違うこともあると認識して, 両者を区別することである。研究者の側は自分がすでに知っており, 慣れ親しんでいる考え方をいったん横において, 研究をしている事象が, その当事者にとってどんな意味があるのかを理解しようとする。たとえば同じ「アイデンティティ」や「文化」という概念に関しても, 社会の中で人々は研究者とは違った理解をしているかもしれない。研究協力者のほうに視野を開いて, 人々はその概念をどのような意味で使っているのかを調べていくのである。この開放性という特性によって, 質的研究において新しいものの見方を発見することができる。

● 研究の現場と協力者に対する方法の適切性

質的研究ではある決まった方法をあらかじめ決めるのではなく, 研究課題にふさわしい理論枠組みや方法を選ぶことになる。たとえば, ある特定の人物について詳しく調べたい場合にはバイオグラフィー研究のアプローチを選択すべきであるし, ある複雑な社会状況を描き出すためにはエスノグラフィーが適している。人々が公共の場でどうふるまうかを知るには観察の方法を用いればよく, あることがらに関する当事者の考え方はインタビューを通して明らかにできる。このように研究をしている事象や目的, 設問に応じて, 適切な方法を選んでいくのである。現場を多面的に明らかにするために複数の方法の組み合わせ(トライアンギュレーション)もよく行われる。

● 言葉と視覚的イメージとしてのデータ

質的研究において, データはおもに言葉のかたちで得られる。インタビューしたり, 調査現場で自然な会話を聞きとったりし, それを書きとめたものがデータとなる。また文書資料(日記, 体験記, 雑誌, 書籍, チラシ)も豊富な言葉を含むデータである。さらに言葉だけでなく, 視覚的なイメージも重要なデー

タとして研究対象の理解に役にたつ。おもなものは写真や動画である。研究成果を発表するときには，言葉のかたちで原稿を書くだけでなく，映像データを用いると効果的に現場について伝えられる。

● ボトムアップ式の分析

既存の理論や，そこから導かれた仮説が，研究をしている事象にあてはまるかどうかを検証するのは「トップダウン式」の分析である。これに対して，質的研究では基本的に「ボトムアップ式」の分析の道筋をたどる。つまり，具体的な現場で得られたデータから理論を立ち上げていくのである。質的研究の場合，理論とは対象にあてはめる「鋳型（いがた）」ではなく，事象を適切にとらえ，説明するための視角と考えたほうがよい。そしてこの視角を，具体的な事象の側から徐々につくり上げていくのである。

B｜文化人類学とエスノグラフィー

質的研究は総称であると述べたが，その中にエスノグラフィーという方法論が含まれる。このエスノグラフィーは文化人類学の分野で発展し，中心的な方法として用いられてきた。そこには次のような特徴がある。

① 質的研究の源流としてのエスノグラフィー

1 他者の世界との出会い

「他者」とは▶　「他者」とは，自分があたり前だと思ってきたことに異なった視点から疑問を投げかけ，揺さぶるような存在のことである。だから，他者との出会いは驚き，とまどい，ことによると不快なものとして経験される。しかしその異なった視点を受け入れることによって，世界は広がり，多様化し，複眼的なものの見方ができるようにもなる。文化人類学は，他者の世界を発見し，理解し，その視点から自己があたり前だと思っていた枠組みを相対的にみるという経験から出発した。その典型がマリノフスキーの例である。

2 マリノフスキーとクラ

マリノフスキー▶　ブロニスワフ・マリノフスキー[1]Malinowski, Bronislaw K.（1884〜1942）はポー

---

1) ブロニスラフ（またはブロニスロー）・マリノフスキ（ー）など，異なった表記の仕方がある。

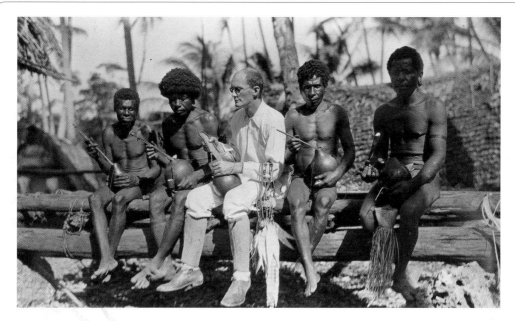

トロブリアンド諸島におけるマリノフスキー。1918年。

写真提供：London School of Economics and Political Science.
LSE Archives, LSE/MALINOWSKI/3/18/2.

▶ 図2-1　マリノフスキー

ランドに生まれ，イギリスで人類学を学んだ人である（▶図2-1）。彼はニューギニア島の東にあるトロブリアンド諸島において，現地の人々の生活への参与観察を軸とするフィールドワーク（▶37ページ）を，足かけ2年にわたって実施した。そしてそれを通して「クラ」と現地語でよばれる事象を発見した。

クラ▶　クラとは，貝でできた首飾りと腕輪という「実用性のない品物」が，ある規則に従って島々の間で交換される制度をさす。マリノフスキーはクラを当時の学界で一般的な「原始的交易」（欠乏や必要に促されて，文化的な秩序がないかたちでなんらかの品物を交換すること）の理論では説明できず，新たな理論を必要とするようなきわめて重要な経済現象とみなして詳しく調べていった。それを通して，クラは他の社会文化的事象（社会組織，カヌー建造の技術，儀礼や呪術など）と複雑に結びついていることが明らかになっていった。マリノフスキーはこの調査の成果を『西太平洋の遠洋航海者』として1922年に出版した[1]。これが文化人類学の調査研究のスタイルに革新的な影響をもたらし，エスノグラフィーという新しいジャンルの出発点となった。では，このエスノグラフィーとはどのようなものであろうか。

---

1) マリノフスキ，B.（1922）著，増田義郎訳：西太平洋の遠洋航海者．講談社，2010.

📖 ミニレクチャー
マリノフスキーと「よそ者」であること

　マリノフスキーは三国分割占領下のポーランドに生まれた。彼は東欧のスラヴ系として西欧世界に対する内面的な距離をもっていたらしい。『西太平洋の遠洋航海者』では「おそらく(私の)スラヴ的性格は，西ヨーロッパ人よりも柔軟であり，生まれつきもっと野蛮なのだろう」という皮肉めいた記述がある。おそらく彼が暮らしたドイツやイギリスで，「スラヴ系」に向けられる偏見を彼自身が経験したのではないか。

　さらに，トロブリアンドでのフィールドワーク中に妻に書き送った手紙において，マリノフスキーは「イギリスの園遊会(ガーデンパーティ)は，トロブリアンドのクラ集会と同じくらい無意味で退屈だ」と述べている。イギリス人の習慣を，彼自身が「未開社会」と表現するトロブリアンドの文化と同列に並べているのである。このようなものの見方をすることは，イギリス人にとってはむずかしいだろう。

　マリノフスキーはトロブリアンドでのみならず，イギリスにおいても「よそ者」であった。その彼がイギリスにおいて近代的な社会人類学を確立することになるのである。

　社会・文化人類学では「あたり前のことを，奇妙なこととしてとらえ直す」というものの見方の転換が強調されるが，これはまさしく「よそ者」の視点をとるということである。アメリカで文化人類学を確立したフランツ・ボアズ Boas, Franz(1858〜1942)が，ユダヤ系のドイツ人でありアメリカ社会にとっての「よそ者」であったこともつけ加えておきたい。

　修行中の文化人類学者が，比較的長期にわたる「異文化」での調査を行う1つの意味は，この「よそ者」の視点を体得する点にある。マイケル・エイガー Agar, Michael(1945〜2017)はあるエスノグラフィーの概説書でこの点を，エスノグラファー(エスノグラフィー研究を行う人)は「プロのよそ者」だと巧みに表現している。

　文化人類学は「西欧」で始まったとされているが，一概にそうともいえない。むしろ「西欧のよそ者」が始めたといったほうが正確である。

② エスノグラフィーとは

1 定義

　エスノグラフィーとは質的研究に含まれる1つの方法論である。学問分野との関連では，これは文化人類学の分野でおもに用いられてきた。社会学においても，シカゴ学派を代表としてエスノグラフィーの伝統がある。ここではエスノグラフィーを，次のように定義しておきたい。

　人々が生活し実践する具体的な現場の中に調査者が直接入り込み，一定の期間かかわりをもって，そこでおこっている事象を周囲の文脈との関連で内側から理解し，理論化するための調査研究の方法論。

エスノグラフィーの特徴 ▶　これを特色づけるのが，前もって調査項目や研究の進め方を決めてしまわずに，そのつどの設問と状況に応じて臨機応変に判断する「非標準化的な姿勢」，その調査項目をさまざまなレベルの文脈に位置づける「文脈化の姿勢」，そして現場を内側から理解して，その位置からエスノグラファーがあたり前だと思い込んできた思考の枠組みを問い直す「相対化する姿勢」などである。

エスノグラフィー▶　エスノグラフィーは，従来，次の3つの意味で理解されてきた。第1に，研
の3つの意味　　究の成果を書き記した報告書ないし論文。この場合「民族誌」という訳語が用
いられることが多く，「フィールドワーク」の結果をまとめたものという意味
になる。第2に，調査と研究の方法論ないしアプローチ。そして第3に，学問
分野の名称。この場合は「民族誌学」と訳され，ある特定地域の社会文化を研
究する分野が想定される(たとえば「アフリカ民族誌学」)。この章では，エス
ノグラフィーをもっぱら2番目の意味で用いている。

エスノグラファー▶　エスノグラフィーを実施する人がエスノグラファーである。エスノグラ
フィーは文化人類学という学問分野だけでなく，他分野(社会学，教育学，看
護学など)でも盛んに用いられている。またエスノグラファーの活動領域は，
学問をこえてビジネス，行政にも及んでいる。

2 「フィールドワーク」との関係

フィールドワーク▶　エスノグラフィーと関連の強い言葉に「フィールドワーク」がある。ここで
のフィールドワークとは，なんらかの事象が実際に生じている現場(フィール
ド)におもむいて，調査することをさし，現地調査や現場調査と訳すのが適当
である。フィールドワークは，エスノグラフィー研究の中の1つの段階として
行われる，現場で情報を得る作業である。そこでの主要な調査方法は参与観察
(ないし参加観察)である。これはある社会状況に調査者自身が加わって，そ
の一員となりながら，そこでおこっていることを観察する方法である。これに
よってその現場の「内側からの理解」が可能になっていく。

歴史エスノグラ▶　しかし，地理的移動を伴うフィールドワークを行わないエスノグラフィーも
フィー　　　ありうる。その代表が歴史エスノグラフィーである。この場合,過去の史料(日
記，新聞・雑誌の記事，絵画・写真などの視覚資料)を用いて，その時代の状
況を描き出すことを目ざす。

3 文脈理解

文脈とは▶　文脈contextのもともとの意味は，ある文textとその前後の文との関係とい
うことである。ある文の意味は，それがおかれる文脈の中でこそ，より適切に
理解できるとするのが文脈理解の姿勢である。この認識をエスノグラフィーで
は，文以外の事象(言動，人工物，制度など)にもあてはめようとする。言い
かえると，人だけを切りとるのではなく，人をその人が生きている場を含めて
とらえようとする。そこには，人間は意味づけられた場を生きており，その意
味づけの仕方は人々の生活世界や現場ごとに異なっているという前提がある。
だからある人の発言や行動の意味を理解するには，それぞれの文脈に位置づけ
る必要があると考えるのである(▶137ページ. 第5章「A-1-4. 世界を把握すること
の重要性」)。

インタビュー調査▶　エスノグラフィーでおもに用いられる調査の手段は，参与観察，インタ
との違い　　　ビュー，文書資料の収集である。エスノグラフィーについてのよくある誤解と
して，インタビュー調査と同一視するものがある。むろん現場の人の声を聞き
とるインタビューは，エスノグラフィーでも重要な方法である。しかしエスノ
グラフィーは，インタビュー調査と同じではない。エスノグラフィーを特徴づ
けるのは，参与観察と文脈理解である。つまり，ある状況の中に調査者みずか
らが入り込んで観察すること，そしてそこでおこっている事象がどのような文
脈で生じたのかを調べ，その中で理解する姿勢である。エスノグラフィー調査
でインタビューをした場合でも，ある発言だけをデータとするのではなく，そ
の文脈をも調べる。この文脈理解の姿勢が欠けたインタビュー調査は，エスノ
グラフィー的とはいえない。

ミクロな文脈・▶　ここでいう文脈には，あるデータの内部での前後関係というだけでなく，そ
マクロな文脈　れをこえたもっと広い意味がある。調査現場でのある発言や行動が，周囲の人
とのどのような関係で生じたのかという比較的ミクロでローカルな文脈から，
その調査現場の当事者も意識していないような政治経済的，歴史的なマクロな
文脈までを想定している。このときどのレベルの文脈までふまえるのかは，そ
のつどの研究目的・設問に応じて判断することになる。

4　標準化に抗する方法

　　さて，このようなエスノグラフィーには，質的研究全体の中でどのような独
自性があるのだろうか。また，それにはどのような今日的意義があるのだろう
か。ここではエスノグラフィーの独自性と意義とを「標準化に抗する方法」と
いう点から説明したい。

標準化とは▶　まず「標準化」について説明しておこう。あらかじめ決められた「スタン
ダード(標準・規格)」通りに，誰がやっても同じようなものが生み出せるよ
うにすることを「標準化」もしくは「規格化」という。研究の分野では前者が，
工場生産などの場面では後者が訳語として用いられる。以下では研究について
説明するので「標準化」を使うことにする。標準化はまず，量的・統計的研究
において支配的である。質問紙法はその代表的な方法である。質問紙法では，
質問と回答の内容や実施の手順が厳密に定められる(つまり標準化される)。

　　ただし，データ収集の項目や分析の手順について，前もって定められた標準
的な方法を用いようとする傾向は質的研究においてもみられる。さらにエスノ
グラフィーであっても，標準化への志向性が強い立場がある，すなわち「親族，
政治，生業，宗教」などの調査項目をあらかじめ決めて，それらの項目で調査
と報告書の作成を行う立場である。標準的な手続きをふむことは研究の「客観
性」を確保するために一定の意味があるが，一方で無視できない限界もある。
それは，他者の世界を自己の枠組みで切り取ってしまうという限界である。

他者の世界▶　フィールドワークの現場では，既存の理論では説明できないような事象と出

会う。その例がマリノフスキーにとってのクラである。その向こうには，自己の理解の枠組みをこえるような，他者の世界が広がっていた。他者の世界をその内側から理解するには，標準化された調査の仕方（既存の理論に基づいて，あらかじめ質問項目と調査の手順を定めたやり方）は不適切である。その枠組みによって，他者の世界を自己の鋳型（いがた）に入れてしまうからである。むしろその世界に入り込み，そこでまずわかったことから徐々に調査を展開していくというやり方が適切である。この場合，研究者も最初はなにを明らかにすべきかわからないし，研究の成果がどのようなかたちをとるのか予想もできない。調査の現場で出会った問いを時間をかけてとき明かしていく努力の中で，研究成果が徐々にすがたをあらわしていく。

質的研究の源流としてのエスノグラフィー ▶ 世界を均質なものとみなし，それを標準的な方法で明らかにできるという考え方に対して，エスノグラフィーは標準的なやり方があてはまらない他者の世界を明らかにしていくという特徴がある。この点でエスノグラフィーは「標準化に抗する」方法なのである。あらためて考えてみると，質的研究の特徴は世界を均質にとらえようとする傾向に対して，人や事象の質の違いを認識することにある。その中でエスノグラフィーには，質的研究の1つのアプローチにとどまらない，質的研究の源流ないし原型としての特別な意義があるといえる。「1-2．マリノフスキーとクラ」（▶34ページ）で述べた経緯から，世界の非均質

📖 ミニレクチャー
音律の標準化と大量生産方式

研究とは別の角度から，標準化（もしくは規格化）をみてみよう。標準化は19世紀半ばころから西ヨーロッパのさまざまな分野においてあらわれ，グローバルに拡大していった思考と行動の様式である。

それは音楽の分野にも及んだ。音律を標準化した「十二平均律」の登場は，その例である。これはピアノを工場で大量生産するという音楽の工業化の中で普及していったと藤枝守は指摘している[1]。同じ時期に，研究の分野でも標準化された研究手法が支配的になっていった。その代表が統計学を前提とした量的方法である。

このように標準化された方法が規範となったのは，それ自体がすぐれているからでなく，工業化・植民地支配・国民国家形成などのマクロな歴史の変化に適合していたからだと考えられる。十二平均律はとくに音楽的にすぐれているわけではなく，むしろ楽器の画一的大量生産という時代の要請に適していたのである。

20世紀初頭の米国で，自動車（T型フォード）のベルトコンベアー式の大量生産が始まり，誰がやっても同じような製品が効率よくできあがるようなやり方が，ますます浸透していった。この歴史的文脈は，誰がどこで適用しても，効率よく一様にデータを収集できる質問紙法が広まっていったのと同じ文脈である。

1960年代以降，音楽の世界で十二平均律とそれに基づく近代的な楽器とは違う，それ以前にみられた音律（ミーントーンや純正律）および中世・バロック時代の楽器を再評価する「古楽運動」が活発になっていった。これは音楽の標準化に対抗する運動である。たとえば藤枝は，そこに身体的な「響き」の体験を取り戻すという意義を見いだしている。

いわば「質的研究運動」でも，他の領域でおこってきた標準化に対抗する運動と同様に，現場の体感と，素材と対話してそのもち味をいかす，「手仕事」的な作業を肯定的に再評価するというモチーフがみられる。

1）藤枝守：響きの考古学——音律の世界史からの冒険（増補版）．平凡社，2007．

性と多様性を前提に，研究をそれにそったものにしようとする度合いが，エスノグラフィーの場合，非常に強いからである。

③ 質的研究の基礎教養としての文化人類学

エスノグラフィーは質的研究の源流だと述べたが，これを方法論的な柱としてきた文化人類学は，質的研究を学ぶうえで基礎教養と位置づけることができる。

エスノグラフィー ▶
を読む

良質なエスノグラフィー（ここでは書かれた民族誌の意味）には文化人類学の真髄がある。文化人類学者がときには数年あるいはそれ以上の年月をかけて身をもってフィールドとかかわり合い，自己の枠組みを問い直し，理論的思索を重ねた成果がエスノグラフィーだからである。エスノグラフィーの方法論，そして文化人類学を学ぶためにすすめられるのは，良質なエスノグラフィーの作品に接することである。たとえば本書で名があげられているものを手がかりにできるであろう。ほかに，『エスノグラフィー・ガイドブック』（章末の推薦図書参照）に掲載されているエスノグラフィーの中で自分の興味を引くものを手にとってみるのもよい方法である。

文化人類学と質的研究との接点として「文化」の概念，「エティック/イーミック」と相対化，そして文脈理解をあげたい。最後の文脈理解については「2-3．文脈理解」（▶37ページ）で説明したので，以下では前の2点を取り上げる。

1 「文化」の概念

「文化」の語源 ▶

「文化」にあたる英語は culture である。culture にはもともと「耕作」という意味があった。つまり手つかずの原野を人間が耕す，もしくは自然に人間が手を加えるという意味合いである。もともと「文化」は「自然」との関係で定義されてきた概念である。近年，「文化」と「自然」を切り離してとらえるか，つながりの中でとらえ直すかが議論されている（▶47ページ，「B-4-6.『生きている世界』のエスノグラフィー」）。

本質主義と ▶
構築主義

文化人類学においては，ある国民や民族集団が共有するものとしての「文化」という使い方が，とくになされる傾向にあった。ある民族集団を他から明確に区別し，時間をこえて変化しないような「文化」があるとする立場，すなわちある民族集団の本質をなす固有の「文化」があるとする立場を「本質主義」という（ただし，そのような意味合いでの「文化」の使い方に対しては，すでに文化人類学の内部で批判がなされている）。これに対して，伝統的とみなされる文化的要素が，歴史の中でいかにつくり上げられているのかを明らかにしようとする立場を「構築主義」という。

「文化」の定義 ▶

「文化」は多義的な概念であるが（▶2ページ，第1章「A．文化人類学における文化」），ここではつぎのように定義しておく。「文化」とは，人類が地球上の多

様な環境の中で生きていくうえで生み出された多様な暮らし方である。そこには多様な認識の仕方（言いかえると意味づけの仕方）と行動の仕方の両面が含まれる。

「文化」概念の意義 ▶ 文化人類学的な「文化」概念が質的研究全体に対してもつ重要な意義の1つは，人間は象徴的に意味づけられた世界に住んでいるという認識を明確にした点であろう（▶10ページ，第1章「B-1. モノと文化」）。人間はそれぞれの地域に固有の意味づけの仕方に応じて行動するのだから，人間の行動を理解するには「文化」の理解が必要だという認識を，文化人類学は確立し，発展させてきたのである。この認識と密接につながりのある概念的道具の1つが，次にあげる「エティック/イーミック」の区別である。

2 「エティック/イーミック」と相対化

音声的/音素的 ▶ 言語学の音韻論には「音声的 phonetic」と「音素的 phonemic」の区別がある。前者は発せられる音声を，個別の言語の違いをこえて客観的に測定・記述しようとする立場である。その成果が国際音声記号である。しかし言語が違えば，なにを音の単位としてとらえるかも異なる。たとえばドイツ語では r と l の音が明確に区別され，まったく違った単語を形成するが，日本語で両者の区別はなく，発声・聞きとりの際にも注意されない。この点をふまえて，個々の言語で区別されている音の単位を取り出して，それぞれの言語を記述しようとするのが後者の音素的な立場である。

エティックと ▶ 言語学者のケネス・パイク Pike, Kenneth L.（1912〜2000）は，この区別が音
イーミック 　声以外の文化現象一般にも適用できると考え，上述の「phonetic/phonemic」の語幹の phon を除いて，「エティック etic/イーミック emic」という概念のペアを提起した。エティックは普遍的な尺度を前提に文化の比較を目ざし，イーミックは個別の文化を内在的に理解しようとする立場といえる。エスノグラフィーではまずイーミックな内在的理解に努め，それから徐々にエティックな比較と一般化へと移ることになる。

文化相対主義 ▶ イーミックな方向では普遍的と思われる視点をわきにおいて，文脈が違えばものごとの意味も違ってくるととらえる。これは「相対化する姿勢」ということである。同じ動物の牛でも，その意味は後述するヌアー社会とイギリス社会とではかなり違っている。またトロブリアンドでは貝の腕輪が，人々を命がけの遠洋航海にかりたてるほど特別な意味をもちうる。こうした相対化する姿勢は「文化相対主義」の立場につながる。しかし極端な文化相対主義は，文化によって根本的にものの見方が違い，さらには「異なる文化を担う人々の間では結局理解し合うことはできない」といった主張に陥るので注意が必要である。文化はかたい壁で閉じられた世界ではなく，人類がそれぞれの環境の中で生きていくために生み出された暮らし方であり，基盤を共有しているから互いに理解可能なのである（▶17ページ，第1章「C-2. 文化相対主義と文化人類学」）。

④ エスノグラフィーの展開

エスノグラフィーにも方向性，理論的立場，調査対象の違いによって，異なった複数のアプローチがみられる。ここではその代表的なものを概観したい。

1 機能主義的エスノグラフィー

閉じた社会▶ 機能主義的エスノグラフィーでは，社会を1つの閉じた社会とみなすことを前提とする。機能主義的エスノグラフィーでは，外部社会からある程度隔絶していてはっきりした輪郭をもち，固有の文化が共有されている社会組織を仮定して，その社会ないし文化を「全体的に（ホリスティックに）」に描き出そうとする。つまり，ここでは対象となる社会を「閉じたシステム」と想定する傾向がある。このタイプのエスノグラフィーが古典的なかたちのまま実施されることは少なくなってきているが，現在でもエスノグラフィーというとそのイメージが強い。

しかし，はたしてある社会を「閉じた」ものとしてみなすことがそもそも妥当なのか。一見閉じていると思われても，実は交通・交流・移動などを通して外部社会へと開かれているのではないか。こうした疑問が提起されている。さらにその社会や文化が，時間の経過の中でもかわらないという仮定に対しても，グローバルな歴史の中に組み込まれており，時代によっては変化しているとの指摘がある。

これらの批判はエスノグラフィーを革新していくうえで考慮するべきものである。ただし，この古典的なアプローチの意義も再評価する必要がある。とくにある事象を別の事象との関係性の中でとらえるという視点である。

関係論的な視点▶ エドワード・エヴァンズ=プリチャード Evans-Pritchard, Edward E.（1902～1973）による古典的エスノグラフィーである1940年の『ヌアー族』を取り上げてみる。『ヌアー族』はアフリカのナイル系民族の1つ，ヌアー人の生業形態と政治制度を詳細に記録したエスノグラフィーである。その第1章のタイトルは「牛に生きる人々」である。ここにエスノグラフィックな認識方法を特徴づける，「関係論的な視点」がよくあらわれている。その部分を引用しておく。

ヌアー人の行動を理解したいと望んでいる人への最適のアドバイスは「牛を探せ」である[1]。

ヌアー人との議論は，彼らの日常生活の中心的存在であり，また社会的，儀礼的関係を表わす媒体となっている牛に言及せずには，日常生活についても，社会的諸関係についても，儀礼的諸関係についても，いや何一つとして進展しないからである[2]。

---

1) エヴァンズ=プリチャード，E. E.（1940）著，向井元子訳：ヌアー族──ナイル系一民族の生業形態と政治制度の調査記録．p.43，平凡社，1997.
2) エヴァンズ=プリチャード，E. E. 著：上掲書．p.93.

　牛という動物が，ヌアーの人々にとって特別な意味をもっており，その意味を手がかりに，外部者の目からみると関係がないと思われる他のことが，たとえば，政治制度，宗教的観念，人の命名の仕方，他の民族集団との紛争などについても理解できるのだと考えて，エヴァンズ=プリチャードは分析を進める。現地の視点にたったとき，ある1つの事象が他の事象とどれほど複雑な関係を織りなしているのかを描き出す点で，機能主義的エスノグラフィーは現在でも示唆に富む。もちろん，ここでエヴァンズ=プリチャードが強調したヌアーにとっての牛の意味は，調査が行われた1930年代のものであって，不変のものではない。エヴァンズ=プリチャードの『ヌアー族』は，時間の経過の中でも変化しない文化や社会構造があるはずだという機能主義的な前提にたって書かれている。その限界を自覚し乗りこえる試みは「5. エスノグラフィーを歴史化する試み」（▶46ページ）で紹介する。

2 マイクロ・エスノグラフィー

　小規模の社会的単位やその内部での文化的シーン（場面）を対象にした研究を「マイクロ・エスノグラフィー」とよぶことがある。これは従来のエスノグラフィーが，比較的規模の大きい，つまりマクロな集団を対象としてきたことに対する概念である。

　箕浦康子はマイクロ・エスノグラフィーを次のように定義している。「人々の生きている意味世界を，微細なユニット，たとえば，母子間の言葉の掛け合いとか対面的な日本語教授場面とか，教室での生徒同士のやりとりとか，一人一人の行動や語りなどに着目して読み解く研究手法。」[1]

　マイクロ・エスノグラフィーというコンセプトは，遠く離れた土地に長期間住み込んで，そこにかかわることがらすべてを調べあげるという古典的なフィールドワーク観から自由になり，エスノグラフィーをより実施しやすい研究方法として使うためのたすけとなる。1人のエスノグラファーが，東京とかベルリンといった大都市のすべての側面を綿密に調べることは，何年かけても不可能である。そのときには，なにか扱いやすい規模の具体的な事象を取り上げて，それを文脈に位置づけながら分析するやり方をとることになる。またエスノグラフィー初心者が，半年や1年の授業枠内で，遠く離れた「異文化」のマクロ・エスノグラフィーを実施するのは困難である。おそらく，身近なところで比較的短期間の調査をすることになるだろう。それでもエスノグラフィーという研究方法は十分可能なのである。そのことがマイクロ・エスノグラフィーと命名することによって明確になる。

---

1) 箕浦康子：フィールドワークの技法と実際——マイクロ・エスノグラフィー入門. p.11, ミネルヴァ書房, 1999.

マイクロ・マクロ ▶
連携モデル
　しかし，マクロとマイクロとを二分法的にとらえないほうがよい。箕浦が「マイクロ・マクロ連携モデル」と表現するように，実際に行われるエスノグラフィーでは両方への目配りが必要である。どちらに比重をかけるかの違いである。たとえば，ある病棟での患者と医療者とのマイクロな(微細な)やりとりを，マイクロ・エスノグラフィーのアプローチで明らかにするという研究課題を想定してみよう。そのときでも，その病棟が位置づけられるマクロな(巨視点な)制度的，地域的，時代的文脈を考慮に入れなければ，病棟でのマイクロな相互行為の意味は十分に明らかにならないであろう。反対に，都市とか民族集団などのマクロな単位を研究対象とするときにも，実際にフィールドワークの手法で調査可能なのはマイクロな現実である。それを結びつけて，最終的にマクロな単位の世界を描き出すことになる。

3 ナラティブ・エスノグラフィー

　あるできごとの経過を言葉で表現するとき，それは「物語る」というかたちをとる。印象的な体験や，誰かの人生について人は「物語る」というかたちで他人に伝える。この「物語る」という表現のかたちを，英語で「ナラティブ narrative」という。そして，ナラティブという表現形式を採用したエスノグラフィーを，ナラティブ・エスノグラフィーとよぶことができる[1]。

　このアプローチが適しており，そして実際によく用いられてきたのは，ある人物の一生を調べて，それを時代や社会の文脈と関連づけながら提示する場合である。これは「ライフヒストリー」「ライフストーリー」ないし「バイオグラフィー」のアプローチなどとよばれることがある。

ナラティブ・ ▶
エスノグラフィー
の代表例
　ある人の「一生」という長い単位ではなく，人生のある特定の時期に対してもナラティブ・アプローチは用いられてきた。代表的な例として，メキシコの家族の1日を，その家族メンバーのナラティブを使って再構成した，オスカー・ルイス Lewis, Oscar (1914～1970) の『貧困の文化』[2]がある。また，特定のテーマに関するナラティブに焦点があてられることもある。アーサー・クラインマン Kleinman, Arthur (1941～) の『病いの語り』[3]は，慢性疾患の患者によるみずからの病(やまい)に関するナラティブを扱ったものである。

　エスノグラファーや文化人類学者が，自身の経験を物語るという場合もある。エスノグラフィーは，研究者が身をもって現場に入り込み，理解を体得していく点に特徴がある。だからエスノグラファーが，いかに対象を理解していったのかというプロセスそのものが効果的に伝えられれば，読者にとって貴重な情

---

1) 小田博志：エスノグラフィーとナラティヴ．野口裕二編：ナラティヴ・アプローチ．pp.27-52, 勁草書房，2009.
2) ルイス，O.(1959) 著，高山智博ほか訳：貧困の文化．筑摩書房，2003.
3) クラインマン，A.(1988) 著，江口重幸ほか訳：病いの語り──慢性の病いをめぐる臨床人類学．誠信書房，1996.

報となりうる。ヴィンセント・クラパンザーノ Crapanzano, Vincent (1939〜)がモロッコで出会った1人の男，トゥハーミと自分とのかかわりを物語った例が有名である[1]。

一人称エスノグラフィーとオート・エスノグラフィー ▶ 研究者自身のナラティブが，エスノグラフィー全体を枠づけるように用いられるときには，「一人称エスノグラフィー」として分類される。たとえば，ポール・ラビノー Rabinow, Paul (1944〜)はモロッコにおける自身の調査経験を『異文化の理解』[2]というエスノグラフィーで物語っている。

人類学者，ロバート・マーフィー Murphy, Robert (1924〜1990)は，みずからが脊髄腫瘍をわずらい，身体の障害が進行して，自己を取り巻く社会も変化していく様子を自己自身を事例として描き出した。これはオート・エスノグラフィー（自己エスノグラフィー）の先駆として有名である[3]（▶218ページ，第7章「C-1-3．しだいに動かなくなる身体と『生きること』の民族誌」）。

ナラティブの力 ▶ ある社会的ないし文化的単位を全体的に描き出そうとする古典的な機能主義的エスノグラフィーには，名前と顔をもった個々人が具体的に生きているすがたから遠ざかってしまうという面がある。これに対して，ナラティブ・アプローチに注目が集まる理由の1つは，それによって個々人の生きるすがたと声とを伝えられることへの期待である。ナラティブには人々の「息づかい」まで伝える力がある。しかし，もしそれが「ナラティブ・インタビュー」（▶32ページ）と同等に理解され，さらに語られた言葉だけをデータとして分析することにまで切りつめられたなら，ナラティブの可能性を発揮することにならなくなる。具体的な人は，特定の時代を背景にして，特定の社会状況の中で生きている。つまり人は「文脈」あるいは「場」の中で生きており，ある人のナラティブも文脈の中で語ってこそ，その生きるすがたを浮かび上がらせることができる。ナラティブ・アプローチを，文脈理解を旨とするエスノグラフィーと組み合わせる意義はここにある。

4 多現場エスノグラフィー

定住型エスノグラフィー ▶ 1つのコミュニティに長期間とどまって，そこの「文化」を詳しく調べるというやり方が，従来のフィールドワークでは一般的であった。これを「定住型エスノグラフィー」とよぼう。このやり方によって，現地の人々の視点を「内側から」理解するということが可能になると考えられてきた。しかし，ある社会は別の社会と交流し，より広いネットワークにつながっている。また産業革

1) クラパンザーノ，V.(1980)著，大塚和夫・渡部重行訳：精霊と結婚した男——モロッコ人トゥハーミの肖像，紀伊國屋書店，1991.
2) ラビノー，P.(1977)著，井上順孝訳：異文化の理解——モロッコのフィールドワークから．岩波書店，1980.
3) マーフィー，R.(1987)著，辻信一訳：ボディ・サイレント（平凡社ライブラリー 566）．平凡社，2006.

命以後はどの社会もグローバルな政治経済的システムからの影響を多少なりと
も受けざるをえなくなった。そうすると，1つの社会の中だけにとどまってい
ては，その社会の中の事象を十分に理解することはできない，ということにな
る。また「文化も旅をする」。ある文化要素が，人の移動やメディアを通して
各地に伝わり，翻訳され，かたちをかえて定着する。

多現場エスノグラ ▶
フィー
　このような1つの地域をこえた「つながり」を明らかにするために，提起さ
れたのが「多現場エスノグラフィー」というアプローチである。ここでは複数
のフィールドを調べて，それらの間の関係性を浮かび上がらせようとする。
これは移民や難民など，移動する人々の生活世界を明らかにしたり[1]，地域をこ
えて流通する物(たとえば砂糖[2]やコーヒーなど)とそれぞれの現場での人々と
のかかわりを調べたりするときに有効である。

5　エスノグラフィーを歴史化する試み

『ヌアーの ▶
ジレンマ』
　ここでいう「歴史化」とは，特定の歴史的文脈の中にフィールドを位置づけ
ながら研究を進めることである。エスノグラフィーの古典として，エヴァンズ
=プリチャードの『ヌアー族』を「4-1. 機能主義的エスノグラフィー」(▶42
ページ)にあげた。これに対して，シャロン・ハッチンソン Hutchinson, Sharon
E.(1952〜)の『ヌアーのジレンマ』は，意識的に歴史的文脈の中でエスノグ
ラフィーを行った試みである[3]。

調査の背景 ▶
　エヴァンズ=プリチャードの調査の約60年後にあたる1980年から83年に
かけて，ハッチンソンはヌアー人居住地域で調査を行った。この地域はスーダ
ン(当時)[4]の南部にあたるが，その背景に次のような歴史的経緯があった。
　英国の植民地支配からスーダンが独立したのは1952年である。スーダン北
部の「ムスリム・アラブ系」政府は南部の石油資源に目をつけ，そこに居住す
るヌアー人らを圧迫する政策をとった。ハッチンソンが調査を始めたのは，「内
戦」寸前まで両地域間の緊張が高まっていたころであった。スーダン政府は当
時米国から多額の援助を受けていた。その裏には東西冷戦という時代的文脈に
おいて，米国がスーダンを自由主義陣営に取り込もうとする戦略があった。米
国からの「援助」でスーダン政府が購入した武器は，ヌアーやディンカら南部
のマイノリティに向けられることになった。ハッチンソンは本書のプロローグ
で，こうしたマクロな歴史的文脈を描き込みながら，勃発した「内戦」に翻弄
される3人のヌアー人の証言を，彼らの言葉のままに紹介している。それは，

---

1) 川上郁雄：越境する家族——在日ベトナム系住民の生活世界．明石書店，2001.
2) ミンツ，S.(1985)著，川北稔・和田光弘訳：甘さと権力——砂糖が語る近代史．筑摩
　書房，2021.
3) Hutchinson, S. E.：*Nuer dilemmas：Coping with money, war, and the State.* University of
　California Press, 1996.
4) スーダンは2011年にスーダンと南スーダンに分裂し2つの国となった。

抽象的に語られがちな「戦争」に具体的な人間の顔を与えるためである。

　ハッチンソンがヌアーに関する新たなエスノグラフィーをこのように始めた理由は，エヴァンズ=プリチャードの著書によって広まっている，ヌアーの文化と社会生活が歴史の変化の外にあって，静止したままであるかのようなイメージを打ちこわすことにあった。またハッチンソンは，エヴァンズ=プリチャードによる人類学的調査自体をも歴史化している。彼が調査を始めたのはイギリスの植民地軍によってヌアーが打ち負かされた直後であり，彼は植民地行政当局の委託で人類学的調査を行ったのであった。

ハッチンソンの描くヌアー ▶　ハッチンソンは，エヴァンズ=プリチャードが行ったよりも長期にわたるヌアー社会でのフィールドワークの経験に基づいて次のように指摘する。エヴァンズ=プリチャードが描くヌアーの社会・文化が，「閉じていて，均質で，明確な秩序があり，静止している」かのようにみえるのは，ヌアーの側がそうだからではなく，エヴァンズ=プリチャードがもち込んだ機能主義という理論的枠組みのせいである（▶42 ページ，「B-4-1. 機能主義的エスノグラフィー」）。さらにエヴァンズ=プリチャードの研究はヌアーの男性の権威者から聞きとった情報にもっぱら依拠しており，そのために一見，非常に整合性のある結論にいたった。これに対してハッチンソンは，ヌアーの人々が，いかに地域や階層やジェンダーなどに関して多様で，互いに混乱や対立があり，変化へと開かれているかをとらえようとする。

ジレンマ ▶　ハッチンソンはそこで「ジレンマ」をキーワードにすえる。貨幣やキリスト教や国家などの影響とそれまでの規範との「板ばさみの状況（＝ジレンマ）」の中で，ヌアーの人々がただ受身に「近代化」されていくだけではなく，異質なものと創造的につきあっていくさまを詳細に描き出している。たとえば，新しく入ってきた貨幣によってヌアー社会は一方的に「貨幣化」されるのではなく，逆に貨幣を「牛化」するような現象もみられた。たとえば，牛を売却して得たお金は，労働して稼いだお金とは別に扱われ，後者の「仕事のお金」をせびる親族でも，前者の「牛のお金」を要求することはないのだという。

現代におけるエスノグラフィーの方向性 ▶　同じ民族集団を扱ったエヴァンズ=プリチャードとハッチンソンの2つの著作を読み比べると，理論的視点や方法論の違い，また歴史的文脈のふまえ方の違いから，違った風景が描き出されていて興味深い。ハッチンソンのエスノグラフィーからは，抽象的な「ヌアー族」ではなく，私たちと同様に現代の世界システムに組み込まれながら，それがもたらす問題に対処している，そのような人々の具体的に生きるすがたが浮かび上がってくる。それは，現代におけるエスノグラフィーの方向性を示すものである。

6 「生きている世界」のエスノグラフィー

「自然/文化」の大分割を問い直す ▶　ここでは人類学の新しい潮流と，それに基づくエスノグラフィーを紹介する。近代において，人類はみずからを自然から切り離して，自然を機械的な法則に

従う客体とみなし，人類にのみ行為主体性を帰属させてきた。ここで「自然」に属する動物から人類を区別する特徴とされたのが「文化」であった。このように自然と人類・文化を切り分ける思考は，近代社会のすみずみにまで浸透している。大学における「理系（自然科学）/文系（人文社会科学）」のなじみの区分や，「自然人類学/文化人類学」の分割などもそれにあたる。

人類学の▶
新しい潮流
しかし人類と自然とを切り離して，前者が後者を一方的に支配するという近代的な姿勢は，きわめて特殊であり，さらにはそれが植民地主義やグローバル気候変動の1つの前提となってきたとの指摘もある。それを根本的に問い直す人類学の傾向が近年あらわれている。これは人類学の「存在論的転回」ともよばれる。従来の枠組みが，近代的な自然科学のみが正当にアクセス可能な単一の自然と，それを多様に認識・表象する複数の文化との区別を前提としてきたとすれば，新しい潮流では，自然と文化の区別を前提とせずに事物や世界の存在を問おうとする[1]。それ自体が多様な存在論的人類学の中から，ここではとくに「生きている世界」のエスノグラフィーというべき流れを取り上げる。

「カントリー」の▶
存在論
オーストラリア先住民（アボリジニ）のいう「カントリー」には，人間だけではなく，山，川，動植物，さらには「ドリーミング」という「超自然的」と分類されるような存在まで生きていることを，オーストラリアの人類学者デボラ・B・ローズ Rose, Deborah B.（1946〜2018）は知り，自身も「アボリジニの教師たち」から世界に聞き耳を立てる姿勢を学んだ。彼女は，そのエスノグラフィー『生命の大地』[2]で，この「カントリー」を「生きている世界 living world」と表現する。それは人間の外にある地理的・空間的広がりではなく，感情や意識をもち，人間とコミュニケートしている生きものである。人間であるアボリジニは（「野焼き」などの方法で）世界を大切にケアし，世界の側は人間に恵みを与えてくれる。ローズはこのエスノグラフィーを自身の学術的な記述とアボリジニによる詩，物語，絵とを織り合わせて「対話的に」構成している。ローズはアボリジニを「研究対象」とはせず，その人間と自然とを切り分けない世界とのかかわり方が，現代の環境問題などに対して有する積極的な意義を評価する。

「大地の存在」を▶
含めた政治
近代社会で「政治」や「経済」は，人間だけが行うものとして限定してとらえられてきた。それをアメリカの人類学者マリソール・デ・ラ・カデナ de la Cadena, Marisol は問い直そうとする。そのエスノグラフィー「アンデス先住民のコスモポリティクス」[3]は，先住民言語であるケチュア語話者のトゥルポ父

---

1) 存在論的転回以後の人類学の概観として，松村圭一郎ほか編：文化人類学の思考法．世界思想社，2019，前川啓治ほか編：21世紀の文化人類学．新曜社，2018，奥野克巳ほか編：Lexicon 現代人類学．以文社，2018，あるいは雑誌・現代思想の2冊の臨時増刊号（人類学のゆくえ，2016，人類学の時代，2017）をあげておく．

2) ローズ，D. B.（1996）著，保苅実訳：生命の大地——アボリジニ文化とエコロジー．平凡社，2003．保苅実：ラディカル・オーラル・ヒストリー．岩波書店，2018 も参照．

3) デ・ラ・カデナ，M.（2010）著，田口陽子訳：アンデス先住民のコスモポリティクス．現代思想 45（4）：46-80，2017．

子と著者との対話で進行する。息子のナサリオ・トゥルポらが鉱山開発反対の
デモに参加する理由は，単に環境保全のためというよりは，アンデス山脈の霊
峰アウサンガテの怒りを防ぐためである。そうした存在はケチュア語で「ティ
ラクーナ tirakuna」とよばれ，単なる物質的な「山」ではなく，動植物と同様
に生きており，「信仰」や「文化」の範疇にもおさまらず，「政治」の重要な
交渉相手である。このような生きた存在としての山や川や大地を，デ・ラ・カ
デナは「大地の存在 earth beings」と翻訳する。この「社会自然的な」世界を，
デ・ラ・カデナは近代に自明な「自然/文化」の二分法を問い直しながら描き
出す。ケチュア語でコミュニティを意味する「アイユ ayllu」は，人間集団に
限定されず，人間と動植物に加え「大地の存在」などが互いにかかわり合って
生きている，ダイナミックな場のことである。アイユはそこに属する生きとし
生けるものたちが互いにケアし，育み合うことでなりたっている。この人間だ
けにとどまらないケアの実践をケチュア語で「アイワイ uyway」という。

「生きている世界」▶ ローズとデ・ラ・カデナによる2編のエスノグラフィーには，離れたフィー
の中でエスノグラ ルドからではあるが顕著な共通性がある。まずフィールドの人々を調査や分析
フィー研究をする の「対象」としたり，そこでの現実を「アニミズム」のような近代西洋に成立
したカテゴリーに分類したりするのではなく，対話の相手として尊重し，その
対話から近代の自明性を相対化している。この姿勢は人類学とエスノグラ
フィーの脱植民地化の点からも重要である。また人間を自然や世界から切り離
さず，人間を含めて「生きている世界」を描き出し，それを存在の根源的な場
所として提示している。さらには研究者としての自己を「生きている世界」を
「客観的」にながめる外部におかず，ローズの場合はみずからをもその世界の
中に位置づけてエスノグラフィー研究を行っている。加えて双方ともに，「生
きている世界」が，人間をこえたケアの関係性により成立していることに注目
している。

生命論的な ▶ これらの「生きている世界」のエスノグラフィーがこれからの人類学の研究
人類学・エスノグ に示唆することはなんだろうか。それは近代の暗黙の前提であった「自然/文
ラフィーへの示唆 化」の二分法をこえて，そのどちらでもなく，両者の基層にあたる「生きてい
ること」に根ざした研究の方向をさし示している点であろう。また人間をこえ
たケアの世界は，医療・福祉などケアとかかわる分野に新たな視座をもたらす
であろう。研究者を世界から切り離さず，むしろ世界とのつながりの中で研究
をするという点でも，エスノグラフィーの方法論に影響を与えるはずである。
こうした方向性を，木村敏[1]ら「生きていること」を正面から論じた思想家と
対話させることで，多様な文化的表現のレベルから，それら表現を生成する生
命のはたらきへと視野を深めて，文化と自然の双方をとらえることができる生
命論的な人類学を構想することができるだろう。

1）木村敏：あいだ．弘文堂，1988．

C｜エスノグラフィーを現代にいかす

　　私たちは現代においてエスノグラフィーという方法論をどう実践できるのだろうか。遠く離れた「異文化」ではないところでもエスノグラフィーを応用することはできるのだろうか。そこで「現場」がキーワードとなる[1]。本章「B-2.エスノグラフィーとは」（▶36ページ）の冒頭で述べた定義に立ちかえりたい。そこではエスノグラフィーを人々が生活し実践する具体的な現場を内側から理解し，理論化するための方法論だと述べた。つまり「現場を」/「現場で」研究するために，エスノグラフィーは適した方法論だということである。現場はあらゆるところにある。エスノグラフィーの応用可能性は無限に広がっている。

① 「現場」でエスノグラフィーをいかす

「現場」という言葉▶　ここで「現場」という言葉についてふり返ってみたい。それはどのように使われているだろうか。

　　「現場に入る」「現場がわかっていない」「現場で通用しない理論」などの使い方のほか，「医療現場」という言葉もよく使われる。教室の中で看護学や医学について習うことや，教科書に書いてあることが，臨床の「現場」で必ずしもあてはまらないということは，多くの医療者が実感することでもあろう。

　　このように私たちは「現場」という言葉で，なにか独特の性質のある場を理解しているようだ。この言葉の意味を腑分けしてみると，次の側面があげられる。

- 実際にものごとが行われる場
- 既存の知識が必ずしもあてはまらない場
- 人があるできごとや状況にかかわる当事者となる場
- すでに決まった「これまで」の現実をふまえながら，どうなるかわからない「これから」に向けて行為する場
- 多くの要因とアクター（行為者）とが複雑に関係し合い，その関係性（文脈）の中で実践が行われている場

---

1)「現場」とエスノグラフィーについては，小田博志：「現場」のエスノグラフィー．波平恵美子編：健康・医療・身体・生殖に関する医療人類学の応用学的研究（国立民族学博物館調査報告 85）：11-34, 2009 を参照。

　「現場」とは，その外部者であるうちは十分に想像できず，内部に入ってみてはじめてわかる独特の現実をさすようだ。それは，一回的で，ものごとが複雑に絡み合い，既存の理論が必ずしも通用しない場である。既存の枠組みがあてはまらない場にこそ，エスノグラフィーという方法論が適している。実は，私たちは日々そのような場を生きている。だから研究を生活に近い場に取り戻すために，エスノグラフィーは力を発揮するはずである。ふだんかかわり，生きている現場を内側から理解して，既存の理論枠組みを問い直す。そしてより現場にフィットした言葉を紡ぎ出す。このような現場と研究とが循環するような，実践＝研究がエスノグラフィーを用いて可能になる。

医療事故の調査▶　ここで，看護学者の嶋森好子が心理学者の山内隆久らと行った医療事故の調査の例を紹介したい[1,2]。これは学問的な研究として実施されたものではないが，そのアプローチはきわめてエスノグラフィー的であり，医療現場だけでなく，先に述べた現場と研究とが循環的にリンクしたエスノグラフィーの実例とみなすことができる。

事故の「文脈」▶　医療事故がおこると，従来繰り返されてきたのは，それに直接かかわった医療者個人を非難するということであった。しかし，個人の責任を問うというアプローチだけでは，実際のところ医療事故防止の点で限界がある。そこで視野を広げて「当事者を責めるだけでなく，作業現場および組織全体に潜在する事故要因を探ることが重要」となってくる[3]。これは，本章でこれまで使ってきた用語では，事故の「文脈」に視野を広げるということである。この視点から嶋森と山内らは，事故の広い意味での関係者を対象として，事故の経過を再構成することを目的とした詳細なインタビューを実施した。加えて現場での観察も行った。それを通して，たとえば，当該の医療機器に関する院内教育の不十分さといった，組織の要因が浮かび上がってきた。

当事者の視点▶　精神医学者で医療人類学にも詳しい江口重幸はこの嶋森らの調査を評価し，「日常臨床場面で必要なのは，マニュアル的な外側からの知識の蓄積の総和ではなく，こうした『当事者の視点』に立って出来事を再構成しようとする方法論，そこから反省点や改良点を抽出していこうという『発見的』作業ではないか」と述べている[4]。

現場の問題とアクション・リサーチ▶　この嶋森らの調査から，エスノグラフィーを現代にいかす道を検討してみよう。この調査は現場の問題（医療事故はなぜおきるのか，それをどうやって防げるのか）から出発したものである。通常の研究では学問上の問題が扱われる

1) 嶋森好子ほか：病棟から始めるリスクマネジメント．医学書院，2002.
2) 山内桂子・山内隆久：医療事故——なぜ起こるのか，どうすれば防げるのか．朝日新聞社，2000.
3) 嶋森好子ほか：上掲書．p.4.
4) 江口重幸：なぜ臨床場面に医療人類学的思考が必要なのか．医療人類学ワーキンググループ編：ワークショップ　医学・医療系教育における医療人類学の可能性．p.56，2004.

のが一般的であるが，その場合，出発の時点ですでに研究と現場との間に距離が生じている。これと違って，本当に社会的に活用できる，言いかえると現場で使える知見を導くためには，嶋森らのように現場の問題から研究を出発させる道がある。

　実践的な目標達成と調査研究とを組み合わせるアプローチを「アクション・リサーチ」というが，実践の現場に内在して進めるエスノグラフィーには，現場で応用可能な知見をもたらす利点がある[1]。なぜなら，現場は外部者の視点や，事後的な視点からは十分にとらえることができないからである。

現場を言葉にする ▶　エスノグラファーはこうした具体的な現場にかかわり，そこの人々がつくり上げている世界を，身をもって理解していく。それは時間がかかるプロセスだが，深い発見の喜びを得ることができる。その中でエスノグラファーは，現場の謎を明らかにする言葉を紡ぎ出す。それがうまくいったとき，現場の人は「よく言葉にしてくれた」と感じ，外部の人は「そんな世界があるのか」と視野が広がる思いがする。このようにエスノグラファーには，言葉をもたらし，異なった世界の間に橋をかける役割がある。

② 「コロナ後」の世界を想像/創造するために

　人類学者はこれまで "Making the strange familiar and the familiar strange（奇妙をあたり前に，あたり前を奇妙に）" をモットーに，多様な世界を解釈してきた。しかしそれにとどまらない役割が求められる事態がおこっている。それは新型コロナウイルス感染症流行後（ここでは「コロナ後」とも表記する）の世界を想像/創造できる言葉をもたらす役割である。

新型コロナ ▶
ウイルス感染症と
エスノグラフィー
　2019年末に中国武漢で発生した新型コロナウイルス感染症（COVID-19）がまたたくまにグローバルに広がり，パンデミック（世界的流行）となった。この病気への対応（国境・都市封鎖，ステイ・ホーム，身体的距離など）が人間社会に与える影響は一過性ではなく，持続的なものになると考えられる。人類学的エスノグラフィーもその影響を免れえない。「ホーム」から離れて，フィールドの人々と直接的にかかわることを旨としてきたからである。パンデミック状況の中でエスノグラフィーはいかに可能か。適度な距離をとりながらフィールドに入りながらも，電子メールやウェブ会議ツールなどを使ったオンライン

---

1)「災害エスノグラフィー」がその例である。これは大地震などの当事者の調査に基づいて，災害現場に直面してはじめてわかる問題や解決策などを明らかにすることを目ざす。（林春男ほか：防災の決め手「災害エスノグラフィー」——阪神・淡路大震災秘められた証言. 日本放送出版協会, 2009. および, ギル, T. ほか：東日本大震災の人類学——津波，原発事故と被災者たちの「その後」. 人文書院, 2013.）またアクション・リサーチについては, Tacchi, J., Slater, D., Hearn, G.: *Ethnographic Action Research : A user's handbook developed to innovate and research ICT applications for poverty eradication.* UNESCO, 2003 も参照。

調査，状況の中の自己に焦点を向けるオート・エスノグラフィー，人類以外の存在をも含めるマルチスピーシーズ・エスノグラフィーなどを組み合わせる工夫が求められるようになるだろう。

これまでとは違う世界を想像/創造する ▶　しかしこれからの人類学には，このような技術的な問題だけにとどまらずに，より積極的な役割がある。新型コロナウイルス感染症の発生の背景に，森林破壊とグローバル気候変動があることが指摘されている[1]。近代文明において人類はみずからを自然から分離して，自然を開発の対象とし，経済成長を追い求めてグローバル資本主義を拡大させた。その動きの行き着く先がこのパンデミックであるといえる。もしこれまでの世界のあり方をかえなければ，今後別種の感染症が発生したり，気候変動が進行したりして，人類の生存そのものがあやぶまれる事態が予想される。

　人類学はこれまで近代の「外」に出て調査を積み重ねてきた。近年では近代化された社会での調査も盛んだが，その場合でも近代の自明性を相対化する姿勢が貫かれている[2]。その実証的，理論的，また方法論的な蓄積には，「コロナ後」のより望ましい世界を想像/創造するためのヒントが詰まっている。新型コロナウイルス感染症は自然と文化の領域が入りまじった，ハイブリッドな事象である。これに取り組む際に，人類学の側もみずからの近代的な前提を反省することが必要である（▶47ページ，「B-4-6.『生きている世界』のエスノグラフィー」）。人類学は，人類が生きる世界を言葉が枠づけていることを明らかにしてきた。その姿勢を応用して，新型コロナウイルス感染症を引きおこした文脈を言いあて，さらにそれとは違う未来につながる言葉を創造する役割が人類学にはある。

---

1) 例えば Tollefson, J.：Why deforestation and extinctions make pandemics more likely. Nature 07 AUGUST 2020, https://www.nature.com/articles/d41586-020-02341-1, (2020年9月23日閲覧)．
2) ラトゥール，B.(1991)著，川村久美子訳：虚構の近代——科学人類学は警告する．新評論，2008.

ゼミナール
復習と課題

❶ 質的思考がどのようなものかをまず理解し，それが私たちの日常生活でどのような役割を果たしているかふり返ってみよう。

❷ 質的研究とはなにか，そしてその独自性と意義はどのようなものかを把握できるようになろう。

❸ エスノグラフィーの起源と定義を理解し，それが質的研究の中でもつ独自の特徴を説明できるようになろう。

❹ 文化人類学とエスノグラフィーとの関係を把握しよう。

❺ 質的研究に対する文化人類学の独自の意義はなにか，あげてみよう。

❻ エスノグラフィーの多様性が説明できるようになろう。

❼ エスノグラフィーの現代的意義を示す具体的な応用例を調べてみよう。

❽ 自分ならエスノグラフィーを使ってなにを明らかにしたいかを考えてみよう。

推薦図書

●質的研究の入門書として1)をすすめる。2)は分野別の4巻（臨床・社会編，医療・看護編，教育・学習編，生涯発達編）に分けられた初心者向けガイド，3)は論文を書くための指南書，4)では文化人類学の研究経験から質的研究のわざをやさしくといている。

1) フリック，U.(2007)著，小田博志監訳：新版　質的研究入門——〈人間の科学〉のための方法論．春秋社，2011.
2) 秋田喜代美・能智正博監修：はじめての質的研究法——事例から学ぶ(全4巻)．東京図書，2007.
3) 波平恵美子：質的研究 Step by Step——すぐれた論文作成をめざして，第2版．医学書院，2016.
4) 波平恵美子・小田博志：質的研究の方法——いのちの〈現場〉を読みとく．春秋社，2010.

●エスノグラフィーの初学者にもわかりやすく書かれたものが1)で，2)はヘルスケアの領域におけるエスノグラフィーのガイドブックである。エスノグラフィーは実例から学ぶのが効果的。そのために有益なのが3)で，多くの実例が紹介されている。4)は日本の文化人類学者が執筆した，たいへん実用的な調査研究法の入門書である。5)と6)は新しい潮流をふまえて，人類学的な姿勢をとき明かす刺激的な本として推薦できる。

1) 小田博志：改訂版エスノグラフィー入門——〈現場〉を質的研究する．春秋社，2023.
2) 道信良子：ヘルス・エスノグラフィ——医療人類学の質的研究アプローチ．医学書院，2020.
3) 松田素二・川田牧人編著：エスノグラフィー・ガイドブック——現代世界を複眼で見る．嵯峨野書院，2002.
4) 日本文化人類学会監修：フィールドワーカーズ・ハンドブック．世界思想社，2011.
5) 松村圭一郎ほか編：文化人類学の思考法．世界思想社，2019.
6) 山口未花子・ケイトリン　コーカー・小田博志：生きる智慧はフィールドで学んだ——現代人類学入門．ナカニシヤ出版，2023.

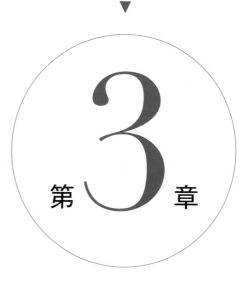

文化人類学

第**3**章

個人・家族・
家族をこえたつながり

本章の概要と▶
ねらい

　私たちは好むと好まざるとにかかわらず，さまざまな社会集団に帰属し，他の人々とつながりをもちながら生きている。個人は他の人々とさまざまな社会関係を取り結ぶ主体であるが，帰属する社会集団や他の人々との社会的関係によって規定される存在でもある。このような社会集団は，家族・親族・種々のコミュニティ・国家・国際社会など，レベルも規模も多岐にわたっている。こうしたさまざまな社会集団や社会関係，さらにはレベルの異なる社会集団間の関係を理解するということは，社会的存在としての人間を理解するということである。そしてまた，社会的存在としての人間は，社会集団における位置づけや，その集団内，あるいは集団間で結ばれる社会関係を通してしか，理解することはできないのである。したがって，本章では，さまざまなレベルの社会集団や社会関係について考えるが，それは社会的存在としての人間を理解するということでもある。

　まず，「A．個人と社会」では，社会集団を構成すると同時に集団に帰属し，他の人々と社会関係を取り結ぶ主体でありながら，そうした社会関係によって規定される人間とはなにかということを「個人 individual」と「人 person」という概念を中心に検討する。「個人」や「人」は，けっして普遍的なものではなく，社会関係の中で成立する概念であることを，さまざまな事例を通して明らかにする。

　「B．家族」では，多くの人にとって最初に帰属する社会集団となる家族を取り上げる。家族のなりたちにおいて重要な生殖と結婚，ならびに生殖から生じる親子関係や結婚から生じる夫婦関係に関するさまざまな民族誌的事例を検討し，その多様性を理解する。さらに，家族についても，その形態や機能が社会や文化によって異なること，また同じ社会や文化であっても，時代によって変化していることを学び，とくに現代社会における家族の形態や機能の変化についてみていく。

　「C．家族をこえたつながり」では，家族と同様に生殖と婚姻に基づく関係によってつながっているが，さらに広い範囲の人々を含む親族，主として地縁でつながっているコミュニティ，主としてネットワークを通してつながっているボランタリー・アソシエーションについて考察する。そして最後にコミュニティの1つでありながら，他のコミュニティとは明らかに異なる国家に目を向け，その特殊性について考えるとともに，国家と個人，国家と家族，国家と他のコミュニティとの関係について考える。

　2020年初頭に始まった新型コロナウイルス感染症(COVID-19)の拡大は，私たちにとって「つながり」とはなにかということをあらためて考える機会となった。本章では，人と人，人と集団，集団と集団がつながるとはどういうことかを，さまざまな事例をまじえながら提示していく。

A 個人と社会

　本節では，まず，社会集団を構成する最小単位である「人」あるいは「個人」とはなにかということについて考える。現代は，さまざまな局面において個人化が進んで，「自己決定」・「自己責任」が個人に求められるようになり，いろいろな状況で，「人は，自己をもつ個人として，自己に関することについて決定を下し，その結果について責任を負うべきである」と頻繁にいわれる。しかし，私たちは「人」や「個人」や「自己 self」という概念がどういうものであるかを理解したうえで，そうしたことを口にしているのだろうか。私たちは，「人」や「個人」や「自己」は，すべての社会で共通しているものと考えがちである。しかし，これらの概念は社会関係の中で成立する概念である。文化や社会が異なれば社会関係は異なるため，これらの概念も異なっている。そこで，本節では，これらの概念が社会によってどのように異なっているかを，さまざまな事例を通して明らかにする。また「自己」をもつ「個人」として認められないこともある事例（胎児・認知症患者・脳死患者など）を通して，社会における「個人」とはなにかを考える。

① 「個人」という概念

1 アイデンティティと社会化

アイデンティティ▶
とはなにか

　「個人」とは，一般的に，他者と明確に区別され，独立していて，それ以上分割したり，ほかの人で代替したりすることが不可能な実体と定義されている。この「個人」という概念に言及するときに「アイデンティティ identity」という言葉がよく使われる。この言葉は学術用語としてだけでなく，日常的にもよく使われるようになってきている。しかし，アイデンティティという概念は抽象的であり，多義的である。これは，「アイデンティティ」という語がしばしば「自己」「ジェンダー」「家族」「共同体的」「個人的」「集団的」「地域的」「職業的」「宗教的」「文化的」「社会的」「身体的」「言語的」「エスニック」「ナショナル」といったさまざまな語と組み合わされて使われていることからもわかる[1]。

---

　1) たとえば，「ジェンダー gender」と組み合わせて使われる「ジェンダー・アイデンティティ」は自分のジェンダーがなにであるかという認識をさす（ジェンダー・アイデンティティについては，あとでもう少し詳しくみていく）。「家族アイデンティティ」は，自分がこの家族に属しているという認識をさすこともあるし，ある家族を他の家族と区別する家族の個別性をさすこともある。「職業的アイデンティティ」は，自分の職業あるいは職業的役割と自己の一体感という意味でも使われるし，職業における自己の存在価値の自覚という意味でも使われる。

文化人類学でも「アイデンティティ」という言葉や概念は多義的に使われているため，それぞれの文脈においてどのような意味で使われているか，注意する必要がある[1]。

自己アイデンティティ▶　「アイデンティティ」は，1つには，人がほかの誰でもないその人自身であること，あるいはその人がそう考えるよりどころや証明となるようなものを意味する。これは「自己アイデンティティ」あるいは「個人的アイデンティティ」といわれるアイデンティティで，この意味でのアイデンティティの訳語として「自己同一性」「自我同一性」「（自己）存在証明」「独自性」「固有性」などが用いられている。アイデンティティという概念を提唱した精神分析学者のエリック・エリクソン Erikson, Erik H.（1902〜1994）は，アイデンティティの感覚（自分が自分であるという感覚）を，自分がほかの誰とも違う独自で固有な存在であるという「斉一性 sameness」と，以前の自分といまの自分が同じ自分であるという「連続性 continuity」が，自他ともに承認されているという感覚であると述べている[2]（▶24ページ，第1章「グローバル化と文化的に周縁化される人々」）。

集団・カテゴリーとアイデンティティ▶　「共同体的アイデンティティ」や「エスニック・アイデンティティ」という使い方が示すように，個人と特定の集団やカテゴリーとの一致もアイデンティティという言葉であらわされる。この場合，個人はなんらかの類似性や同一性に基づき，その集団ないしカテゴリーに属していることになる。個人を特定の集団ないしカテゴリーと一致させるのは，その人自身であることもあるし，また，他の人や集団であることもある。さらに，「○○することが○○人としてのアイデンティティである」という言説にみられるように，個人をある特定の集団やカテゴリーと結びつける特性や要素のこともアイデンティティという。

　ところで，アイデンティティをもっているのは個人とは限らない。家族，共同体，地域，階級，国家など，さまざまなレベルの集団や階層がアイデンティティをもっている。たとえば，「ナショナル・アイデンティティ」は個人がもっている国民としてのアイデンティティをさす場合もあるし，国家という集団が有している，ほかのどの国家とも違う独自性のことをさしている場合もある。

自己アイデンティティの要素▶　このように，アイデンティティという概念は多義的であるが，ここではアイデンティティを，個人のアイデンティティである自己アイデンティティに限定して述べる。自己アイデンティティは，さまざまな要素によって複合的に形成されている。たとえば身体や名前は，個人を他の人から区別する重要な要素ではあるが，自分がどの集団・カテゴリーと一致していると考えるか，あるいは

---

1) 以下のアイデンティティの分類は次の文献を参考にしている。Byron, R.：Identity. In Barnard, A. & Spencer J.（eds.）：*Encyclopedia of social and cultural anthropology*. p.292, London, Routledge, 1996.

2) エリクソン，E. H.（1959）著，西平直・中島由恵訳：アイデンティティとライフサイクル．誠信書房，2011.

一致していると人から思われているかということも，アイデンティティを規定する重要な要素である。したがって，アイデンティティは分類や境界の概念とも深く関係してくる（▶115ページ，第4章「B-1．人間の一生とライフサイクル」）。

　また，集団内での自分の位置や，その位置を自分や他の人がどのようにみなしているかということも，個人のアイデンティティを規定する。このように個人のアイデンティティの問題は，個人の中で完結しているのではなく，集団やカテゴリーへの帰属の問題と深くかかわってくるのである。

原初的アプローチ
と構築主義的
アプローチ ▶　では，アイデンティティはなにによって決まってくるのだろうか。アイデンティティの決定要因に関する研究には，相反する2つのアプローチ（研究対象に関する認識枠組みと研究方法）がある。1つは原初的あるいは本質主義的アプローチといわれるもので，アイデンティティは生まれた時点で与えられるとする考え方である。原初的アプローチでは，アイデンティティは固定的であり，時間がたってもかわらないと考えられている。もう1つは構築主義的アプローチといわれるものである。構築主義的アプローチでは，アイデンティティは，さまざまな経験や他者との相互行為を通して構築されていくものであり，流動的で可変的なものであると考えられている。

　原初的アプローチでは，どのような生物学的特徴（たとえば性別や身体的特徴）をもって生まれるか，あるいは，どのような集団・階層に生まれつくかといった，先天的な条件が個人のアイデンティティの核となる部分を決定し，それによって形成されたアイデンティティは容易にはかわらないと考えられている。一方，構築主義的アプローチは，アイデンティティを動的な過程であると考え，アイデンティティは，状況に応じて，あるいは経験や他者との相互行為を通して，つねに構築されつづけ，変化しつづけていくものであるとしている。

　しかし，この対立する2つのアプローチのどちらか一方だけで，アイデンティティを理解することはできない。アイデンティティは「生まれ」だけで決まるものではなく，状況や経験，他者との関係によって変化し，つくりかえられていくものである。また，アイデンティティは分類や境界と深く関係しているが，分類や境界は人為的に構築されるものである（▶117ページ，第4章「人生の節目の人為性」）。したがってアイデンティティもまた構築されるものといえる。

　しかし，アイデンティティには先天的に与えられたものがまったく関係しないということはない。たとえばアイデンティティ形成のうえで重要な身体は「生まれ」によって与えられ，その与えられた身体をもとに身体的アイデンティティが構築される。もちろん，身体的アイデンティティは，自分の身体と自己が一致しているという認識であり，その認識は自己の身体に関する経験や他者との相互行為を通して構築されるものであるが，「生まれ」によって与えられた身体がなくては身体的アイデンティティを構築することはできない。なお，性別についてのアイデンティティと与えられた身体の性別が異なるトランスジェンダーについては，次の「ジェンダー・アイデンティティ」で述べる。

アイデンティティを理解するためには，原初的な条件と構築の過程の両方をみることが必要である。

ジェンダー・ ▶
アイデンティティ
「ジェンダー gender」という語は，分野によってさまざまな意味で使われているが，文化人類学では，「ジェンダー」を，生物学的性の違いを意味する「セックス sex」に対し，性の違いに関する社会的・文化的な表現，認識，意味，規範などをあらわす語として用いている。

ジェンダー・アイデンティティとは，自分のジェンダー（社会的・文化的にあらわされる性）がなにであるのかという認識である。ジェンダー・アイデンティティと自分の生物学的な性別が一致するとは限らないし，男性か女性かのどちらかであるとも限らない。自分が男性と女性の中間に属していると認識する場合もあるし，両方の性に属しているとする場合もある。また，どちらにも属していないと認識する場合もある。

ジェンダー・アイデンティティを形成する要素として，生物学的要因（身体）と社会環境的要因（周囲の態度や規範の内面化）があるといわれている。しかし，たとえば，トランスジェンダーのように，男性の身体をもって生まれたために，男性として育てられても，ジェンダー・アイデンティティが男性ではない場合もある。このように，ジェンダー・アイデンティティの形成にはまだよくわからない部分が多く残されている。

社会化 ▶
人は，生まれたときから，社会における自分の位置づけや役割，社会の他の成員との関係を理解して，それにふさわしい行動をとることができるわけではない。それは成長していく過程で徐々に習得していくものである。つまり，人は生まれながらにして社会的存在「である」のではなく，社会的存在「になる」のである。

このように，人が，社会における自分の位置づけや役割，他の成員との関係を理解し，その社会において適切とされる考え方や行動パターンを身につけ，社会の一員となっていく過程を「社会化」という。社会化の主要な部分は子どものときにおこると考えられているため，とくに子どもの社会化が重要視されている。

人は，社会化によって他者とは異なる自己という概念をもつようになり，他者との相互行為を通して社会的な存在としての自分を形成していく。したがって，社会化はアイデンティティや人格の形成と密接なつながりをもっている。

2 「個人」と「人」

「個人 individual」という概念は普遍的だと思われがちだが，「個人」は社会関係の中で成立する概念であり，同じ「個人」という言葉が使われていても，社会や社会的文脈が異なれば，その意味する内容も異なってくる。「個人」と似た概念に「人 person」という概念がある。西洋では「個人」と「人」は同じものと考えられているため，この2つの語は，通常交換可能な語として使わ

ミニレクチャー
自己・個人・人・人格

「個人」「自己」「人」「人格」は重複している部分があるため，文脈によっては同じ意味で使われることもあるが，それぞれ異なる概念である。

「自己 self」とは他者とは区別された意識や思考，行動の主体を内側からとらえた概念である。自己はアイデンティティを有しているため，アイデンティティが自己と同義で使われる場合もあるが，自己はアイデンティティを入れる器のようなものともいえる。自己を外側からとらえた概念が「個人 individual」である。

「人（パーソン person）」の語源はギリシャ語の「ペルソナ（仮面）persona」という語であり，社会によって割りあてられた役割を演じる者を意味する。したがって，文化人類学で人という場合，生物体としてのヒトとは異なり，ヒトの社会的側面，すなわち，社会的な存在として承認された人間を意味する。パーソンは人格と訳されるときもある。

「人格」は，パーソナリティ personality の訳語として使われることがあり，その場合，特徴的で統一性・持続性のある性向や行動様式の総体を意味する。しかし，文化人類学では，人格はパーソンの訳語として，人とほぼ同じ意味で使われることも多い。

れている。しかし，どの社会においても個人が西洋的な「個人」を意味するとは限らないし，個人と人が同じであるとも限らない。ある特定の社会の「個人」あるいは「人」という概念を理解するためには，その社会ならびにその社会において「個人」「人」がおかれている社会的文脈を理解することが不可欠である。

西洋の「個人」▶ 西洋では，人間とは自律的で明確な自己意識と自己決定権をもつ「個人」であると考える傾向が強い。そのため，個々の人間の独自性，自立性，知的道徳的自律性，合理性，平等性といったものを尊重する思想として，個人主義 individualism が重要視されてきた。フランス人人類学者のルイ・デュモン Dumont, Louis（1911～1998）は，西洋の個人主義思想のルーツはキリスト教の伝統にあると述べている[1]。キリスト教では，信仰は，神と個々の人間との間に直接結ばれる契約であると考えられている。したがって，人間は神との関係において絶対的に「個人」である。自己の判断に基づいて神と契約を結んだ「個人」は，神の前にはみな平等であり，「個人」として価値と尊厳をもつ。西洋の個人主義は，このような個人観に基づくものである。個人主義は，西洋のキリスト教化によって広まり，さらにその後の市民革命・産業革命を経て，近代合理主義とともに発展していった。

個人は西洋だけの▶ 概念か デュモンの師であるマルセル・モース Mauss, Marcel（1872～1950）は個人という考え方は西洋独特のものであると述べている[2]。デュモンも，個人の概念

---

1) Dumont, L.：*Essays on individualism：Modern ideology in anthropological perspective.* University of Chicago Press, 1986.

2) モース，M.（1938）著：人間精神の一カテゴリー──人格（パーソン）の概念および自我の概念．カリザス，M. ほか（1985）編，厚東洋輔ほか訳：人というカテゴリー．pp.15-58，紀伊國屋書店，1995.

は西洋にのみおきた歴史的文化的過程の産物であり，ほかの多くの社会には存在しないと結論づけ，多くの西洋人人類学者の賛同を得た[1]。その結果，文化人類学では，西洋の社会は独立した個人で構成されているのに対して，西洋以外の社会は，たとえば親族といったような社会集団における役割 role や地位 position で構成されているという見方が一般的となった。そして，西洋以外の社会の人々は，自分を個人としてではなく，社会によって規定された地位や親族とのつながりによって認識しているとされてきた。しかし，近年，このような見方は，西洋人人類学者の自民族中心主義 ethnocentrism に基づくものとして批判されるようになっている。

　個人がないとされてきた社会の人々も，個という意識をもち，社会的に規定された自分と個人としての自分を，時と場合に応じて使い分けている。また，西洋においても集団主義的側面もあるし，社会的役割と個人がつねに完全に分離しているわけでもない。さらに，あとでみるように，西洋は親子の遺伝的つながりを重視する社会であるため，「本当の」親が誰だかわからないと，自己に対して不完全感をもつ場合が多い[2]。これは自己を親族とのつながりによって認識していることにほかならず，「独立し，完結している個人」の自己認識とはいえない。

民族誌にみられる▶
多様な「人」
　個人という概念が西洋以外にないと考えることは過度な単純化であるが，どの社会にも西洋と同じ個人という概念が存在する，あるいは，西洋と同様に「個人」と「人」は同じものであると考えることも，また，過度な単純化といえる。実際，民族誌には多様な「人」や「人格」が描かれている。

ディンカ社会の▶
「人」
　英国の社会人類学者ゴドフリー・リーンハート Lienhardt, Godfrey（1921〜1993）の民族誌に記述されたアフリカの南スーダンに居住するディンカ Dinka 社会の人々は，西洋人が人間の内側でおこると考えている精神活動や身体の反応を，人間の外側からはたらきかけられた力によっておこったものだと考える。リーンハートは，借金をしている人が，借金のことを思い出して「借金を返さなくてはならない」という気になった場合を例にあげている。西洋人はそれをその人間の内側で生じた「うしろめたさ」によるものだと考えるのに対して，ディンカ族の人々は，金を貸している人が差し向けたマティアング・ゴク Mathiang Gok という霊的力によってそうなったのだと考える[3]。また，ディンカ社会では，供犠（くぎ）の最中に痙攣（けいれん）をおこし，憑依（ひょうい）状態になって気を失う人が出てくるのは，特定の氏族（▶90ページ，「リニージとクラン（氏族）」）に関係する神がその氏族の子孫の肉体に入り込んで，そうさせるからだと考えている[4]。つま

1）カリザス，M. ほか編，厚東洋輔ほか訳：上掲書.
2）Carsten, J.：*After kinship.* p.106, Cambridge University Press, 2004.
3）リーンハート，G.（1961）著，出口顯監訳，坂井信三・佐々木重洋訳：神性と経験——ディンカ人の宗教. 法政大学出版局，2019.
4）リーンハート，G.：上掲書. pp.136-138.

り，ディンカ社会の「人」は，身体によって外界と明確に区別され独立している存在ではなく，外界からの力によって精神活動や身体的反応をおこす存在なのである。

カナク人の「人格」▶ フランス人宣教師で民族学者であったモーリス・レーナルト Leenhardt, Maurice（1878〜1954）は，20世紀初頭メラネシアのニューカレドニア島に住むカナク Kanak 人の人格を，西洋のようにすでに個として分割されていて「それ以上は分割不可能 individual な」ものではなく，まわりのものからは分割されていないものとして描き出している[1]。

カナク人は，身体が自己を構成する要素の1つであるとは考えていないため，身体とまわりのものの間には明確な境界がない。そのため，カナク人は自己をまわりの世界から切り離すことができず，他者と取り結ぶ関係を通してしか，自分自身の社会的実在性を認識しない。これは，他者について認識する場合も同じである。たとえば，オジ[2]と甥の関係にある2人の男は，「2人の男」としてではなく，「二者の関係」として認識され，1つの人格としてとらえられる。

レーナルトの民族誌には，フランスの植民地化政策のもと，カナク人の人格が身体という概念を与えられて個別化する過程で解体していき，西洋的な個人になっていく様子が記述されている。例として，祖父と孫の関係をあらわす語である「ドゥアエーリ」があげられる[3]。ドゥアエーリは家族的関係であるとともに，トーテミズムに基づいた神話的な関係の始まりも意味している[4]（▶89ページ，ミニレクチャー「トーテミズム」）。祖父と孫は，社会・神話的領域の中で，2人で1つの人格となっている。しかし，フランスの植民地政策のもとで，学校に通い，身体という新しい概念を得て，個別化された存在となった孫は，自分の役割をかえ，身につけていた言語を忘れて，祖父と自分の関係を「2人の男」というカナク語で言いあらわすようになる。こうして，祖父との神話的関係を失った孫は，それと連動していたほかの諸関係（たとえば，同輩の仲間たちとの「兄弟関係」）も失ってしまう。この社会・神話的領域の崩壊によって，自分たちを精神的に支えていた諸関係を奪われたカナクの若者たちは孤立し，従来のカナク人の人格を喪失して，西洋的な個人になっていったのである。

分割可能な「人」▶ 一方，同じメラネシアであるパプア・ニューギニアのマウント・ハーゲン Mount Hagen に住む人々を調査した英国人社会人類学者のマリリン・ストラザーン Strathern, Marilyn（1941〜）は，メラネシア人の人格は，西洋の「それ以

---

1) レーナルト，M.（1947）著，坂井信三訳：ド・カモ——メラネシア世界の人格と神話. せりか書房，1990.
2) 「オジ」を漢字で表記する場合，父母の兄であれば「伯父」，弟であれば「叔父」と表記するが，たとえば英語の uncle のように，そのような区別をしない言語も多い。「キョウダイ」や「イトコ」の場合も，性別や年齢的上下関係によって複数の漢字表記がある。このように複数の漢字表記がある親族名称については，カタカナで表記する。
3) レーナルト，M.：上掲書．pp.286-289.
4) ドゥアエーリは，死後，祖父の神化によって明確になる。

上は分割不可能なもの individual」とは対照的に,「分割可能なもの dividual」であると述べている[1]。メラネシアでは,「人」は本質的に社会的なものであるとされている。西洋では社会関係はすでに存在している人につけ加えられるものとしてとらえられているのに対して,メラネシアでは社会関係は「人」に内在,あるいは先立って存在している。メラネシアでは,「人」はさまざまな社会関係の集まりであるため,「人」をそれぞれの社会関係に分割することが可能である。さらにいうなら,メラネシアにおける「人」は,これまで人類学者がこのような社会の人間像として想定してきたような,役割と地位でできている固定的な「人」ではない。メラネシア人のイメージの中では,「人」の身体は他の人たちとの相互行為によってつくられていくが,そのような相互行為はたえず変化していくので,その人たちとの社会関係もかわっていくものとなる。したがって,「人」もまた変化していくと考えられているのである。

② 社会における個人

1 なにを「人」と考えるか

どの時点からヒトは「人」とみなされるのか ▶　生物体としてのヒトは,その生命の発達段階のどの時点から「人」,あるいは,「潜在的な人」とみなされるのだろうか。この「人のはじまり」という概念は,科学的・医学的概念というより社会的・文化的概念であるが,哲学的・倫理的・道徳的概念でもあるため,同じ社会や文化の中でも意見が分かれ,さまざまな局面で議論となってきている(▶118ページ,第4章「誕生」)。

胎児や受精卵は「人」か ▶　そうした局面の1つに中絶の問題がある。中絶の権利を認めることの是非に関する議論では,胎児を「人」と考えるか否かということが,どの社会においても重要な論点となっている。また,医療技術の発展に伴い,受精卵やヒトの胚を使った実験が問題となっているが,そこでも受精卵や胚を「人」のはじまりと考えるか否かが中心的な問題となっている(▶209ページ,第7章「胎児の『人』としてのいのち」)。

　なにを「人」のはじまりと考えるかという議論において,一方の極にあるのはカナダ出身の哲学者マイケル・トゥーリー Tooley, Michael(1941〜)に代表される立場である。彼は,人を「人」たらしめているのは,自分自身を存続する実体として認識する自己意識であり,このような自己認識をもたない胎児や新生児は「人」とはいえず,生存権もないので,中絶も嬰児殺し infanticide も道徳的に許容されると主張する[2]。この対極にあるのはカトリック教会で,人

---

1) Strathern, M. : *The gender of the gift* : *Problems with women and problems with society in Melanesia*. University of California Press, 1988.
2) Tooley, M. : *Abortion and infanticide*. Oxford : Clarendon Press, 1983.

はその受精の瞬間から個体としての「人」であり，中絶はもちろん，受精をは
ばむ行為である直接的な避妊(避妊リング装着，コンドームの使用，ピルの服用，
精管切除術，卵管結紮術など)も道徳的に許容できないという立場をとってい
る。多くの人はこの両極の間のいずれかで線引きを考えると思われるが，その
理由づけはさまざまであり，無数の可能性が考えられる。

　中絶を認めるか否か，また，受精卵やヒトの胚の研究や利用を認めるか否か
については各国で法律が異なり，各国内でもその法律の是非についてさまざま
な意見がある。このことは，私たちが自明のものだと思っている「人」と「人
でないもの」を分ける境界が，実はそれほど明白ではないことを示している。

どの時点から「人」とみなされなくなるのか　人はどの時点から「人」とみなされるのか，という問題以上にあいまいかつ
複雑なのが，人はどの時点から「人」とみなされなくなるのか，という問題で
ある。私たちは，人格は死によって消滅し，死の瞬間が，「人」というカテゴリー
から「死者」や「霊」といった「人でないもの」というカテゴリーに移行する
際の明確な境界になると考えがちである[1]。しかし，死を瞬間的なものではな
く長期にわたるプロセスだと考える社会も多く存在している。たとえば，英国
人社会人類学者のウィリアム・リヴァーズ Rivers, William H. R.(1864〜1922)
が報告するメラネシア社会では，私たちの認識ではまだ生きているとされる状
態から死は徐々に始まっていると考えられているため，重病人や老人も死者に
含まれている[2]。こうした人々は死者として扱われることによって徐々に人格
を失い，「人」からそうでないものにゆっくりとかわっていくのである(▶118
ページ，第4章「死」，▶212ページ，第7章「死の判断と多様な死の確定」)。

脳死と人格　医療技術の発展は，死は瞬間的なものであり，その基準は明確であると考え
てきた社会にも変化をもたらした。脳の機能が停止していても，心臓機能や肺
機能は維持されている状態，いわゆる脳死という状態が出てきたからである。

　脳死の状態の人間の場合も，胎児や受精卵・胚の場合も，自己意識がないと
いう点は同じだが，脳死状態にある人間は，胎児や受精卵・胚とは違って，一
度は「人」としてその人格が認知されており，すでにさまざまな社会関係を有
している。このことは脳死状態にある人間の人格の問題を一層複雑なものにし
ている(▶220ページ，第7章「C-2-2.『脳死状態の身体』における『生命』と『いのち』
そして人格」)。

2 自己の喪失と社会

自己が喪失するとき　先に述べたように，自己という概念は，自分がほかの誰とも違う独自で固有な
存在であるという「斉一性」と，以前の自分といまの自分が同じ自分である

---

1) 一方，「死者」や「霊」も人格を有する「人」であるとみなす文化もある。前述のカナ
　ク人の文化はそのような文化の1つである。
2) Rivers, W. H. R.(1929)：*Psychology and ethnology*. London：Routledge, 1999.

という「連続性」が自他ともに承認されているというアイデンティティ感覚によって支えられている（▶57ページ，「1-1．アイデンティティと社会化」）。この斉一性と連続性は，具体的には，私たちの意識や行動の中に見いだされる。

　したがって，意識や行動の独立性・連続性・統一性が失われると，その人は自己をおびやかされることになる。たとえば，認知症の人は，記憶力・認知力・判断力が低下することによって，自分が以前の自分とは違うと感じるようになる。認知症が進むと，行動や精神状態の変化などの周辺症状が出てくることも多くなり，さらに進んだ場合には，自己意識もなくなり，自己を喪失することになる。統合失調症の場合も，自己の連続性の喪失のほか，思考障害や行動障害により自己の統一性が失われたり，幻聴などの症状によって他者が自分の中に入り込んでいるように感じ，自己の独立性がおびやかされたりする。

　認知症や統合失調症のように，自己という概念と密接に関係する病気の場合，その文化や社会で自己がどのようにとらえられているかということによって，症状の受けとめ方が異なってくる。個人としての自己の自立性，知的・道徳的自律性，合理性を重んじる文化では，それらを失うのは「身体を後に残した死」[1]であるという見方が広く行きわたっているため，認知症の初期症状も非常に重く受けとめられがちである。

　さらに，認知症も統合失調症も，その経過が家族をはじめとする周囲の人々との相互行為に強く影響されることが指摘されている[2,3]。どちらの場合も，家族をはじめとする周囲の人々との間に信頼関係があり，愛情のあるケアを受けられるほうが，病気の進行が遅く，また，治療効果もあがるといわれている。しかし，そのような関係がもてるかどうかは，その文化や社会における家族や地域のあり方，人間関係のあり方と関係している。

社会とのつながり ▶　このような文化的差異による病気（疾患）の違いは確かに存在するが，その一方で，認知症の場合にも統合失調症の場合にも，文化や社会をこえ，共通して指摘されているのは，社会的関係性が保たれることの重要性である。たとえ西洋のように，自己の独立性や自立性に価値がおかれる文化であっても，自己は他者との相互関係によって規定されていることにかわりはない。「独立し，自立した自己」も結局，他者によって「独立し，自立している」と認識されることによって成立する社会的な自己なのである。認知症の場合，社会的自己は，疾患そのものによって失われるのではなく，周囲の人々の認知症の人に対する見方や接し方によって失われていく[4]。つまり周囲の人々が認知症の人の社会

1）キットウッド，T.（1997）著，高橋誠一訳：認知症のパーソンセンタードケア──新しいケアの文化へ．p.9，筒井書房，2005.
2）Jenkins, J. H. & Barrett, R. J.（eds.）：*Schizophrenia, culture, and subjectivity*：*The edge of experience*. Cambridge University Press, 2004.
3）キットウッド，T.：上掲書.
4）Sabat, S. & Harré, R.：The construction and deconstruction of self in Alzheimer's disease. *Ageing and Society* 12：443-461, 1992.

的自己を否定し，「人」として接しないことによって，認知症の人の社会的ア
イデンティティが奪われていくのである。逆に，記憶喪失のために自分自身で
自分であることが保てなくなっても，まだ昔の自分を記憶している他者との関
係が維持されれば，その関係性によって自分を保つことが可能となる。統合失
調症の場合も，統合失調症をわずらっているからといってその人の社会的自己
を否定することは，その人の日常的な社会関係においてだけでなく，治療にお
いても，コミュニケーションの幅を狭めてしまう[1]。

パーソン
センタード ▶
ケア

英国の臨床心理学者トム・キットウッド Kitwood, Tom（1937〜1998）は関係
や社会的存在という文脈の中で与えられる「その人らしさ personhood」を中
心において認知症の人のケアをする「パーソンセンタードケア」という概念を
提唱した[2]。パーソンセンタードケアでは，認知症の人ができるだけかわらな
い人間関係を維持し，自分自身の能力をいかし，変化のある生活や喜びを経験
できるようにすることが重視される。

　自己を喪失しかけている個人にとって，他者との社会的関係がいかに重要か
をこれまでみてきたが，それは私たちにとって社会とのつながりがいかに重要
かということにほかならない。

B｜家族

　本節では，多くの人にとって，最も身近な社会集団である家族について考え
る。まず，個人を特定の家族集団に帰属させるにあたって重要な生殖という概
念と親子という概念を取り上げ，民族誌にあらわれるさまざまな事例を通して，
その多様性を理解する。次に，生殖や親子という概念と深く関係している結婚
と，結婚によって生じる夫婦関係についてみていく。ここでも，多様な民族誌
の事例を通して，結婚も夫婦も，その形態や機能が社会や文化によって異なっ
ていること，したがって，結婚や夫婦が，家族形成や家族結合においてもつ意
味も機能も異なることを学習する。つづいて，家族の機能の多様性と変化，な
らびに家族類型の多様性について考察するとともに，1つの家族類型がときと
ともにどのように移りかわっていくかという，家族のサイクルについてみてい
く。最後に，現代社会にあらわれてきている新しい家族のかたちについて考え
る。

---

1) Lovell, A. M. : 'The city is my mother' : Narratives of schizophrenia and homeless-
ness. p.356, *American Anthropologist* 99（2）: 355-368, 1997.
2) キットウッド, T. : 前掲書.

① 家族のなりたち

　家族は，生殖によって生じる親子関係・兄弟姉妹関係や，結婚によって生じる夫婦関係を中心とする親族関係をもつ人々によって構成されている小規模の社会集団であると同時に，その形成と維持にあたってさまざまな規則を伴う制度でもある（▶77ページ，ミニレクチャー「インセスト」，78ページ，「さまざまな結婚の規則」）。養親・養子のように，生殖によって生じる親子関係をもたない者どうしが家族を構成したり，結婚というかたちをとらず，夫婦としてではなくパートナーとして家族を構成したりする場合もある。しかし，こうした場合でも，そこでつくられる関係は，親子関係・兄弟姉妹関係・夫婦関係といった親族関係がモデルとなっている。家族の構成は，文化や社会によって，あるいは同一社会の中でも時代や個々の家族の状況によって異なっているが，家族のなりたちにおいて生殖と結婚によって生じる関係（あるいはそれをモデルとする関係）が重要であるということは共通している。

1 生殖と親子

　人は，生まれてきたときに，誰の子かということを通して，特定の家族集団・親族集団に分類され，それによって社会の中での位置が決まってくる。一方，家族集団・親族集団は，生まれてきた子どもは誰の子かということに基づいて，その子どもは自分たちの集団の成員であるかないかを決定し，成員と認めた場合には一定の権利と義務を付与する。個人の帰属を規定することは，その個人

📖 ミニレクチャー
生殖と人口

　生殖はそれが行われているレベルでみれば個人的な営みといえるが，個々の生殖の結果の集積である人口の問題は集団の存続に大きな影響を及ぼす。そのため，集団はさまざまな慣行や制度を通して成員の生殖を管理してきた。現代社会においては，生殖は，きわめてプライベートな領域に属するもので，国家が直接的に介入すべきではないという認識が一般的である。しかし，生殖の結果である人口問題は当該国家だけでなく，地球規模の問題にまで発展するきわめて公的な事柄である。そのため，国家や国際機関は直接あるいは間接的に生殖の問題に介入し，人口を管理しようとするという矛盾がおきている。

　第二次世界大戦後，人口の激増に直面した開発途上国の多くは人口抑制政策を行ってきた。一方，最近，ヨーロッパや日本・韓国をはじめとするアジアの一部地域に

おいて少子化の進行が問題となり，少子化をくいとめるための政策が検討・実施されている。

　しかし，こうした国家の人口政策の効果を判断するのはむずかしい。出生率の増減の要因は多様かつ複雑であり，過度に単純化はできないからである。人口抑制政策のもとで出生率低下がおこったからといって，必ずしもそれが人口抑制政策の結果だとは限らない。同様に，人口増加政策を行ったのちに出生率が増加したとしても，政策との因果関係は必ずしも明確ではない。かりにある国がとった人口政策に効果があったとしても，異なる社会・文化環境において同様の効果を上げるとは限らない。したがって，人口問題を考えるときには，当該社会において生殖がおかれている社会的・文化的脈絡をみる必要がある。

にとっても，集団にとっても大きな関心事である。そのため，どの社会においても，親子関係を規定するルールは非常に重要である。

　親子関係には，後述するように遺伝子的親子関係，生物学的親子関係，社会的親子関係がある。これら3つの親子関係が一致する場合，親子関係を規定するルールはわかりやすいものになるが，一致しない場合は，ルールは非常に複雑になる。

　私たちは3つの親子関係は一致するのがあたり前だと思っているが，他の社会や文化にはそうでない事例が多数存在する。また，私たちの社会においても，生殖補助医療技術の発展の結果，3つの親子関係が一致しないケースがおこり，問題となっている。こうした問題を理解するためにも，複雑な親子関係のルールを理解しておくことが必要である。

生殖概念の多様性▶ 　生殖は親子関係を規定する重要な要素の1つである。しかし，生殖についての考え方は社会や文化によって異なっているため，親子関係を規定するルールも社会や文化によって異なる。

　人間の生殖は受精から着床(妊娠)，出産にいたるまでの生物学的現象である。しかし，生殖概念，すなわち，「子どもができる」「子をつくる」「子が生まれる」「子を産む」ということに関する認識や説明は，その社会の親族関係，出自体系(▶図3-1)や祖霊信仰と密接に結びついた社会的・文化的なものである。したがって，生殖概念は，それぞれの文化や社会，あるいは時代によってさまざまである。たとえば，男性の精液が子どもの骨をつくり，女性の血液が血や

📖 ミニレクチャー
出自

　社会的に承認された親子関係を世代間でつなげていくことによって，子孫はある特定の祖先と系譜的に結びつけられる。この親子関係に基づく特定の祖先への系譜的なつながりを出自 descent という。出自はどちらか一方の性を通してたどられることが多く，男性を通してたどられる場合は父系出自 patrilineal descent，女性を通してたどられる場合は母系出自 matrilineal descent という。父系出自も母系出自も単一の系をたどるため，単系出自 unilineal descent という。

　単系出自規則のある社会では，共通の出自をもつ人々で集団を構成していることが多い。この集団を出自集団 descent group という。出自集団が存在する社会では，生まれてきた子どもの出自集団の帰属は自動的に決まる。父系出自の場合は父の所属する出自集団に，母系出自の場合は母の所属する出自集団に帰属する。

　出自集団の帰属のほかに，出自によって決まるものとして，財産の相続や地位・称号の継承などがある。父系の場合は，財産や地位・称号は父から息子に引き継がれるが，母系の場合は，母から娘にではなく，母方のオジから甥に引き継がれることが多い。

　単系出自としては，ほかに，土地は父系で，家畜は母系で相続されるといったように，父系と母系が同時に存在する二重単系出自 double unilineal descent，男性は父系，女性は母系となる平行出自 parallel descent，父方・母方のいずれか一方を選択できる選系出自 ambilineal descent などがある。単系出自以外に，性別に関係なく，自分より上の世代でつながりのある人すべてを通してたどられる出自もあり，非単系出自 non-unilineal descent，双方出自 bilateral descent，共系出自 cognatic descent などとよばれている。

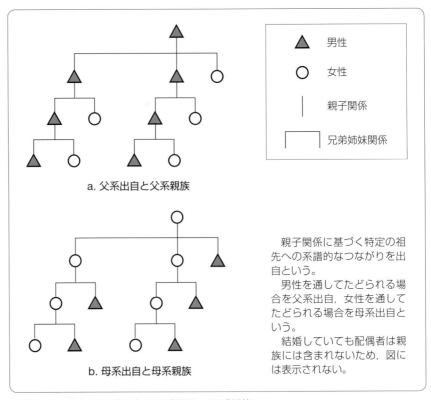

▶ 図3-1　出自のたどり方と父系親族・母系親族

肉をつくるというように，男性と女性が別々に生殖に関与していると考える社会もある。生殖に両性が同等に関与していると考える社会でも，男性の精液と女性の経血がまざり合って胎児を形成するといったように，近代的生物学の認識とは異なった説明がされることもある。一方，生殖に直接（あるいは中心的に）関与しているのはどちらか片方の性だけだと考えている社会もある。その片方の性を男性とする社会もあるし，女性とする社会もある。

親子概念の多様性▶　生殖概念と同様に，親子概念，すなわち，誰と誰の間に親子関係があるかという認識や説明も，それぞれの文化や社会の中で決められている。たとえば，私たちは死後に子どもをつくってその子どもの親になることは不可能だと考えているが，それを可能としている社会もある。また，私たちは，子どもの生物学的な父母はそれぞれ1人ずつ存在すると考えているが，生物学的な父や母が複数存在すると考える社会もあれば，生物学的な父は存在しないと考える社会もある。

　同じ文化や社会の中でも，時代によって親子概念はかわってくる。たとえば，生殖補助医療技術の発達は，死者の凍結した精子を用いて人工授精を行ったり，他人の卵子に夫の精子を受精させたうえで体内に取り入れ懐胎・出産したりすることを可能にした。その結果，従来の親子概念に基づいた親子関係が錯綜し，これまで私たちがあたり前だと思っていた親子概念があたり前でなくなるとい

う事態が生じている。

文化人類学の役割 ▶ 英国人人類学者のピーター・リヴィエール Rivière, Peter (1934〜) は 1985 年に発表した論文[1]の中で，生殖補助医療技術がもたらした親子関係の錯綜についてはもっと広い視野から考えるべきであり，それには文化（社会）人類学が役だつと述べている。リヴィエールは，生殖概念や親子概念に関するさまざまな民族誌的事例を引用し，すべての親子関係は文化的に構築されたものであること，したがって，私たちがあたり前だと考えている親子関係もまた文化に縛られたものであることを明らかにした。

そこで，以下では，生殖補助医療技術によってどのような問題が生じているのか，そのような問題に対して，文化人類学はどのような見方を提示できるのかを考える。

生殖補助医療技術 ▶ 精液を体外に取り出して子宮に挿入する人工授精や，精子と卵子を体外で受
とその影響 精させる体外受精といった生殖補助医療技術は，性交なしに受精することを可能にした。また，体外に取り出した精子を凍結保存することによって，死亡した男性の精子で子をつくることが可能になった[2]。女性がほかの女性から卵子の提供を受けて妊娠・出産することもできるようにもなった。さらに，女性の卵子の核をほかの女性の卵子に移植し，男性も含めて 3 人の遺伝子をもつ子をつくることも可能になっている。このような生殖補助医療技術の発展とそれがもたらす結果は，先進国の多くがこれまで共有していた近代生物学に基づく生殖概念や親子概念の認識をこえるものであり，それによって，さまざまな問題が生じている。

人工授精と ▶ 欧米では，生物学的親 biological parent（子と生物学的なつながりがあると考
父子関係 えられる者）と社会的親 social parent（社会で親と認められる者）は一致するべきものとされている（▶74 ページ，「ジェニターとペイター」）。そして，なんらかの事情で生物学的親と社会的親が一致しない場合は，生物学的親が「自然な親 natural parent」であり，「実の親 real parent」であるとする観念が非常に強い。そのため，夫以外の男性の精子を用いる「非配偶者間人工授精 Artificial Insemination by Donor (AID)」を行った場合，誰を父とするかという問題が生じる。AID では，夫婦もドナー（精子提供者）も，夫を父とすることを望む。そのため，欧米諸国の多くは，これまでにはなかった親子関係を受け入れて，夫を法的な父とすることを認め，ドナー情報は原則として子には非公開とすることにしていた（これは日本も同様である）。しかし，その結果，今度は，子どもの「実の親」を知る権利が問題とされるようになったため，子どもがドナー情報にアクセスできるよう法律を制定した国，あるいは制定を検討している国が増えて

---

1) Rivière, P.: Unscrambling parenthood: The Warnock report. *Anthropology Today* 1 (4): 2-7, 1985.
2) 卵子の場合は，精子と違って，長期にわたって凍結保存することは困難だったが，現在は卵子も半永久的に凍結保存可能となっている。

きている[1]。

凍結精子の利用に関する問題 ▶ 凍結精子の利用に関しては，死者の凍結精子を使った妊娠・出産を認めるか，また，その結果生まれてきた子を死者の子とすることができるか，という問題が生じる。1997年に，英国人女性が死んだ夫の凍結精子を使った妊娠・出産を認めるよう求め，控訴審で勝訴するという事件（ダイアン・ブラッド事件）がおこった。日本でも，2002年に，死んだ夫の凍結精子を使って子を産んだ女性が，子を死亡した夫の子として認知するよう国に求めた裁判があった。この裁判では，高等裁判所では認知を認める判決が出たが，最高裁判所でこの判決は破棄され，女性の請求は棄却された[2]。

生殖補助医療技術と母子関係 ▶ 体外受精が可能になる以前は，妻が不妊の場合に利用できる生殖補助医療技術は，夫の精液を妻以外の女性に人工授精して妊娠・出産する「代理母型」しかなかった。しかし，体外受精が可能になったことにより，夫の精子と妻以外の女性の卵子からなる受精卵を妻が懐胎・出産する「卵子提供型」，夫の精子と妻の卵子からなる受精卵を妻以外の女性が懐胎・出産する「代理出産型」も可能となった。1986年，米国で，代理母が出産後に子どもの引き渡しを拒否するという事件（ベビーM事件）がおきた。この事件で，ニュージャージー州最高裁が最終的に「母」と認定したのは，生物学的母 biological mother である代理母だった。しかし，「卵子提供型」と「代理出産型」のように，生物学的母が「遺伝子上の母 genetic mother」と「妊娠・出産の母 gestational mother」に分かれる場合には，単に生物学的母がほんとうの「母」か否か，という問題ではなくなってくる。また，母親が娘夫婦の子を代理出産した場合，母子関係はさらに錯綜することになる。卵子の核移植の場合，遺伝子上の母も2人に分かれることになり，母子関係は錯綜をきわめる。

文化人類学的な見方 ▶ しかし，このような親子関係が「錯綜」あるいは「問題」としてとらえられるのは，私たちが，私たちの社会で文化的に構築された生殖概念や親子概念を普遍的なのものだと考えているからである。民族誌をひもとけば，生殖概念や親子概念がいかに多様であるかということ，そして，私たちが普遍的であるとしている生殖概念や親子概念は，そのうちの1つにすぎないことがわかる。

そこで，以下では，民族誌にあらわれるさまざまな生殖概念や親子概念の事例を見ながら，生殖と親子に関する文化人類学的な見方を学習していく。

精液だけの生殖 ▶ ボリビア北部の先住民であるエセエハ Ese Eja 族は，子どもは複数回にわたる性交によって女性の胎内に蓄積された男性の精液でできると考え，女性が複数の男性と性交して子どもが生まれた場合，性交した男性すべてをその子どもの

---

1) 日本では AID に関して明確に規定した法律はないが，日本産科婦人科学会の「提供精子を用いた人工授精に関する見解（2015）」ではドナーは匿名であることとされている。
2) 2005年にも，内縁関係にあった男性の死亡後に凍結精子で出産した女性が，子を死んだ男性の子として認知するよう訴訟をおこしたが，地方裁判所でも高等裁判所でも棄却された。

ミニレクチャー
処女懐胎論争と文化人類学における諸問題

初期の民族誌には，子どもは精霊によって生まれると考えている社会の事例が出てくる。これらの社会の人々が，はじめて人類学者たちに出会った当時，本当に生殖における男性の役割について無知だったか否かについて論争がおきた。この論争は，英国の文化（社会）人類学者エドマンド・リーチ Leach, Edmund R.（1910〜1989）の論文の題名にちなんで，処女懐胎論争とよばれている。

英国の文化人類学者のジェームズ・フレーザー Frazer, James G.（1854〜1941）は，オーストラリア原住民が生殖において男性が果たす役割について無知であると解釈していた。これに対して，リーチは，オーストラリア原住民やトロブリアンド諸島民が生殖を説明するときに男性の役割を否定するのは，生殖に関して無知だからではなく，生殖の説明を通して母系のつながりや母系祖先への信仰といった母系社会の原理を説明しているからであると主張し，現地の人々の生殖についての説明を文字どおりに受け取るのは誤りであると批判した。

リーチのフレーザー批判に対して，米国の文化人類学者メルフォード・スパイロ Spiro, Melford E.（1920〜2014）は，現地の人々の説明は生殖についての彼らの知識を語っているものであり，文字どおり生理学的な事実についての説明と考えるべきだと反論した。スパイロの反論に対し，リーチは 1966 年の「処女懐胎」という題の論文[1]の中で，キリスト教徒がマリアの処女懐胎を語るのは生殖に関する無知を意味するものではなく，処女の子が神の子であるというドグマを強化するものになっていることを指摘した。そして，女性が人間の男性による受精行為とは異なる方法で妊娠する場合があるという信仰は，一種の宗教的ドグマであり，形而上学にかかわるものとして解釈すべきであると述べた。

この論争には，議論の焦点である「生殖に関する知識の有無」のほかに，文化の比較や文化の翻訳に伴う問題，人類学者が調査対象の人々に質問するときの誘導性の問題，人々の説明の解釈に関する問題など，文化人類学において重要な問題が多く含まれている。

1) Leach, E. R.：Virgin birth, *Proceedings of the Royal Anthropological Institute of Great Britain and Ireland*, pp.39-49, 1966.

「父」とする[1]。また，ネパールのネワール Newar 族は，種である男性の精液が畑である女性の子宮に植えつけられることによって子どもができるとする[2]。ネワール族の生殖概念では，男性の精液と女性の血はまざり合うが，血は胎児に養分を与えるだけであり，胎児は精液だけでつくられると考えられている[3]。

精液のない生殖▶ これとは対照的に，男性の精液と生殖の関連を否定する社会もある。その代表例としてよく引用されるのが，ポーランド出身の英国の人類学者であるブロニスワフ・マリノフスキー Malinowski, Bronislaw K.（1884〜1942）（▶34 ページ，第 2 章「B-1-2．マリノフスキーとクラ」）によって記述された，ニューギニア島の東沖にあるトロブリアンド Trobriand 諸島の人々の妊娠と生殖に関する考え方

---

1) Peluso, D. M., & Boster, J.：Partible parentage and social network among the Ese Eja. In Valentine, P. & Beckerman, S.（eds.）：*Cultures of multiple fathers：The theory and practice of partible paternity in South America*. pp.137-159, Gainesville：University Press of Florida, 2002.
2) Parish, S. M.：*Moral knowing in a Hindu sacred city*. pp.146-147, New York：Columbia University Press, 1994.
3) 生殖を説明する際に，種（男性もしくは男性の精液）と畑あるいは土（女性の子宮や血）という象徴を用いて，人間の本質は男性によってつくられるとする社会は民族誌に散見される。

である。マリノフスキーの記述によると，トロブリアンド島民は，生殖を霊の再生という信仰と結びつけて，以下のように説明する。人の死後，その霊は現世での再生を望むと，小さな霊児 spiritual child（胎児になる前の子）となる。霊児は，祖先の霊であるバロマ baloma に導かれて，自分の子孫にあたる女性の頭上に置かれる。すると女性の血液がそこに押し寄せてきて霊児を胎内に運び，女性は妊娠する。霊児は胎児となって女性の経血で育つので，女性は妊娠すると月経がとまる。

このように，トロブリアンドでは，生殖の過程は霊的世界と女性との関係として理解されている。性交は腟を開いて霊児が入るための道をつくるのに必要であり，性交経験のない女性が妊娠しないのはそのためであるとされる。しかし，男性の精液は生殖には関係しないので，性交だけでは妊娠はしないと考えられている[1]。

以上の例からわかるように，生殖に関する概念は多様であるが，その一方で，多くの生殖概念の共通項として，精液や血といった人体の物質が，文化的象徴として頻繁に用いられているということがあげられる。

ジェニター（生物学的父）とペイター（社会学的父） ▶　生殖概念と同様に，誰と誰の間に親子関係があるかということも，それぞれの文化の中で決められる。生物学的親をその子どもの親とみなす社会は多いが，生物学的親が必ずしも社会的親と一致しているとは限らない。

文化人類学では，生物学的父を「ジェニター genitor」とよび，社会的父である「ペイター pater」と区別する。誰をペイターとするかは，社会によって異なる。

南スーダンに住むヌアー Nuer 族の場合，婚姻に際して妻方に牛を贈った者が，その女性から生まれた子どものペイターとなり，その子に対する法的・社会的権利と義務を有する。しかも，ペイターとなるのは男性とは限らない。ヌアー社会には，女性婚 woman marriage という婚姻形態があり，妻となった女性は，「夫」である女性が選んだ男性と性交を行って，妊娠・出産する。生まれた子どものペイターは，婚姻に際して妻方に牛を贈った女性であり，子どものジェニターである男性ではない。

レヴィレート婚と亡霊婚におけるジェニターとペイター ▶　このほか，ヌアー社会にはレヴィレート婚 levirate marriage や，亡霊婚 ghost marriage という婚姻形態がある。

レヴィレート婚は，女性が死んだ夫の兄弟と結婚する婚姻形態であるが，この結婚では妻方に牛は贈られない。したがって，レヴィレート婚で生まれた子どものペイターは，その女性との婚姻に際して牛を贈った者，すなわち，死んだ夫となる。亡霊婚とは，未婚のまま自分の子をもたずに死んだ男性の子孫を絶やさないよう，親族がかわりに牛を贈って，死んだ男性に妻を迎える婚姻形

---

1) マリノウスキー，B.(1929)著，泉靖一ほか訳：未開人の性生活．pp.132-146，新泉社，1978.

態である。亡霊婚で死んだ男性の妻となった女性は，ほかの男性（死んだ男性の親族であることが多い）をジェニターとする子を産むが，その子どものペイターとなるのは死んだ男性である[1]。

ジェニターと遺伝子上の父 ▶ ここで注意しなくてはならないのは，ジェニターも，ペイターと同様に，文化的に決められた「父」であるということである。ジェニターは子と生物学的なつながりがあるとされる男性であるが，ある男性と子との間に生物学的なつながりがあるかどうかを決めるのは，その社会の文化である。そして，その社会の文化において子と生物学的なつながりがあるとされる男性が，受精の際に精子を与えた者，すなわち遺伝子上の父 genetic father と一致するとは限らない。

たとえば，前述のエセエハ族の事例を考えてみよう。女性が複数の男性と性交を行って子どもが生まれた場合，遺伝子上の父はそれらの男性中の1人だけのはずである。しかし，エセエハ社会では，性交を行った男性はすべてその子どものジェニターであるとみなされ，ペイターの役割を負う。トロブリアンド社会では，母の夫である男性がペイターとなり，子と社会的父子関係をもつが，先に述べたように，男性は子どもの妊娠に生物学的には関与していないと考えられているので，ジェニターは存在しないことになる。遺伝子上の父は物理的には存在するが，彼はジェニターではない。

以上の例からわかるように，ジェニターもまた，ペイターと同様に，その社会の文化概念なのである。

ジェニトリックス（生物学的母）とメイター（社会的母） ▶ 文化人類学では，母親については，生物学的母を「ジェニトリックス genetrix」とよび，社会的母を「メイター mator」とよんで，区別している。ジェニターと同様に，ジェニトリックスもその社会において子と生物学的なつながりをもつと「考えられている」女性なので，卵子を与えた遺伝子上の母 genetic mother と一致するとは限らない。

メキシコ南部のサンチアゴ・ヌヨー Santiago Nuyoo に住むミシュテコ Mixtec 族は，子どもは胎内にいるときには臍の緒を通して，生まれたあとは母乳によって，母親と「血」を共有すると考えている。したがって，出産した女性と母乳を与えた女性が異なる場合は，前者だけでなく後者もその子と「血」を共有しているジェニトリックスとみなされる[2]。また，先に述べたように，これまで近代的生物学に基づき，ジェニトリックスと遺伝子上の母が一致するとされてきた社会においても，生殖補助医療技術の発達によって，ジェニトリックスが必ずしも遺伝子上の母とはならないケースが生じている。

---

1) エヴァンズ=プリチャード，E. E.（1951）著，長島信弘・向井元子訳：ヌアー族の親族と結婚．岩波書店，1985．
2) Monaghan, J.：*The covenants with earth and rain：Exchange, sacrifice, and revelation in Mixtec sociality.* Norman, University of Oklahoma Press, 1995.

2 結婚

　「結婚とは，家族を形成することである」「結婚とは，家族をつくる/家族になることである」「結婚とは，家族と家族を結びつけることである」といったように，結婚は，しばしば，家族との関係で語られる。確かに，結婚によってできる夫婦関係は，多くの社会において，家族関係の1つと考えられているし，結婚を家族どうしの結びつきとして考える社会も多い。しかし，さまざまな社会や文化に目を向けると，結婚や夫婦の形態や機能は多様であること，したがって，結婚や夫婦が家族の形成や家族の結びつきにおいてもつ意味も機能もまた，多様であることがわかる。

結婚の定義▶　私たちは結婚を「双方の自由な意思に基づいて，お互いのことを，ともに生活し性的関係を取り結ぶ相手として選んだ一組の男女からなる結合」であると考えがちである。しかし，民族誌には，このような定義にはあてはまらない結婚の事例が多数存在する。

　英国王立人類学協会 Royal Anthropological Institute of Great Britain and Ireland が1951年に出した『人類学の覚書と質疑』[1]は，結婚を「女性に生まれる子どもが双方の嫡出子[2] legitimate children として承認されるような，1人の男性と1人の女性の結合」と定義した。この定義によると，結婚とは，①1人の男性と1人の女性の間に結ばれる関係であり，かつ，②その女性に子どもが生まれた場合に，その子の嫡出性が承認されるような関係，ということになる。しかし，②の部分は婚姻関係にあると承認された夫婦間の出生をさす「嫡出」という概念で結婚を定義していることになり，同語反復になってしまっている。また①の部分も，結婚を狭く定義しすぎている。民族誌に散見される一夫多妻婚や一妻多夫婚は，1人の男性と1人の女性の結合ではない。また，アフリカや北米先住民の一部の民族誌（▶37ページ，「エスノグラフィーの3つの意味」）にみられ，近年ヨーロッパ各国や米国の一部の州でも認められるようになった同性婚は，男性と女性の結合でもない。さらに，前述のヌアー族の亡霊婚は，生きている人間どうしの結合でさえない。同様に，北米先住民のクワクワカワク Kwakwaka'wakw（クワキウトル Kwakiutl）族の男性は，ほかの男性の左半身や左足と結婚することができる[3]。このような事例がすべてあてはまるように

---

1) Committee of the Royal Anthropological Institute of Great Britain and Ireland (revised and rewritten)：*Notes and queries on anthropology, 6th ed.* London, Routledge & K. Paul, 1951.
2) 「嫡出子」とは一般に「法律上の婚姻関係にある男女間に生まれた子」と定義されるが，文化人類学ではもう少し広く，「社会的に婚姻関係にあると認められた男女間に生まれた子」を意味することが多い。嫡出子とその親の間には相続や扶養など一定の権利義務が発生する。非嫡出子の場合，認知がないと，このような権利義務は発生しない。
3) Boas, F.：*Kwakiutl ethnography*（Edited by Codere, H.）. p.55, University of Chicago Press, 1966. この場合，ほかの男性の左半身や左足は女性になったことにされ，男性はこの「女性」と結婚する。

ミニレクチャー
インセスト

どの社会にも，結婚に関する規則があるのと同様に，性に関する規則がある。ほとんどの社会では，一定の範囲内の近親間での性行為を禁じている。性行為を禁止されている近親間で行われる性行為をインセスト incest，インセストを禁じる規則をインセスト・タブー incest taboo という。インセストの範囲や違反者に対する制裁は社会によって大きく異なる。その一方で，インセスト・タブーは，ほとんどの社会に共通して存在するため，結婚と同様に，人類の普遍性を示すものとして人類学者の関心を集めた。

インセストは，外婚制との関連で論じられることが多いが，性関係に関する規則であるインセストと，結婚に関する規則である外婚制は同じではないので，留意する必要がある。性的関係が禁じられている関係にある者は，通常，結婚することも禁じられているが，結婚は禁じられていても，性関係をもつことは許容されるという例はよくあるからである。

「結婚」を定義することは可能だろうか。

結婚と▶「諸権利の束」

リーチは，「結婚」という言葉であらわされる現象は「諸権利の束 bundle of rights」[1]でできていると指摘した[2]。この権利に関係することがらとして，たとえば，生まれてくる子の嫡出性，配偶者との性交渉，労働，財産，相続，集団の成員権，社会的地位，個人間あるいは集団間の姻戚関係の設立などがあげられる。この「諸権利の束」を構成する個々の権利の組み合わせは社会によって異なっていて，すべての社会に共通するような権利は存在しない。したがって，リーチは，結婚を普遍的に定義することはできないと結論づけた。

また，結婚には権利だけでなく，さまざまな義務も伴う。結婚に伴う主な義務として，配偶者の扶養と子の養育があげられるが，権利の場合と同様に，すべての社会に共通するような義務は存在しない。したがって，義務という観点から結婚を普遍的に定義することも不可能である。

権利と義務の▶社会的承認とその新しい動き

すべての社会の結婚に共通することがあるとすれば，それは，結婚に伴う権利と義務の担い手を社会が承認するということ，すなわち，結婚とは社会的に承認された結合であるということである。社会的承認には法的承認（たとえば婚姻届の提出）と慣習的承認（たとえば儀礼や一定期間にわたる同居など）がある。これまでは，法的承認を伴わない事実婚の場合，法律婚の場合には認められる権利を認めてもらえないことがほとんどだった。しかし，近年，事実婚にも法律婚とほぼ同じ権利を法的に認める国が出てきている。このような法律として，1987 年にスウェーデンのサムボ法，1999 年にフランスのパックス法が制定された。米国では 1998 年のハワイ州を皮切りに，同様の法律を制定する州が増えている。こうした地域では，異性だけでなく同性のカップルに対して

---

1)「諸権利の束」とは，もともと，財産権を使用・売却・賃貸・抵当・改善などの諸権利の集合体としてとらえた概念で，一般には，相互に関連性のある諸権利の集合体をさす。

2) Leach, E. R.：*Rethinking anthropology.* p.105, London, The Athlone Press, 1961.

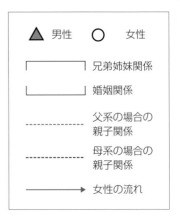

a. 双方交叉イトコ婚（姉妹交換）による限定交換

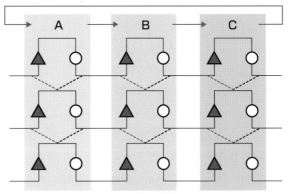

b. 母方交叉イトコ婚による一般交換（3集団の場合）

　世界には特定の親族との結婚を規定する制度をもつ親族体系が存在する。特定の2集団の間で相互に女性が交換される「限定交換」と，女性が3つ以上の集団間を一方向だけに循環する「一般交換」がみられる（詳細は次ページのミニレクチャー「限定交換と一般交換」を参照）。

▶ 図3-2　限定交換と一般交換

も，婚姻関係にある夫婦とほぼ同じ法的権利が認められるようになっている。

さまざまな結婚の規則 ▶　どの社会にも結婚に関する規則が存在する。自分が所属する集団外の人を配偶者とする規則を外婚 exogamy，集団内部の人を配偶者とする規則を内婚 endogamy という。外婚の場合も内婚の場合も，その単位となる集団は，地域，身分，宗教，職業，親族集団など異なる。また，自分の村以外の人（地域集団としては外婚）で同じ身分の人（身分集団としては内婚）と結婚するといったように，外婚と内婚が同時に存在することもあるし，特定の親族と結婚するという規則もある（▶図3-2）。

単婚と複婚 ▶　配偶者の数に関する規則には，配偶者を1人に限定する単婚 monogamy と，複数の配偶者を認める複婚 polygamy がある。1人の男性が2人以上の妻をもつ場合を「一夫多妻婚 polygyny」といい，1人の女性が2人以上の夫をもつ場

ミニレクチャー

限定交換と一般交換

フランスの人類学者のクロード・レヴィ=ストロース Lévi-Strauss, Claude（1908〜2009）は，特定の相手との結婚を禁じるだけでなく，特定の親族との結婚を規定する制度をもつ親族体系に注目し，このような体系を「親族の基本構造」とよんだ。その特徴は，結婚によって女性が体系的に交換されるという点にある。レヴィ=ストロースによると，この交換の体系は限定交換 restricted exchange と一般交換 generalized exchange の2つに分けられる。

限定交換では，特定の2集団の間で相互に女性が交換される。その最も単純な形態は，外婚制をとっている2つの出自集団間で男性が互いの姉妹と結婚する姉妹交換である。この姉妹交換が世代的に繰り返されると，男性はつねに父方からみても母方からみても交叉イトコ（親どうしが異性キョウダイであるイトコ）となる女性と結婚することになる。限定交換は，対等で相互に補完的な関係にある2集団（半族 moiety）で構成されている双分組織 dual organization の社会でよく見られる結婚形態である（▶90ページ，「リニージとクラン（氏族）」）。

一般交換では，女性が3つ以上の集団間を一方向にだけ循環する。たとえばA集団は女性をB集団に妻として与え，B集団は女性をC集団に妻として与えるといった具合である。このような交換を構造的に可能にするのは，男性が母の兄弟の娘である母方交叉イトコと結婚するという規則である。父方交叉イトコ婚の場合も，女性は3つ以上の集団間を循環するが，その方向は世代がかわると逆向きになる。母方交叉イトコ婚の場合，それぞれの集団からみて「妻の与え手集団」と「妻のもらい手集団」が固定されている。「与え手集団」と「もらい手集団」は対等ではなく，どちらかが優位にあることが多い。このような集団間の優劣の関係は結婚によってつくられ，維持されている。

なお，限定交換や一般交換でいう「姉妹」や「交叉イトコ」は必ずしも実の姉妹や交叉イトコではなく，「類別的な classificatory」，すなわち，「広く考えればそのように分類できる」姉妹や交叉イトコである。

レヴィ=ストロースによれば，このような体系を成立させているのは，他者になにかを与えれば他者も自分になにかを与えてくれるという互酬性 reciprocity の原理である。互酬性には2者がかかわる双方的互酬性と3者以上がかかわる循環的互酬性があり，限定交換は前者，一般交換は後者の例となる。

合を「一妻多夫婚 polyandry」という。一夫多妻婚では複数の妻が姉妹である場合があり，これを「一夫姉妹婚 sororal polygyny」とよぶ。同様に，一妻多夫婚では複数の夫が兄弟である場合があり，これを「一妻兄弟婚 fraternal polyandry」という。米国の人類学者ジョージ・マードック Murdock, George P.（1897〜1985）が1949年に発表した統計では，238の社会のうち193（81%）が一夫多妻婚，43（18%）が単婚，2（1%）が一妻多夫婚に分類されている[1]。しかし，一夫多妻婚を行うには男性が一定の経済的基準を満たしている必要があるため，一夫多妻婚に分類されている社会でも，実際には多くのメンバーは単婚をしている。

同位婚と不同位婚 ▶ 配偶者間で社会的地位が異なる結婚を「不同位婚 anisogamy」という。夫方の地位が妻方の地位よりつねに高くなくてはならない，もしくは高いことが望ましいとされる結婚を「上昇婚 hypergamy」，その逆を「下降婚 hypogamy」

---

1) マードック，G. P.（1949）著，内村莞爾監訳：社会構造──核家族の社会人類学 新版．p.51，新泉社，2001.

とよぶ。不同位婚に対して，社会的地位が関係しない結婚を「同位婚 isoga-my」という。

婚姻給付 ▶　多くの社会で，結婚に際して夫方と妻方の間で財やサービスを受け渡すことを取り決めている。これを「婚姻給付 marriage prestation」という。婚姻給付は，結婚を社会的に承認する機能をもつと同時に，夫方集団と妻方集団の関係を強化する機能をもっている。

　夫方から妻方へ行われる婚姻給付は「花嫁代償 bride price」とよばれる。花嫁代償は，女性の婚出によって花嫁が属する家族や集団がこうむることになる経済的損失（労働力損失を含む）や精神的損失を代償するほか，生まれてくる子の夫方への帰属を社会的に承認するはたらきももつ。花嫁代償が財の場合は「婚資 bride wealth」，サービスの場合は「花嫁奉仕 bride service」とよばれる。前述のヌアー族の牛や，日本の結納は婚資にあたる。

　婚資に対して，妻方から夫方へ移動する財貨を「持参財 dowry」という。持参財は，女性の父親が直接夫方へ渡す場合もあるし，女性が娘として生家で相続した財貨を婚家へ持ち込む場合もある。婚資も持参財も，父系制・夫方居住と結びついている場合が多い（▶ミニレクチャー「居住規則」）。

さまざまな結婚の
**　　　　かたち** ▶　結婚に関する規則と同様に，結婚の形態も社会や文化によって異なる。すでにヌアー族の女性婚や亡霊婚のように，私たち日本人にはあまりなじみのない結婚の事例をみてきたが，インド南部のケーララ州 Kerala に居住する上位カーストのナーヤル Nāyar が植民地化以前に行っていた結婚も，私たちがよく知っている結婚とはかなり異なっている[1]。

　ナーヤルの社会は母系制で，兄弟姉妹と姉妹の子どもたちを中心とする母系の大家族が，タラヴァード taravād（家）で暮らしていた。ナーヤルの男女は結婚後も同居せず，それぞれ自分のタラヴァードに母や兄弟姉妹とともに住みづけていた。ナーヤルの結婚では，初潮前の少女の首に，選ばれた男性が「ターリ tāli」というひもをかける婚姻儀礼がある。この儀礼上の夫は儀礼を終えると去っていき，その後，妻に対する義務はいっさい負わない。ターリ儀礼を終えた女性は成人と認められ，家長（母方のオジあるいは自分の兄弟）の許可を得て訪問してくる複数の男性と性関係をもつことが許された。この性関係を「サンバンダム sambandham」という。

　女性に子どもが生まれると，これらの男性の1人もしくは複数が，助産師に出産の報酬を払うことにより，子どものジェニターであることを表明した。子どもの養育はタラヴァードの母系親族が行うので，儀礼上の夫と同様，ジェニターにも子どもの扶養義務はない。しかし，ターリ儀礼をしていない女性が子

---

1) 以下のナーヤルの結婚についての記述は次の文献による。
　ガフ，K.（1959）著，杉本良男訳：ナヤール族と婚姻の定義．村武精一編，小川正恭ほか訳：家族と親族．pp.24-52，未来社，1981.

ミニレクチャー
居住規則

多くの社会では，結婚後の居住に関する規則を設けている。居住規則については以下のようなものがある。

1) 夫方居住 virilocal：夫の親の住居かその近くに住む。父方居住 patrilocal ともいう。
2) 妻方居住 uxorilocal：妻の親の住居かその近くに住む。母方居住 matrilocal ともいう。
3) オジ方居住 avunculocal：夫の母方のオジの住居かその近くに住む。
4) 選択居住 ambilocal：夫方居住か妻方居住のどちらかを選択する。
5) 新居住 neolocal：どちらの親の住居からも離れたところに住む。
6) 別居住 duolocal：夫婦は結婚後も同居せず，それぞれの生家で暮らしつづける。

夫方居住は父系制と，妻方居住・オジ方居住は母系制と結びついていることが多いが，出自規則と居住規則が必ずしも一致するとは限らない。たとえば母系のトロブリアンドでは，妻が夫のもとに移り住む。生まれてきた子どもは両親とともに父の家で暮らすが，男性は成長すると財産と地位をゆずり受けることになっている母方のオジのもとに移り住む。この居住方式は夫方居住とオジ方居住を折衷したものといえる。

統計的には夫方居住に分類されている社会が多いが，夫方居住といっても，その社会の全員が夫方居住をしているわけではなく，あくまでその社会の居住の傾向にすぎないということには留意すべきである。

どもを産んだり，子どものジェニターになる男性がいなかった場合，女性は許されない性関係をもったという理由で，追放されたり殺されてしまう。そのため，ターリ儀礼を行うこととサンバンダム関係にある男性が助産師に報酬を支払うことは，子どもがカーストならびにタラヴァードの成員として承認されるために欠かせないものであった。女性と子どもは，女性の儀礼上の夫が死んだときには服喪する義務を負ったが，子どものジェニターが死んだときには服喪の義務はなかった。

夫婦関係の多様性▶ ナーヤルの事例からもわかるように，夫婦関係や夫婦の役割も社会や時代によって大きく異なっている。

西アフリカに住む母系のアシャンティ Ashanti 族の場合，多くの夫婦は同居せず，夫が夜に妻を訪れる。夫が妻を自分の家に連れてきて一緒に住む場合もあるが，生まれてくる子どもは母方に属しているため，子どもがある程度大きくなると，母親は子を連れて生家に戻る。しかし，妻は夫のために料理をしなくてはならないので，夕方になると子どもたちが夕食を母の家から父の家に運ぶ姿が見られる[1]。夫婦は同居したり財産を共有したりはしないが，子の父母として，積極的に親の役割を果たす。

前述のトロブリアンド社会では，父親と子の間に身体的なつながりはないと考えられているが，子どもたちにとって，ペイターである「タマ tama」（母の夫）

---

1) Fortes, M.：Time and social structure：An Ashanti case study. In Meyer Fortes (ed.)：*Social structure：Studies presented to A. R. Radcliffe-Brown*. pp.54-84, Oxford University Press, 1949.

は「愛情と保護のもとに自分を育ててくれた男」である。トロブリアンドでは，子の養育の責任はペイターにあるとされ，ペイターは細やかな愛情をもって子を養育し，子どもたちの教育にも携わる。トロブリアンドでは夫と妻は互いに愛し合っていて，夫婦間の争いはめったにない[1]。

　一方，ニューギニア島南東部にあるドブ Dobu 島はトロブリアンドと同じく母系だが，島民の結婚は不安定で，婚外性行為もよくあり，夫婦はお互いに相手の呪術によって死ぬことを恐れている。また，ニューギニアのクブツ Kubutu 湖周辺に住む父系の先住民の夫婦関係の特徴は，妻の地位が著しく低いことであり，妻には重労働が求められる。反抗すると，夫になぐられるが，そのようなとき，妻がたすけを求めるのは自分の兄弟である[2]。

　ミクロネシアにあるサタワル Satawal 島は母系社会で，夫は妻のプゥコス pwukos（屋敷）に住み，日常生活においては妻のプゥコスに住む年配男性か女性族長の指示に従う。それらの指示がないときでも，夫は妻の意思にそう行動をしなくてはならない。サタワルでは，夫が妻の指示ないし要求を4回無視すると，妻は夫と別居ないし離縁する権利を行使できる。また，逆に夫が妻に愛想をつかした場合は，妻の要求を無視しつづけることで，別居や離婚が可能になる[3]。

離婚・未婚・非婚▶　離婚は結婚の解消を法的・社会的に承認することだが，結婚によって生じた「諸権利の束」やさまざまな人間関係は，離婚によってすべて消滅するわけではない。子に対する親としての権利義務，経済や資産，相続に関する権利義務など，離婚後も継続する権利義務はいろいろあるが，どのような権利義務あるいは関係が継続するかは，社会や文化，あるいはそれぞれの夫婦によっても異なる。宗教上の理由などにより，離婚が制度として認められていない社会もあるが，そうした社会でも別居など事実上の離婚は認められている。また法律婚とほぼ同じ権利が認められる前述のフランスのパックスやスウェーデンのサムボも，法的に解消することができる。

　また，近年，結婚をする意思はあるが先送りする未婚者や，結婚をする意思のない非婚者も増加する傾向にある。日本では50歳時での未婚率を生涯未婚率としている。このことから，日本では50歳以上の未婚者を生涯未婚者と想定していると考えられるが，多くの社会では，もっと若い年齢の未婚者を生涯未婚者とみなしている。また女性のほうが男性より若い年齢で生涯未婚者とみなされる社会が多い。

1）須藤健一：母系社会の構造——サンゴ礁の島々の民族誌. p.12, 紀伊國屋書店, 1989.
2）レヴィ゠ストロース，C.(1958)著，荒川幾男ほか訳：構造人類学. p.50, みすず書房, 1972.
3）須藤健一：上掲書. pp.106-109.

② 現代社会と家族

1 家族の機能とその変化

　　家族にはさまざまな機能があるが，ある社会や文化で家族の機能とされていることが，他の社会や文化ではそうでない場合がある。また，同じ社会や文化でも，時代によって家族の機能は変化する。同じ機能についても，家族の誰がその機能を担うのかということは，社会や文化，あるいは時代によってかわってくる。以下では家族の機能とその多様性，さらに，家族の機能の変化についてみていこう。

家族の機能の▶ 　マードックは，家族（核家族）が人間の社会生活で基本となる機能を果たし
**　　考え方**　ているとし，その機能として，性，経済，生殖，教育の4つをあげた[1]。夫婦間にのみ性交渉をもつ権利を認めることによって，家族は，人間の性的充足を満たすとともに，性的行為をコントロールする機能をもつ。また，家族は共住共食と性的分業を行うことによって，効率的な経済協働の単位となり，社会全体としての経済機能に貢献する。さらに家族は生殖，すなわち，子をつくることによって，社会が必要とする成員の補充を行い，生まれてきた子どもが社会の一員となるために必要な知識や行動を教えるという教育機能を果たす。

　　マードックは，家族以外のさまざまな機関もこれらの機能のどれかを達成する役割を負っているが，そのような機関は，けっして家族にとってかわることはできないと述べ，家族の重要性を強調している。しかし，前述のナーヤルのように，家族とはみなされない男性が，性的・生殖的機能は果たすが，経済的・教育的機能は果たさないというような事例も民族誌には存在する。それゆえ，米国人人類学者のドナルド・ベンダー Bender, Donald R.（1934〜1969）は，すべての人間社会に共通して存在するような家族の機能は存在しないと述べている[2]。

家族の機能の▶ 　それぞれの社会あるいは時代における家族の機能は多岐にわたっている。
**　　多様性**　マードックがあげた4つの機能のほか，成員に社会的地位を付与する機能や，年老いた家族成員を養うという機能をもつ場合もある。また，家族が家長を祭司とする宗教集団としての機能を果たすこともあるし，レクリエーションの単位として機能する場合もある。

イスラエルの▶ 　イスラエルのキブツ kibbutz のように，家族とは必ずしもいえない集団が，
**　キブツ**　家族の機能を果たしている事例もある[3]。キブツはイスラエルの集団共同農場であり，成員が共同生活を行うこと，すべての財産を共同で所有すること，子

---

1) マードック，G. P.：前掲書.
2) Bender, D. R.：A refinement of the concept of household：Families, co-residence, and domestic functions. *American Anthropologist* 69：493-504, 1967.
3) スパイロ，M.（1954）著，河合利光訳：家族は普遍的か？　村武精一編，小川正恭ほか訳：家族と親族．pp.9-23，未来社，1981.

どもを共同で養育することを特徴としている。キブツの夫婦は居間と寝室を兼ねた一室に共住するが，食事は共同食堂でとり，子どもたちは共同の児童用寄宿舎で育てられる。男性はおもに農業部門で働き，女性はおもに事務・教育・料理・裁縫・洗濯を含むサービス部門で働く。男女の性的分業と経済協働はあるが，夫婦間ではなく，あくまでもキブツ全体の中で行われる。キブツが家族といえるかどうかについては議論が分かれるところであるが，キブツはマードックのあげた家族の4つの機能のほとんどを果たしているといえる[1]。

カナダの
カショーゴティネ ▶ 　カナダ北西の極北部に住む先住民のカショーゴティネ Kawchogottine（ヘヤー・インディアン Hare Indians）[2]は狩猟・採集・漁労を生業とし，冬期は動物を追って移動するキャンプ生活を営む。同じテントや丸木小屋で暮らす者の構成は，流動的で，たえず変化する。親子関係や兄弟姉妹関係は認識されていて，この範囲の人々（「身内」）に適用されるインセスト・タブー（▶77ページ，ミニレクチャー「インセスト」）や，その範囲に含まれる人が死亡した場合にその遺体の処理や墓堀を禁じるタブーは厳格にまもられている。

　しかし，このような「身内」が同居しなくてはならないという観念はなく，個人は獲物の分布状態や皮なめし作業の都合により，臨機応変に離合集散を繰り返す。配偶者は頻繁にかわるし，子どももそのときの状況で育てられる人が育てればよいと考えられているため，養子や一時的な預け合いが頻繁にみられる。このような人間関係のあり方は，酷寒の地で乏しい獲物を追いながら生活するという厳しい環境の中で生き抜いていくための知恵なのである。

　カショーゴティネの社会には，私たち日本人が「家族」と聞いて思い浮かべるような家族は存在しない。そしてまた，家族の機能も固定した人々ではなく，流動的に関係を取り結ぶ人々によって担われているのである。

家族の機能の変化 ▶ 　家族の機能は，同じ社会の中でも，時代によって変化する。1930年代，米国人社会学者のウィリアム・オグバーン Ogburn, William F.（1886〜1959）は，近代化以前の家族には，愛情的機能，経済的機能，地位付与機能，保護的機能，教育的機能，レクリエーション機能，宗教的機能の7つがあったと述べている。オグバーンは，近代化以降，これらの機能は，たとえば教育的機能は学校に，経済的機能は企業にといった具合に，しだいにほかの専門機関に吸収されていき，家族には愛情的機能だけが残されたと主張した[3]。

　マードックがあげた家族の経済的機能は，夫は外で政治や経済にかかわる仕事をして，妻は家で家事と育児を行うといった夫婦間の性的分業を前提として

---

1) 最近は工業経営を行うキブツも増えており，また，夕食は親子で食事をし，夜も子どもが親もとで過ごすのがふつうになっている。
2) 原ひろ子：ヘヤー・インディアンとその世界．平凡社，1989．
3) Ogburn, W. F.（1938）：The changing functions of the family. In Robert, F., Winch, R. F. & Goodman, L. W.（eds.）：*Selected studies in marriage and the family.* pp.58-63, New York, Holt, Rinehart & Winston Inc., 1968.

いる。しかし，このような性的分業は，近代工業化によって職住の分離が進んだ結果として生じたものであり，それ以前は，性的分業傾向はあったものの，生産活動と家事労働の分業はそれほど明確ではなかったという議論がある。また，近代化以降夫婦の性的分業が行われてきた社会の多くで，現在，女性の生産活動への参加が進み，結婚後も仕事を続ける女性が増加している。それに伴い，男性にも家事労働や育児の分担を期待する社会が増えている。このように，家族の経済的機能に関しても，その内容や家族の誰がその機能を担当するのかということに変化がみられる。

2 家族の類型とその変化

家族類型の多様性▶ 　同居しているかどうかは家族の指標の1つであり，その意味で，家族は住居と生計をともにしている集団である世帯と重なり合うことが多い。しかし，家族と世帯は必ずしも同じではない。たとえば，単身赴任をしている親は，世帯は別であっても家族の一員と考えられる。また，住居と生計をともにしていても，親族関係がなかったり，あっても関係が遠かったりすると，家族とはみなされないことが多い。

　1組の夫婦と未婚の子どもで構成されている家族を，文化人類学では，婚姻家族 conjugal family，核家族 nuclear family，あるいは基本家族 elementary family とよんでいる。このうち，前述のマードックが用いた「核家族」という名称は，日常語としても広く使われるようになっている[1]。2組以上の夫婦が含まれている家族は，複婚家族 polygamous family と合同家族 joint family（マードックの用語では拡大家族 extended family）に分けられる。複婚家族は，一夫多妻婚などの複婚により，1人の男性ないし女性，彼/彼女の複数の配偶者とその子どもたちで構成される家族である。合同家族は，子どもたちが結婚後も配偶者や子どもたちとともに親と同居しつづける形態をとる家族である。合同家族のうち，それぞれの世代には1組の夫婦だけしかいないものを，直系家族 stem family という。日本の「三世代家族」といわれている家族形態は直系家族である（▶図3-3）。

マードックの **▶**
「核家族普遍説」と
その批判 　マードックは，民族誌的データを使って250の社会の家族を調査した結果に基づき，核家族は人類社会に普遍的に見いだせる集団であるという「核家族普遍説」を提唱した[2]。彼は家族を，核家族，複婚家族，拡大家族（合同家族）に分類し，複婚家族は核家族が夫婦関係を通して結ばれたものであり，拡大家族は親子関係を通して結ばれたものであると説明した。しかし，前述のナーヤルのタラヴァードのように，家族から夫や父が排除されているような社会もある。米国の人類学者ラルフ・リントン Linton, Ralph（1893〜1953）は，婚姻関

---

1) マードック，G. P.：前掲書.
2) マードック，G. P.：前掲書.

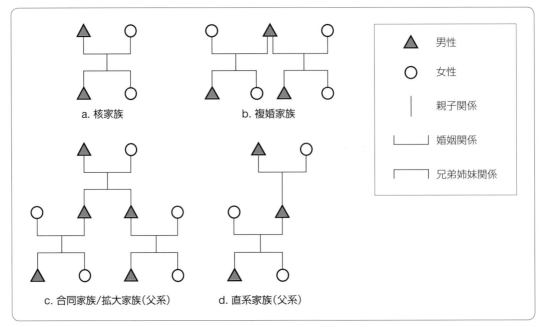

図の凡例:
▲　男性
○　女性
｜　親子関係
└┘　婚姻関係
┌┐　兄弟姉妹関係

a. 核家族
b. 複婚家族
c. 合同家族/拡大家族(父系)
d. 直系家族(父系)

▶ 図 3-3　家族類型

係を軸とする婚姻家族(核家族)に対して，ナーヤルのように血縁関係を軸とする家族形態を血縁家族 consanguine family とよんだ。また，夫婦関係・父子関係が安定せず，男性が夫あるいは父としての役割をほとんど果たさないため，家族が基本的に母と子で構成されるような社会がある。このような家族を母中心家族 matrifocal family という。母中心家族はカリブ海地域に多いが，北米インディアンやヨーロッパの一部にもみられる。さらに前述のカショーゴティネのように，成員が流動的で固定されない家族もある。

　このように，家族の形態は多様であり，その多様さはその社会の生業形態をはじめ，生存の状況を背景として存在している。

家族のサイクル▶　家族は時間の経過とともにその構成をかえていく。家族構成に影響を与えるおもなできごととして，家族構成員の誕生，死，結婚，別居などがあげられる。西アフリカの合同家族(拡大家族)を例にとると，子どもたちの結婚やそれに続く孫の誕生によって家族は拡大していくが，親が死ぬと子どもたちはそれぞれ自分の家族を連れて分散し，もとの合同家族は消滅する[1]。核家族の場合，子どもたちが結婚して家族を離れるにしたがって，家族は縮小し，やがて夫婦だけになり，夫婦の死によって消滅する。結婚して家族を離れた子どもたちは，それぞれ別の核家族を構成し，同様のサイクルを繰り返すことになる。

　このような視点で家族をみると，家族は自分が生まれて育てられた家族と，

---

1) Goody, J.(ed.): *The development cycle in domestic groups*. Cambridge University Press, 1958.

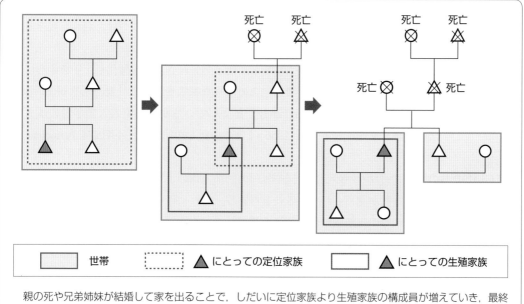

| 世帯 | ▲ にとっての定位家族 | ▲ にとっての生殖家族 |

親の死や兄弟姉妹が結婚して家を出ることで，しだいに定位家族より生殖家族の構成員が増えていき，最終的には完全に生殖家族へ移行する。

▶ 図 3-4　父系直系家族における定位家族から生殖家族への移行

自分が結婚してつくった家族に分類できる。前者を定位家族 family of orientation といい，後者を生殖家族 family of procreation という。親にとっての生殖家族は子にとって定位家族となる。直系家族の場合，結婚後も親夫婦と居住する子にとっては，定位家族と生殖家族が同時に存在することになる。しかし，兄弟姉妹が結婚して家を出たり，親が死んだりすることで，定位家族の構成員より生殖家族の構成員が増えていき，最終的には完全に生殖家族へと移行する（▶図 3-4）。

新しい家族のかたち ▶ これまで合同家族や直系家族が支配的であった社会においても，核家族が増加する傾向がある。また，核家族が「自然な」家族とされてきた欧米社会においても，未成年の子どもと父か母のどちらか一方だけからなるひとり親家族，離婚と再婚を繰り返した結果，親子関係が複雑になった家族，同性カップルの家族など，新しいかたちの家族が出現している。

ひとり親家族 ▶ 欧米社会でもひとり親家族は以前から存在していたが，以前は片方の親の死亡により生じることが多かった。しかし，現在は，離婚や未婚女性の出産によるひとり親家族が増加している。離婚した夫婦に子どもがいる場合，子どもは母親と生活することが多いので，ひとり親家族の多くは，母親と子によって構成されている。しかし，子どもは，別れた父親との関係も維持しつづけることが多く，父親が再婚したのちでも定期的に父親の新しい家庭を訪問する。父親と再婚相手との間に子どもができた場合には異母の兄弟姉妹ができ，父親が子連れの女性と再婚した場合には血縁のない兄弟姉妹ができることになる。子連

れのひとり親どうしが再婚して，新しい家族をつくる場合もあるが，その場合もそれぞれの子どもたちは以前の親子関係も維持しつづけ，別れた親を定期的に訪問することが多い。

離婚と再婚が繰り返されると，親子関係はさらに複雑化し，子を中心に家族が拡大していく。英語では，このような家族を一般に「混合家族 blended family」「拡大家族 extended family」とよんでいるが，英国人人類学者のボブ・シンプソン Simpson, Bob（1956～）はこの新しい家族を「不明確家族 unclear family」とよんでいる[1]。

新しいかたちの▶
「拡大家族」ヨーロッパの一部の国や米国の一部の州のように，同性カップルに養子をとる権利が認められている社会もある。それに伴い，精子提供や卵子提供・代理出産等の生殖補助医療技術を利用して，カップルのどちらかと生物学的つながりのある子をつくり，その子を生物学的つながりのないほうのパートナーの養子にするというようなケースも増えてきている。このようなカップルの中には，精子・卵子の提供や代理出産によって生殖に協力した人にも子に対する訪問権など，親としての一定の権利を認め，そうした「親」ないしその家族を含めたゆるやかな「拡大家族」を形成しているようなケースもある。

欧米にみられるこのような「新しい」家族形態も，民族誌に目を向けると，必ず似たような事例が存在することは注目に値する。文化人類学は，このように先進国に出現した「新しい」家族を考える際にも，そうした新しいかたちの家族が生まれてくる理由や背景を理解する手だすけとなる。

C｜家族をこえたつながり

本節では家族をこえた集団ないし関係を検討する。まず，家族と同じように，生殖や結婚に基づく関係によってつながるが，家族をこえて広がっている親族についてみていく。さらに，主として地縁でつながるコミュニティ（共同体）と，ネットワークを通してつながるボランタリー・アソシエーションについて，それぞれ考える。最後に，国家について考える。国家も主として地縁に基づくコミュニティの1つであるが，国家は個人や他の集団・組織・コミュニティを規定し，拘束し，特徴づけるという点において，明らかにほかのコミュニティとは異なっている。そのような国家の特殊性について考えるとともに，国家が個人や他の集団をどのように規定し，拘束するか，また，個人や他の集団はどのような関係を国家と取り結んでいるかを，さまざまな例を通して検討する。

---

1) Simpson, B.：*Changing families*：*An ethnographic approach to divorce and separation*. Oxford, Berg, 1998.

① 親族

親族は家族と重複する部分をもつ社会集団かつ制度であり，家族と同様に，生殖や結婚によって生じた関係(あるいはそれをモデルとした関係)をもつ人々によって構成されている。しかし，親族には家族よりも遠い関係にある人々も含まれている。また，あとで述べるように，家族の成員ではあっても，同じ親族集団の成員ではないという場合もある。現代社会においては，家族よりも大きな社会集団である親族が集団として活動することは少なくなっている。そこで，ここでは，人間関係をカテゴリー(範疇)化する枠組みとして親族を考え，変容する社会の中で親族がどのような意味をもつかを考える。

1 人間関係のカテゴリー化とその多様性

親族と非親族▶　どの社会においても，人は自分以外の人間を，血縁や婚姻による関係，もしくはそれをモデルとした関係をもつ人々とそうでない人々，すなわち親族と非親族に分けている。しかし，どのように親族と非親族を分けるかは社会によって異なる。

親族と非親族の分類をあらわすために，人はさまざまなシンボルを用いる。とくに，血，骨，肉といった身体を構成する物質は，多くの文化で，親族のシンボルとして用いられる。特定の動物が，親族のシンボルとして用いられる場合もある。レヴィ=ストロースは，トーテミズムを社会集団間の関係を表現す

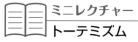

ミニレクチャー
トーテミズム

ある出自集団が特定の動植物や自然現象と特別な関係をもっていると考える社会についての民族誌は，地球上に広範に分布している。この特定の動植物や自然現象をトーテム totem といい，トーテムと特定の出自集団との間に特別な関係があるとする信仰，それに基づく慣行や宇宙観をトーテミズム totemism という。トーテミズムは，しばしば，トーテム集団内の結婚を禁止する外婚制とトーテムとなっている動植物を食べることを禁止する食のタブーを伴う。

マリノフスキーはトーテムとなるものに動植物が多く，さらにトーテムである動植物を食べることが禁止されることが多い理由を機能主義的立場から以下のように説明した。動植物がトーテムとして選ばれることが多いのは，未開人の意識において最も重要な位置を占め，強烈な感情をよびおこす食物の提供源となる動植物がその集団の成員にとって主要な関心事となるからである。そして，

その動植物が食の禁忌の対象となるのは，殺したり食べたりすることを禁止することにより，その種を増殖させる力が肯定されるからである。

これに対して，レヴィ=ストロースは，動植物がトーテムに選ばれるのは，マリノフスキーのいうように「食べるのに適している」からではなく「考えるのに適している」から，すなわち，複数の動植物の種の間にみられる相同と相違の関係が社会集団間の関係を表現するのに適しているからであると主張した。

集団の象徴として動物を選ぶのは，日本を含めた先進国でもよくある。日本の球団の多くは「阪神タイガース」「埼玉西武ライオンズ」といったように動物の名前をつけている。また，米国の共和党のシンボルは象で民主党はロバである。このように，私たちもトーテミズム的思考を共有しているのである。

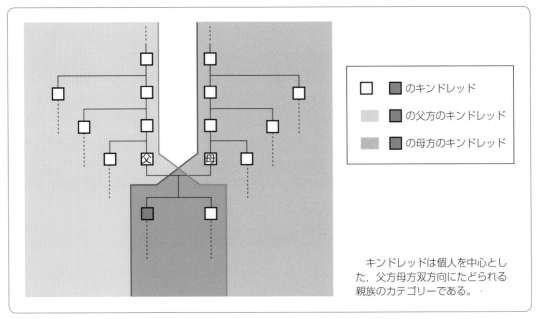

凡例
□■ ■のキンドレッド
▨ ■の父方のキンドレッド
▨ ■の母方のキンドレッド

キンドレッドは個人を中心とした，父方母方双方向にたどられる親族のカテゴリーである。

▶図3-5　キンドレッド

る思考法の1つとしてとらえ，トーテムによって出自集団間の分類，相違，対立といった関係があらわされていると説明している[1]。

キンドレッド▶　親族をたどるとき，父の側を父方（ちちかた），母の側を母方（ははかた）という。日本の民法が規定する親族の範囲のように，父方母方の双方向へ等しく広がる親族のたどり方を，双方的 bilateral あるいは共系的 cognatic という。そして，このように自己を基点として双方的にたどられる親族のカテゴリーをキンドレッド kindred という。キンドレッドは個人を中心とする概念であるため，親子の場合でも，それぞれのキンドレッドに含まれている人々がすべて一致するということはない。まったく同じキンドレッドをもつのは，両親が同じであるキョウダイだけである（▶図3-5）。キンドレッドはカテゴリーであって集団ではないので，集団として機能することはないが，キンドレッドの中の一部の人々が必要に応じて招集され，相互扶助や儀礼活動を行うことはよくある。

リニージとクラン▶
（氏族）　キンドレッドが双方的にたどられるのに対して，男女どちらか一方の性のみを通してつながる人々を親族とするたどり方がある。このような親族のたどり方を単系 unilineal という。単系でつながる親族は，ある特定の祖先を基点とし，そこから父系出自もしくは母系出自によって組織化される出自集団 descent group を形成することが多い（▶69ページ，ミニレクチャー「出自」）。父系出自集団における母親，または母系出自集団における父親は，自分とは異なる出自集

1）レヴィ゠ストロース，C.（1962）著，仲沢紀雄訳：今日のトーテミスム．みすず書房，1970．

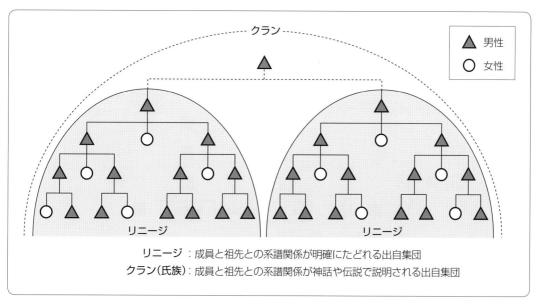

リニージ：成員と祖先との系譜関係が明確にたどれる出自集団
クラン（氏族）：成員と祖先との系譜関係が神話や伝説で説明される出自集団

▶ 図3-6　父系クランと父系リニージ

団の成員であるため，家族であっても同じ親族集団には属していない[1]。

　成員と祖先との系譜関係が明確にたどれる出自集団をリニージ lineage といい，成員と祖先との系譜関係が神話や伝説で説明される出自集団をクラン（氏族）clan という（▶図3-6）。南アメリカ低地やオーストラリア先住民社会では，しばしば社会が2つの単系出自集団に二分されている。このような集団を半族moiety という。半族は多くの場合，外婚制を伴い，半族間で交換婚を行う（▶79ページ，ミニレクチャー「限定交換と一般交換」）。

日本の親族▶　日本は民法で親族の範囲を①6親等内の血族，②配偶者，③3親等内の姻族（配偶者の3親等内の親族，3親等内の親族の配偶者）と規定している（▶図3-7）。つまり，法で定められた親族というのは，系譜上で一定の範囲内にあるキンドレッドと姻族ということになる。実際，私たちが日常語で「親類」とよんでいる人々は，ほぼ，この範囲に入っている。しかし，この範囲内の人でも，親族としての付き合いがほとんどない人もいれば，たとえば4親等のイトコの配偶者のように，この範囲外でも，親族として付き合っている場合もある。このよ

---

1) 単系出自社会であっても，他の出自集団から婚入してきた者を，一定の期間や条件（たとえば子どもが生まれるなど）を満たしたのちに，成員として認めるような社会もある。また，形式と実態でズレがある社会もある。たとえば，父系出自をとる中国や韓国では，女性は結婚後も父系の姓を保持しており，その点では，生涯を通して父系出自集団の成員のままである。しかし，夫の出自集団の祭祀の準備をするなど，夫の出自集団の成員として行動し，死後は夫の出自集団の祖先として祀られるなど，実態としては夫の出自集団の成員とみなされているといえる。

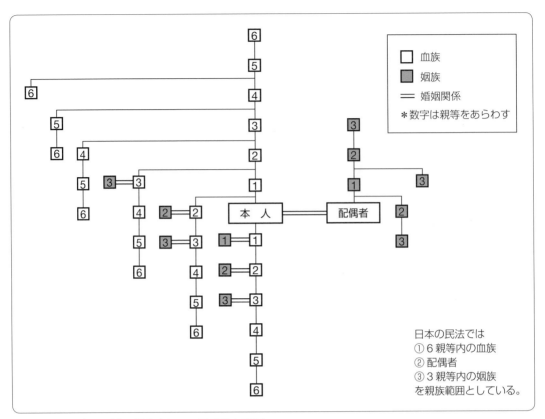

▶ 図 3-7　日本の民法で規定されている親族の範囲

うに，親族は系譜上の距離関係だけでなく，社会的距離[1]によっても規定される
るため，法的な親族と実際の付き合いとの間にズレが生じることも多い。また，
日本の場合，一定の範囲の姻族は法的にも社会的にも親族に含まれているが，
中国や韓国のように姻族を親族に含まない社会もある。

　日本の場合，日常的な付き合いにおいても，双方的な親族関係がもたれることが
とが多い。結婚を禁止する範囲も，法的にも慣習的にも，父方母方の違いがな
い場合が多い。その一方で，姓，墓，土地，農協や漁協の正組合員の成員権の
継承については父系的な傾向がみられる。このように，日本では，双方的な親
族のたどり方と父系とが混在している状況にある。

韓国の親族▶　これに対して，韓国の親族は非常に厳密な父系制をとっている。韓国では，
人々は，門中（ムンジュン）とよばれる分節化された父系リニージに所属して
いる。婚姻も父系に基づく外婚制となっていて，1997年までは，同じ父系氏
族に属する者どうしの結婚は法律で禁じられていた。この法律は1999年に適

---

1) 新型コロナウイルス感染症（COVID-19）のパンデミックの際に，感染症の拡大を停止ま
　たは減速させるために，人と人との間に物理的な距離をとることを「ソーシャルディス
　タンス social distance（社会的距離）」とよんだが，本来，「社会的距離」とは個人と個人
　との間，集団と集団との間における親密性や親近性の度合いのことをいう。

用中止となり2008年には削除されたが，現在でも，同じ父系氏族との結婚については忌避感が強く残っている。

親族名称による分類 ▶ 親族関係をもつ人々を分類しカテゴリー化する際に，1つの指標となるのが日本語表現でいえば，父，母，オジ，オバといった親族名称 kinship terminology である。19世紀の米国人人類学者ルイス・モーガン Morgan, Lewis H.（1818～1881）は，親族名称体系を，直系親族に対する名称（たとえば「父」）が一部の傍系親族（たとえば父の兄弟）に対しても用いられる類別的体系 classificatory system と，直系親族と傍系親族が区別される記述的体系 descriptive system に二分した[1]。モーガンは親族名称体系を婚姻・社会制度の進化と関係づけて考え，社会は，原始乱婚から兄弟たちと姉妹たちが集団で結婚するプナルア punalua 婚へ，さらに一夫一妻婚へ進化したと結論づけた。モーガンの進化理論はその後否定されることとなったが，親族名称に着目して分類を行った彼の研究は，その後の親族名称研究への道を開くことになった。

親族名称は，それぞれの社会で人々自身がどのように自分の親族を分類し，カテゴリー化しているかを示すものである。親族関係が土地や家畜の所有関係を規定するような社会においては，誰が誰からどのような親族名称でよばれているかということが非常に重要になってくる。

擬制的親族 ▶ 一定の法的，社会的，あるいは儀礼的手続きを経ることによって，親族関係がない者どうしが互いを親族とみなすことがある。これを擬制的親族 fictive kinship という。擬制的親族となった者との間には親族と同等の，あるいは親族に準じた権利・義務が発生する。たとえば擬制的親族の間には，インセスト・タブーなど親族的規範が適用される。

擬制的親族になるための手続きや，擬制的親族がもつ親族としての権利・義務の範囲は，社会によって異なる。その中で，養子制度は親子関係がない者の間に法的社会的に親子関係を設定する制度であり，養子と養親の間には実の親子と同等の権利・義務が認められる。

コンパドラスゴ ▶ カトリック社会，とくにラテンアメリカでは，子どもが洗礼を受けるときに洗礼親（名づけ親・教父/教母）god parent をたて，両者の間に生涯にわたる親子関係を設定するコンパドラスゴ compadrazgo という制度がある。洗礼親は子どもに対してさまざまな援助や庇護を与え，子どもは洗礼親に対し尊敬と服従をもって奉仕する。また，洗礼親と子の親との間にも密接な関係が築かれる。コンパドラスゴには，カトリックの洗礼式において子に命名するという儀礼的な役割もあるが，洗礼親が子や子の親に対して果たす社会的・経済的役割が大きいと考えられている。

日本の擬制的親族 ▶ 日本にもさまざまなタイプの擬制的親族があり，社会の中で重要な役割を果

---

1) Morgan, L. H.：*Systems of consanguinity and affinity of the human family*. Washington, Smithsonian Institution, 1871.

たしてきた。さまざまな種類の養子(婿養子, 夫婦養子など)のほか, 取り上げ親, 拾い親, 名づけ親, 烏帽子親(元服親), 仲人親といった通過儀礼と結びついたものや, 寄親や親方子方関係のように主従関係, 経済社会的関係, 徒弟関係と結びついたものもある。

　また同世代に属する者との間で結ばれる義兄弟 blood brotherhood の関係は, 日本だけでなく, アフリカのアザンデ Azande 社会や, その他多くの社会でみられる慣行である。

　擬制的親族関係は, 個人どうしのみならず, 個人の属する集団間にも拡張されることが多く, 社会的関係を広げる手段の1つとして多くの社会で用いられている。

2　現代社会における親族の意味

親族関係の変化▶　伝統的な社会では, 多くの場合, 親族は一定の範囲内に居住する地域的集団だった。しかし, 産業化が進んで, 人々の移動が頻繁かつ広範囲になると, 互いに遠く離れて暮らす親族も増えてきた。その一方で, 交通手段や通信手段の発達により, 遠く離れている親族どうしでも互いに訪問したり, 連絡を取り合ったりすることは以前ほどむずかしいことではなくなった。このような社会では, 親族は, 同じ地域社会の中に住み, つねに対面的な関係を取り結ぶ集団から, 日常的に顔を合わせることはないが, 互いに連絡を取り合い, 冠婚葬祭といった儀礼のときには集まり, なにか問題がおきたときに協力するような社会的ネットワーク(▶96ページ)にかわってきている。

親族の機能▶　伝統的社会では, 親族は単に結婚や居住を規定するだけでなく, 集団として地域共同体を形成したり, 土地所有や水利管理を行ったりするといったように, 政治や経済と深く結びついて, 社会の基盤として機能してきた。

　英国の人類学者エドワード・エヴァンズ=プリチャード Evans-Pritchard, Edward E.(1902〜1973)は, ヌアー社会の親族体系と政治体系の関係について詳細に論じている[1]。ヌアー族の父系リニージはさまざまなレベルで分節化されていて, 同じレベルにあるリニージが集まって, より上位のリニージを構成するという, 入れ子構造になっている。また, 政治的単位である村落も, 同じように分節化された入れ子構造となっており, リニージの体系と政治的テリトリーの体系は重なり合うものとされている。しかし, 実際のヌアー社会には, 成員のすべてが父系親族であるような村落は存在しないし, 村落間がすべて父系出自でつながっているわけではない。政治的単位である村落あるいは村落間の関係をリニージという親族関係の用語で表現するとき, それは政治的構造をわかりやすく説明するイディオム(慣用句)として用いられているのである。

---

1) エヴァンズ=プリチャード, E. E.(1940)著, 向井元子訳：ヌアー族——ナイル系一民族の生業形態と政治制度の調査記録. 岩波書店, 1978.

現代社会における▶
イディオムとして
の親族の機能

　このような，イディオムとしての親族の機能は，伝統的社会だけでなく現代社会でもみられる。たとえば，あとでみるように，国家の統合や国家元首と国民のつながりを強化するために，「親」「子」「キョウダイ」「家族」「同じ血をもつ」といった親族（家族）の言語が非常によく使われている。これは国家以外の集団や組織にもあてはまることである。

親族の宗教的機能▶
　親族組織が宗教とつながりをもっている社会も多い。親族が祖先祭祀を行う宗教集団として機能している社会は多くみられるし，トーテミズムにみられるように親族体系がその社会の世界観と密接に関係している場合もある（▶89ページ，ミニレクチャー「トーテミズム」）。

親族の機能の変容▶
　産業化・都市化が進んだ現代社会における親族の機能は，家族の機能と同様に，伝統的社会に比べて小さくなっている。結婚や居住は親族によって規定されるものではなく，個人が自由に選択するものとなった（▶124ページ，第4章「個人の選択」）。その結果，親族は，一定の地域に居住して，政治や経済を規定したり相互扶助を行ったりする集団としては機能しなくなった。現代社会では，

ミニレクチャー
日本の家とレヴィ=ストロースのイエ概念

　日本の「家」という語は，人が居住する建物だけでなく，そこに居住する集団も意味する。伝統的な家は近親者だけでなく，遠い親族関係者や血縁関係のない奉公人，さらには，死者である先祖やまだ生まれていない子孫も構成員とする。家には永続性があり，その永続性は土地・家屋・家産などの物質的な財と家名・家長の位・家格・慣習などの非物質的な財をあと継ぎに伝達することによって維持される。あと継ぎについては，生物学的な血縁関係の連続性よりも，あと継ぎを確保するということそのものが重視されるため，適切なあと継ぎがいない場合は，多様な養取による擬制的親族関係を広範に利用し，家の永続がはかられる。

　家は近代化の過程で，明治民法で規定された戸主制のもと，家父長=戸主が率いる近代的家族として国家体制の中に組み入れられた。戦後，民主化に伴い，戸主制は廃止され家は解体したと言われているが，冠婚葬祭はいまでも家が中心となって行われている。墓も家単位でつくられているので，死んだときは原則として家単位で埋葬されることになり，「○○家のご先祖さま」として子孫に祭祀をしてもらうことになる。しかし，家族の解体が問題となっている日本で，今後，このような家を中心とした慣行は変化していく可能性もある。

　レヴィ=ストロースは，日本のように，イエ house を構成単位とする社会が地球上の広範な地域に分布することを指摘し，このような社会は「家族」「クラン」「リニージ」といった親族の概念より，イエという概念で説明するほうがよりよく理解できるとして，これらの社会をイエ概念でとらえ直すことを提唱した。レヴィ=ストロースのイエ概念を要約すると以下のようになる[1]。

(1) イエはそれを構成する成員が交替しても，それ自体は変化しない法人格的性格をもつ。

(2) イエはそれ自体で権利・義務の主体となる。

(3) イエは物質的財・非物質的財をともに所有する。

(4) イエの永続はその名前，財産，称号などが，実の，もしくは擬制的な出自のつながりを通して伝達されることによって保たれる。

(5) イエはその永続のために縁組と養取による擬制的親族を広範に利用する。

(6) イエは父系と母系，出自と居住，上昇婚と下降婚など，これまでの親族研究では互いに排他的であると思われていた概念の再統合を可能にする制度である。

(7) イエ社会に共通する社会構造的特徴は政治・経済的利害のために親族を利用することである。

1) Lévi-Strauss, C. (1984): *Anthropology and myth: Lectures, 1951-1982* (trans. by Roy Willis). pp.151-152, Oxford, Basil Blackwell, 1987.

移民

国際移住機関 International Organization for Migration (IOM)は「移民」を「本来の居住地を離れて，国境をこえるか，一国内で移動している，または移動したあらゆる人」と定義しているが，通常は「自発的意思に基づき外国に移住する人」をさすことが多い。従来の移民研究は，移民先での適応や移民先で形成されるコミュニティやネットワークを対象とするものが多かったが，近年は，交通や情報通信技術の発達により，出身国のコミュニティとの連続性を維持したり他国にいる同胞の移民どうしでネットワークを構築したりすることが可能となったため，移民の国境をこえたネットワーク・コミュニティ（▶99 ページ，「ネットワーク・コミュニティ」）についても研究が行われている。

親族の政治経済的機能や日常的な相互扶助機能のほとんどが，国家や企業，親族関係のない近隣集団といった他の組織や集団にとってかわられている。

親族のつながりと▶
**　その現代的機能**
しかし，だからといって，現代社会において親族が重要でなくなったわけではない。前述のように，現代社会では親族は多くの場合，集団ではなくネットワーク[1]として機能するようになっている。親族のネットワークは一度途絶えても復活させやすく，利用しやすい。西ヨーロッパや北米を対象とした研究によると，これらの社会における社会的ネットワークの多くは，意外にも，親族を基盤としたものであり，重要な情報や資源はそのような親族を基盤としたネットワークを通して得られている[2]。非常事態が発生したときの人的もしくは物的資源の動員も，多くの場合，親族のネットワークを通して行われる。現代社会の人々の移動は頻繁かつ広範囲にわたり，移民も多くみられるが，その際にも移民先の選択や移民後の生活基盤の確立などにおいて，親族のネットワークが重要な役割を果たすことが多い。

このように文化人類学は伝統社会の親族だけでなく，現代社会における親族のつながりやその意味を考える際にも有用である。

② コミュニティとボランタリー・アソシエーション

1 コミュニティ（共同体）

コミュニティの▶
**　　　定義**
人々は血縁や婚姻以外にもさまざまなかたちでつながっている。そのようなつながりの1つにコミュニティ community（共同体）がある。コミュニティは，

---

1) ネットワークとは「リンク link（経路）」によって結ばれている複数の「ノード node（節点）」からなる網状の構造をもつシステムである。それぞれのノードを結ぶリンクによって情報や物がノードへ運ばれる。ネットワークには物流ネットワークや交通ネットワーク，コンピュータ・ネットワーク，通信ネットワークなど，さまざまなものがあるが，文化人類学でネットワークという場合は，主として個人や集団，組織がノードとなり，社会的関係や特定の関心・目的で結びついている社会的ネットワークをさす。
2) エリクセン，T. H.（2004）著，鈴木清史訳：人類学とは何か．p.153，世界思想社，2008．

学問においても現実の社会生活においても多用される概念であるが,「コミュニティ」という言葉であらわされる集団ないし領域はさまざまであり,定義することがむずかしい概念でもある。

　学問上,はじめてコミュニティという概念を提示した米国の社会学者ロバート・マッキーヴァー MacIver, Robert M.(1882～1970)は,コミュニティを「社会生活の,つまり社会的存在の共同生活の焦点」と定義している[1]。マードックは,コミュニティを「ふつう,対面的な結びつきの中で共住する人々の集団であって,その最大のもの」と定義し,どの人間社会にも存在する普遍的な社会集団であるとしている[2]。また,米国の文化人類学者であるロバート・レッドフィールド Redfield, Robert(1897～1958)は,コミュニティの特質として,①社会的スケールの小規模性,②成員の行動や思考の同質性,③他とは異なっているという意識,④広範囲のニーズを持続的に満たすことができる自給性,の4つをあげている[3]。一方,米国の社会学者ジョージ・ヒラリー Hillery, Gorge A.(1927～1996)は,94のコミュニティの定義を検討し,これらの定義に共通しているのは「人々に関係している」ことだけだと結論づけた。しかし,ヒラリーは,これら94の定義のうち,4分の3以上に「地理的領域」「社会的相互作用」「共通の絆(きずな)」という要素が含まれていることも指摘している[4]。

コミュニティの
多様性 ▶ 　文化人類学の研究では,コミュニティは地域性 locality を基盤とする概念としてとらえられることが多かった。しかし,一口に地域性といっても,限定された比較的狭い地域に住んでいる集団もコミュニティであるし,米国の政治学者ベネディクト・アンダーソン Anderson, Benedict(1936～2015)が『想像の共同体 Imagined Communities』で論じているように,国家もコミュニティの1つといえる[5]。また,欧州共同体 European Community のように複数の国家を包摂(ほうせつ)している場合にも「コミュニティ」という言葉がつかわれる。さらに,最近のネットワーク・コミュニティ network community のように,現実に一定の空間を占めるという地域性を基盤としないコミュニティ概念もある[6](▶99ページ,「ネットワーク・コミュニティ」,「ネットワーク・コミュニティと地域コミュニティの違い」)。

1) マッキーヴァー,R. M.(1924)著,中久郎・松本通晴監訳：コミュニティ——社会学的研究：社会生活の性質と基本法則に関する一試論. p.47,ミネルヴァ書房,2009.
2) マードック,G. P. 前掲書. p.108.
3) Redfield, R.(1949)：*The little community and peasant society and culture*. p.4, University of Chicago Press, 1960.
4) Hillery, G. A. Jr.：Definitions of community：Areas of agreement. p.117, *Rural Sociology* 20：116-131, 1955.
5) ベネディクト,A.(1983)著,白石隆・白石さや訳：想像の共同体——ナショナリズムの起源と流行. リブロポート,1987.
6) さまざまな種類やレベルのコミュニティを取り上げている研究書として,中牧弘充編：共同体の二〇世紀. ドメス出版,1998や,渡辺靖：アメリカ・コミュニティ——国家と個人が交差する場所. 新潮社,2007がある。

近隣集団 ▶　現実の空間を共有する人々で形成される集団の中で最も小さいのが，近隣集団 neighboring group であるが，その範囲や組織化の度合いは異なる。たとえば，日本の町内会・自治会のように地域的に明確に組織化されているものもあれば，いわゆる「隣近所」のように町内会より狭い範囲に限定され，とくに組織化はされていないが，日常的に相互に関係をもち，なにかあったときにはたすけ合う小集団もある。

　　より狭い地域に限定されている「隣近所」の人々は，日常的に顔を合わせる対面的な関係にあり，親族と同じように，あるいは親族以上に密接な付き合いをする場合も少なくない。日本でも「遠くの親類より近くの他人」ということわざがよく使われている。韓国では隣近所をあらわす「イウッ」という語と父方のイトコをあらわす「四寸（サーチョン）」という語を組み合わせた「イウッ四寸」という言葉で，隣近所の親しい人をあらわす。韓国社会は父系の血縁を非常に重視する社会だが，その韓国でも隣近所の親しい人は父方のイトコに匹敵する存在と考えられているのである。

地域コミュニティ ▶　近隣集団も地域コミュニティの 1 つであるが，地域コミュニティ local community はさらに広い範囲を包含する概念である。その範囲には，さまざまなレベルがあるが，文化人類学ではマードックの定義である「対面的な関係の中で共住する人々の最大集団」を想定する傾向が強い。そのため，フィールドワークの対象も，たとえば村落 village のような，対面的なレベルの小規模な地域コミュニティにすることが多かった。

　　一方，社会心理学者の三上俊治は，日本の地域コミュニティの範囲として，町内会・自治会の範囲である近隣地域，小中学校区，消費・レジャー生活圏や市区町村，都道府県などの行政区をあげている[1]。このうち，最小の行政区域である市区町村は，家族・親族から国家へ移された教育や福祉等の機能の実務が行われる範囲であり，この区域の行政機関である地方自治体は，個人にとって最も身近にある行政機関である。この最小の行政区域は，フィールドワークを行う範囲としては広すぎるため，これまであまり文化人類学の直接的な研究対象とはされてこなかった。しかし，近年，このような行政区域を対象とする文化人類学的研究も増えてきている[2]。現在，地方行政機関が私たちの社会生活の中で果たしている役割の大きさと重要性を考えると，こうした行政区域に関する文化人類学的研究は今後さらに進められるべきだろう。

---

1) 三上俊治：社会情報学への招待．p.148，学文社，2005．
2) たとえば Vike, H.：Reform and resistance：A Norwegian illustration. In Shore, C. & Wright, S.（eds.）：*Anthropology of policy*：*Critical perspectives on governance and power*. pp.195-216, Oxford, Routledge, 1997 や，岡田浩樹：地域社会への貢献をめぐる日本の人類学の諸問題（＜特集＞大学―地域連携時代の文化人類学）．文化人類学 72（2）：241-268, 2007 がある。

年齢集団/ピアグループ

たとえば村落といったような一定の地域の中で年齢・世代を基準として形成される集団を年齢集団 age group という。一般に年齢集団は，年齢だけでなく性によっても分けられ，それぞれ異なる機能と意味が与えられる。日本の場合，男性には子ども組・若者組・戸主組・隠居（年寄）組など，女性には子ども組・娘組・主婦組・婆組などの序列化された年齢集団があり，一定の年齢に達したり戸主や主婦といった特定の立場になったりすると次の年齢集団に移行した。このような制度を年齢階梯制 age-grade system という。

年齢集団に似たものとしてピアグループ peer group があるが，ピアグループは年齢だけでなく，興味，社会的地位，経歴，価値観などを共有する人々によっても形成され，仲間集団，同輩集団ともいわれる。年齢によって形成される場合は，主として児童期・思春期の仲間集団をさす。

ネットワーク・コミュニティ ▶　カナダの社会学者バリー・ウェルマン Wellman, Barry（1942〜）は，コミュニティ概念から地域性を排除し，コミュニティを「社交・支援・情報・帰属意識・社会的アイデンティティを与えるような，個人間のつながりのネットワーク」と定義している[1]（▶57 ページ，「アイデンティティとはなにか」）。

近年の情報通信技術の目ざましい発達により，人々は遠距離にいる人とも容易に連絡をとり合い，情報を交換できるようになった。とくに，インターネットに代表される情報通信技術は，互いに離れた地域に住む人々が速くかつ安くつながることを可能にした[2]。人々はこうした情報通信技術を用いて，地域に限定されることなく，共通の関心や目的をもつ人々と，ウェルマンが定義するところのコミュニティを形成している。このようなコミュニティをネットワーク・コミュニティ network community という。インターネットは，ネットワーク・コミュニティを形成する手段の 1 つであって，ネットワーク・コミュニティの必要条件ではないが，一般に「ネットワーク・コミュニティ」という言葉がつかわれる場合は，インターネット上で形成されるコミュニティをさす場合が多い。

ネットワーク・コミュニティは地域性が排除されているが，地域コミュニティと排他的な関係にあるわけではない。多くの地域コミュニティは，地域内にネットワーク・コミュニティをつくることによって，地域を活性化しようとしている[3]。

ネットワーク・コミュニティと地域コミュニティの違い ▶　ネットワーク・コミュニティの成員は，通常オンライン上でつながっていて，対面的な関係をもつことが非常に少ない。したがって，ネットワーク・コミュニティは，身体性が低い。これは，成員が基本的には相互に顔を合わせる対面

1) Wellman, B.：Physical place and cyber place：The rise of personalized networking. p.228, *International Journal of Urban and Regional Research* 25（2）：227-252, 2001.
2) 新型コロナウイルス感染症（COVID-19）のパンデミックの際には，このような情報通信技術がリモート会議，テレワーク，オンライン授業などに活用され，社会経済活動の維持に寄与することとなった。
3) 干川剛史：デジタル・ネットワーキングの社会学．pp.34-49, 晃洋書房，2006.

的な関係を前提としている地域コミュニティと大きく異なる点である。

　その他，地域コミュニティとの違いとして，自発性と匿名性の高さがあげられる。地域コミュニティの場合は，原則として当該地域に居住していればコミュニティの成員権を得ることができるが，ネットワーク・コミュニティの成員権は自発的にネットワークに参加しないと得ることができない。また，ネットワーク・コミュニティは，地域コミュニティに比べて匿名性が高い。地域コミュニティも範囲が広がるにつれて匿名性が高くなっていくが，ネットワーク・コミュニティの場合は，匿名で参加できるものが多い。これは先に述べたように，ネットワーク・コミュニティが，成員相互の対面が非常に少ない，身体性の低いコミュニティであるということと関係している。この匿名性には，人々が意見や情報を発信する際に伴う心理的負担を減らしてコミュニティに参加しやすくさせるという利点があるが，その一方で誹謗・中傷や不適切・不正確な情報発信を行いやすくさせるという負の側面もあり，問題となっている。

2 ボランタリー・アソシエーション

ボランタリー・▶
アソシエーション
とはなにか
　アソシエーション association（結社）とは，特定の関心や目的をもつ人々がそれを達成するために意識的に結合して形成する自由で自律的な集団で，学校，教会，政党，組合，企業，クラブ，その他さまざまな営利・非営利団体がこれにあたる。アソシエーションの加入は原則として個人の自発的な意思に基づくものであることから，ボランタリー・アソシエーション voluntary association（自発的結社）ともいう。

ボランタリー・▶
アソシエーション
とコミュニティ
　多くの場合，コミュニティが共同生活の場であるのに対し，アソシエーションは共同生活を営む中から生じてくる特定の関心や目的を機能的に達成するために結成される。

　ボランタリー・アソシエーションの成員は社会的ネットワークによってつながっているため，ネットワーク・コミュニティと重なり合う部分が多い。しかし，ボランタリー・アソシエーションは狭義のネットワーク・コミュニティとは異なり，インターネット上のネットワークをもたない場合もある。また，ボランタリー・アソシエーションでは，成員どうしが実際に対面する機会を有することが多く，その意味で，身体性を伴う集団である。そのため，ボランタリー・アソシエーションは，ネットワーク・コミュニティに比べて匿名性が低いものが多い。

市民社会と▶
ボランタリー・
アソシエーション
　市民社会 civil society という概念には，古代ギリシア・ローマ時代にまでさかのぼる歴史的背景がある。市民社会には，これまでさまざまな定義が与えられてきているが，現代の市民社会とは，自由で独立した個人（市民）が共通の関心，目的，価値観などに基づき，相互に交流しながら，主体的に自分たちの社会のあり方を決めていく社会のことである。

　このような市民社会において中心的な役割を果たすと考えられているのが，

ボランタリー・アソシエーションである[1]。個人と国家との間にあるボランタリー・アソシエーションは，国家権力が肥大化するのを防いで個人の自由をまもるという役割を果たしている。また現代の社会問題は多様化・複雑化しているため，官僚組織である公的セクターでは解決できないような，個別の柔軟な対応を必要とする問題が多く存在する。このような問題を解決するためのボランタリー・アソシエーションも多く存在し，私たちの社会生活を支えている。

　これまでの文化人類学のボランタリー・アソシエーション研究は，秘密結社[2]やクラブなどを対象とするものが多かった。しかし，ここでは，現代市民社会において重要な役割を果たしているボランタリー・アソシエーションとして，ボランティア・グループ volunteer group とセルフヘルプ・グループ self-help group（SHG）を取り上げる。

ボランティア・
グループ ▶
　ボランタリー・アソシエーションのなかでも，とくに社会貢献性のある活動を行っている団体をボランティア・グループという。活動の分野は，社会福祉を中心に，医療，教育，文化，環境など多くの領域にわたっている。

　ボランティア活動の原則は自発性，無償性，奉仕性（利他性）の3つであるが，最近は有償のボランティア活動もある。また，ボランティア活動の新たな概念として，既存の社会システムに存在しない役割を担う先駆性，行政システムでは対応できないニーズにこたえる補完性，ボランティア活動が参加者の自己実現の場になるという自己実現性などがあげられている。

　ボランティア・グループの規模は，主として地域の問題解決を目的とする地域性の高い小規模なものから，NGO[3]のように国際的な問題の解決を目的とし，国際的に組織される大規模なものまでさまざまである。大規模なボランティア・グループになると，単に行政システムを補完するだけでなく，国家に影響を与え，国際政治さえもかえるような大きな力をもつ場合もある。

SHG（セルフ
ヘルプ・グループ）▶
　SHG（セルフヘルプ・グループ）とは，なんらかの共通の悩み，困難，問題をもつ人が同じ問題をもつ人々と相互支援を目的として自発的に形成する集団である。このような SHG は，1930 年代に米国でアルコール依存症患者によって形成された集団が最初のものだといわれている。SHG を形成するきっかけとなるような問題は，慢性疾患や難病といった病気や障害に関するものが多い

---

1) 佐藤慶幸：発題Ⅴ　ボランタリー・セクターと社会システムの変革．佐々木毅・金泰昌編：公共哲学7　中間集団が開く公共性．東京大学出版会，2002.
2) 秘密の入社式を伴う会員制の組織や団体。共通の目的を遂行するため会員に一定の守秘義務を課す。
3) NGO（Non-Governmental Organization，非政府組織）は，政府や政府間の協定によらずにつくられた民間の組織である。国内組織と国際組織の両方があるが，日本では一般的に NGO は国際協力に携わる組織とされている。NGO と似たものとして NPO（Non-Profit Organization，非営利団体）がある。広義の NPO には利益の分配を行わない民間団体がすべて含まれるが，一般的には各種のボランティア団体や市民活動団体のことをいう。NGO が国際的な問題の解決を目的とするのに対して，NPO は国内の問題の解決を目的とすると考えられている。

が，そのほかにもさまざまな依存症や嗜癖（しへき）に苦しむ人々による SHG がある。また，交通事故や犯罪によって近親者を失った遺族や，登校拒否・引きこもり・摂食障害など問題をかかえた子どもの親や家族など，問題の直接の当事者ではない人々がつくる SHG もある。

　SHG の特徴は，専門家に運営をまかせるのではなく，問題をかかえる人々自身が対等な立場で，みずからの経験を語り合い，体験や知識を共有することを通して相互に支援し合うということである。

③ 国家

1 国家の特殊性

国民国家の成立▶　現代の国家は，近代のヨーロッパで生まれた，領土・主権・国民によって形成される国民国家（ネーション・ステート nation-state）をモデルとしている。国民国家の「国民」は英語の「ネーション nation」という語を日本語に訳したものだが，「ネーション」という語には「民族」という意味もある（▶ミニレクチャー「民族, エスニック・グループ, 部族, 人種」）。つまり，国民国家は，「民族」（ネーション）と政治共同体である国家が一致することを前提としてつくられた概念である[1]。そして，同一民族は特定の地理的領域に居住しているという認識に基づいて，明確な国境線によって区切られた領土が画定され，近代ヨーロッパ世界は国民国家を単位として区割りされていった。その後ヨーロッパ以外の地域で建国された国家も，このような近代国民国家をモデルとしている。もちろん現実には，明確な国境線によって画定された領土の中にも異なる民族は存在するし，同じ民族が国境線で分断される場合もある。このような理念と実態の齟齬（そご）は，少数民族問題，領土問題，民族紛争など，多くの問題を生んでいる。

国家権力の特殊性▶　国民国家は主権を有する国民の集合体であると同時に，絶対的な権力（国家権力）を背景に，個人としての国民や国内の他の集団・組織（家族，企業，自治体など）を統治，支配，管理する装置でもある。英国人社会学者のアンソニー・ギデンズ Giddens, Anthony（1938〜）は，「国民国家による支配は，法と，さらに国内的および対外的暴力手段にたいする直接の統制によって正統化されていく」と述べ，近代以前の封建制・身分制・世襲による絶対君主制に基づく伝統的国家や他の社会集団・組織とは異なる国民国家の特殊性を明らかにしている[2]。国民国家は法のもとで個人の身体を拘束することや生命を奪うことがで

1) ゲルナーはナショナリズムを「政治的な単位と民族的な単位が一致しなければならないと主張するひとつの政治的原理」と定義している。ゲルナー, E.（1983）著, 加藤節監訳：民族とナショナリズム. p.1, 岩波書店, 2000.
2) ギデンズ, A.（1987）著, 松尾精文・小幡正敏訳：国民国家と暴力. p.144. 而立書房, 1999.

ミニレクチャー
民族, エスニック・グループ, 部族, 人種

民族とは出自や文化を共有する(あるいはそう思われている)人々の集団ないしカテゴリーであり, 国家をこえる大規模なものから数百人規模のものまで含まれる。民族を意味する英語には「国民」という意味ももつ「ネーション nation」と「エスニック・グループ ethnic group」がある。「エスニック・グループ」は, 「エスニック集団」ないし「民族集団」とも訳される。「ネーション」が政治的な主権を保持しているとみなされる集団ないしカテゴリーに使われるのに対し,「エスニック・グループ」は政治的な主権をもたない集団に対して用いられる。それぞれのエスニック・グループは「エスニシティ ethnicity」(その集団を特徴づける文化的特性)を有している。また,「エスニック・グループ」と同じ意味で「エスニシティ」という語が使われることもある。

日本語の「民族」は 19 世紀に「ネーション」の訳語としてつくられた語であるが,「エスニック・グループ」も含む包括的な語として使われている。日本語の「民族」に近い語としては, ethnic の語源でもあるギリシア語の「エトノス ethnos(民族)」がある。

民族と同様に出自や文化を共有する人々の集団をさす語として「部族 tribe」があるが, この語は植民地時代の人類学者が「未開」とみなしていた人々に対して用いた語で差別的ニュアンスがあるため, 現代の人類学, とくにアフリカに関する文脈では, あまり用いられなくなっている[1]。

また, 人間を骨格・皮膚・毛髪などの形質的な特徴によって区分したカテゴリーとして「人種 race」がある。「民族」や「エスニック集団」が文化的分類概念であるのに対し「人種」は生物学的分類概念であるとされてきたが, 現在の遺伝学では「人種」の科学的妥当性は否定されている。

---

1) ただし北米の先住民族に関しては法律用語として公式に使われている。

きる。また, 国内においては警察, 対外的には軍隊という物理的力を行使する手段を独占し直接統制することにより, 個人や他の集団・組織を支配し, 統治する。このように, 国家は個人や他の集団はけっしてもつことのできない権力を擁している。さらに, その行政管理的権力が及ぶ範囲が地理的に規定された領土範囲と完全に一致するという点で, 国民国家は伝統的国家とは明らかに異なっている。

国境の出現 ▶ 国民国家が出現する以前は, 国と国との境界は不明瞭であった。しかし, 明確な境界によって画定された領土の所有を要件とする国民国家の出現により, 国境は重要な意味をもつようになった。国家の独占的管理権力が及ぶ「国内」とそれ以外の「国外」は国境によって明確に区別され, 国境をこえる人々の移動は国家によって厳重に管理されるようになった。国民国家や国境という概念が浸透する以前の社会では,「国」の中の移動と「国」をまたぐ移動は区別されていなかった。そのため, 隣接地方から来た人も他の「国」から来た人も同じように「異邦人」として認識されていた。また, 国家の許可なしに入国した「違法な」移民という概念も存在していなかった[1]。

---

1) トーピー, J.(2000)著, 藤川隆男監訳:パスポートの発明──監視・シティズンシップ・国家. 法政大学出版局, 2008.

国境についての▶　国境をめぐる紛争は，たとえそれが自分の生活している場からはるか離れた
感情　ところでおこっていても，あるいは，不毛で役にたたない土地であっても，人々
の心に不安，怒り，憤りといった非常に強い感情を喚起させる。なぜ人々は国
境についてこのように強い感情をもつのだろうか。

　国家の独占的権力が接し合う国境についての紛争は，必然的に，他の国が権
利を主張する領土への侵犯を意味するため，国家間の重大な問題となる。また，
近代国家の主権は国境で区分された領土に均等にいきわたっているため，いか
に不毛で無益な土地であろうと，そこを侵犯することは，その国の主権をおび
やかすことになる。したがって，国家がこれを重大に受けとめ，対応するのは
当然である。しかし，人々が自国の国境を侵犯されたときにいだく感情は，こ
のような抽象的な主権概念によって喚起されるものではなく，もっと直観的か
つ身体的な感情である。

国家有機体説▶　初期の社会学理論の1つに，英国人哲学者・社会学者のハーバート・スペン
サー Spencer, Herbert（1820〜1903）が，ダーウィンの進化論に着想を得て提唱
した国家有機体説という学説がある。スペンサーは，生物有機体と同様に，社
会や国家も単純なものから複雑なものに進化していくと主張した。また，生物
有機体の各構成部分が全体のために機能するのと同様に，国家の成員である個
人も国家のために機能するという国家有機体説の考え方は，全体主義の論拠と
なった。

国境と▶　このように，国家有機体説は，現在では批判されている進化主義や全体主義
アイデンティティ　との結びつきが深く，その学問的有効性は失われている。しかし，国家を生物
有機体とするイメージは，現在でも頻繁に用いられている。国家の建国は英雄
や神の「誕生」神話と結びつけて語られ，国家の代表は「元首 the head of state」
とよばれ，国は「母国 mother land」「祖国 father land」と表現される。このよ
うな国家観は，個人と国家の間に相同関係をつくり出す。国家と個人のアイデ
ンティティ（▶57ページ，「A-1-1. アイデンティティと社会化」）が結びつけば，領土
は自分自身の身体のイメージと重なり，国境が侵犯されると，あたかも自分の
身体が傷つけられたかのように感じるようになるのである。

国家と国籍▶　国民国家は，その構成員である国民の安全をまもり，一連の権利を保障する
という保護的な側面と，国民を管理し支配するという権力的な側面をあわせ
もっている。いずれの場合にも，国家は国民と国民でない者を明確に区別する
必要がある。そのため，国民国家の誕生とともに国籍という概念が生まれた。
国家は国籍法によって国民とそうでない者を峻別するため，同じ領土内にい
る人々の間にも国籍の有無によって境界が設定されることになった。国家に国
民として認知された人々は，国家から保護や権利を与えられると同時に，国家
の管理や支配を受けることになる。一方，国民として認知されない人々は，国
家からの保護や権利を得られないだけでなく，「非」国民として排除される可
能性をもつ。

　人は，通常，出生によって国籍を取得する。出生による国籍の取得には，親の国籍を子の国籍とする血縁重視の血統主義と，親の国籍にかかわらず，自国で生まれた子に国籍を与えるという地縁重視の生地主義があり，どちらを採用するかはそれぞれの国家が国籍法によって定めている。血統主義は，日本を含むアジアやヨーロッパで採用している国が多く，生地主義は南北アメリカ大陸で採用している国が多い。

　出生後の国籍取得には身分行為(婚姻，養子縁組，準正[1]など)によるものと帰化によるものがあるが，このようなかたちで国籍を取得する者はごく一部の人々に限られている。とくに，貧しい国の国民が豊かな国の国籍を取得しようとする場合には，厳しい条件や審査が課せられるため，国籍の取得は非常に困難である。結局のところ，大多数の人々は，出生という本人の意思とはかかわりのない偶然のできごとによって，特定の国家と結びつけられ，人生のあり方さえも左右されている[2]。

2 国家とさまざまな集団との関係

国家と個人▶　国家は存続していくためにさまざまな資源を必要とする。そのなかでとくに重要なのは，国庫を維持するための財源と，その財源を生み出す労働力や軍隊を維持するための人的資源である。国家は国民から税を徴収し，場合によっては兵役を課すことによってこれらの必要な資源を確保する。この課税と徴兵を行うために，国家はその対象となる人々を掌握する必要がある(▶30ページ，第2章「文脈理解と相対化」)。そこで，近代国民国家は国勢調査や，戸籍制度，家族登録制度を用いて，直接，個人を管理し，支配するようになった。国家による個人の直接的かつ体系的な管理支配を可能にしたのは，情報を整然と収集，保管し，照合管理するための技術(情報のコード化，印刷，通信，輸送など)の発展であった。国家はこうした技術を使ってさまざまな統計を作成し，個人を直接的かつ体系的に管理支配している。国家が作成する統計を官庁統計という。官庁統計の中には，出生・婚姻・死亡に関する人口統計や，職業・居住・収入に関する統計，また「道徳統計」といわれる犯罪・非行・自殺などに関する統計も含まれており，個人の社会生活の多くの分野が網羅されている。

国家と家族▶　家族は，国家にとって，国民を再生産するために必要不可欠な単位である。それゆえ，近代国民国家は家族を基礎単位として国家を形成した。家族を国家の基礎単位とする「家族国家」は日本独特の国家形態であるという説があるが，近年の比較家族史研究では，西洋の近代国民国家も家族を国家の基礎単位とし

---

1) 婚姻関係にない父母から生まれた子どもが，嫡出子の身分を取得すること。
2) Brubaker, R.：Are immigration control efforts really failing？ In Cornelius, W.(et al.) (eds.)：*Controlling immigration：A global perspective.* pp.227-231, Stanford University Press, 1994.

て形成されたことが指摘されている[1]。家族は国民国家の基礎単位であり，国家は婚姻や財産，扶養義務などを定めた法によって家族を規定するとともに，戸籍や家族簿などによって家族を登録し，管理した。

　また，家族は国家の基礎単位であるだけでなく，国家全体を抱合するイメージとしても用いられる。国民国家の歴史をみると，元首とその配偶者を親に，国民をその子にたとえ，国家を「大きな家族」になぞらえることによって，国民の情緒的統合をはかるということが，しばしば行われている。

　現代の国家においても家族は基礎単位となっている。現在，日本のように家族単位で登録する戸籍制度を採用している国はほとんどないが，ドイツ・スイスには戸籍に近い家族簿がある。家族単位の登録が行われていない国でも，個人の身分登録や出生証書の記載を通して家族関係を追跡できるようにしている国がほとんどである。居住単位である世帯も住民登録などによって捕捉されているし，官庁統計調査である国勢調査も世帯を単位として実施されている。

　国家が実施する税制度や社会保障制度の多くは，家族を前提としてつくられている。日本の場合，所得税は個人単位で課税されるが，配偶者控除・扶養家族控除といった家族を考慮した控除があり，国民健康保険税は世帯が課税単位となっている。遺族年金は死亡した者に家族があることを前提としているし，生活保護は世帯単位で受給される。すでに述べたように，家族と世帯は必ずしも一致するものではないが，日本の場合，家族と世帯は一致するものという考え方が非常に強く，それが法や制度に反映されている。

　家族に関する法や政策は，近代国民国家が基礎単位として考えた核家族をモデルとしてつくられてきた。しかし，家族形態が多様化する現在，これらの法や政策と現実との乖離(かいり)が進み，問題となっている。

国家と
コミュニティ ▶　国家も地縁に基づくコミュニティの1つだが，これまでみてきたように，国家は他のコミュニティとは異なっている。とくに，文化人類学が対象としてきた対面的で小規模なコミュニティと国家は対極的なものと考えられ，国家とこのようなコミュニティの関係は二項対立的に説明されることが多かった。閉鎖的かつ自律的な伝統的コミュニティが，国民国家形成の過程で，国家の行政単位に組み込まれて，国家機構の末端組織として管理と支配を受けるようになり，コミュニティの弱体化，機能低下がおきた，という説明である。しかし，「閉鎖的かつ自律的な伝統的コミュニティ」という見方は近年批判されている。また，国家とコミュニティの関係を二項対立的関係とする説明は，国家とコミュニティの関係の1つの側面しかとらえていない。

　確かに，村落コミュニティのように対面的で小規模なコミュニティが国家体制の中に組み込まれた結果，コミュニティの伝統や慣習が失われ，コミュニティがもっていた相互扶助の機能の多くが国家にとってかわられたのは事実である。

---

1) 西川祐子：近代国家と家族モデル．吉川弘文館，2000.

しかし，その一方で，近年，小規模だった地縁的コミュニティが，従来のコミュニティの境界，さらには国家の境界さえもこえて拡大し，民族集団や先住民としての新しいコミュニティを形成している。このような大規模なコミュニティは実体としても機能し，国家と新しい関係を構築している。たとえば，北極圏の先住民であるイヌイット Inuit はその居住地に応じて米国（アラスカ），カナダ（極北部），デンマーク（グリーンランド），ロシア（シベリア極東部）に組み込まれ，政治的・経済的に支配されていたが，土地などの復権を求めるにあたり，属している小規模な村落コミュニティをこえイヌイットとして連帯して政府と交渉し，権利を勝ち取ってきた。さらに，これら4か国のイヌイットで構成されるイヌイット極域評議会 Inuit Circumpolar Council は北極圏の環境問題や資源問題に関して国際的な提言を行っている。

このほか，国境をこえたネットワーク・コミュニティや，欧州共同体のように，複数の国家を包含して，国家をある程度規制するようなコミュニティも生まれた。このようにコミュニティの概念が拡大されるなか，国家とコミュニティの関係も，「国家に包摂されるコミュニティ」「国家に支配されるコミュニティ」という従来の図式ではとらえきれなくなっている。

ゼミナール
復習と課題

❶ 「私は○○です」という文を10つくってみよう。つくった文をみて，自分のアイデンティティについて考えてみよう。

❷ 日本では生殖補助医療技術に関してどのような法律があるか調べてみよう。外国の例も調べ，どのような違いがあるか，なぜ違うのか，考えてみよう。

❸ 親は子に対してどのような権利・義務をもっているか，子は親に対してどのような権利・義務をもっているか，考えてみよう。それぞれの権利・義務はどの時点で終わるかについても考えてみよう。

❹ 現在の日本で，ある人とある人が「結婚している」というには，どのような条件を満たしている必要があるか考えてみよう。

❺ 世界のさまざまな家族の形態を調べてみよう。また，家族と世帯の違いについて，具体的な例をあげて，説明してみよう。

❻ 自分が親族だと思う人々をすべて書き出し，自分とどのような関係にあるか，考えてみよう。また，それぞれ一番最近会ったのはいつ，どのような場だったか，一番最近連絡をとったのはいつ，なんのためだったか，思い出してみよう。

❼ 自分が所属しているコミュニティについて，その規模がどのくらいか，境界はなにか，成員が対面する機会がどのくらいあるか，考えてみよう。

❽ 自分が参加しているボランタリー・アソシエーションについて，参加するようになったきっかけ，活動目的，活動内容，自分の参加の度合いなどについて考えてみよう。

❾ 自分が国家によってまもられていると感じるのはどのようなときか，また国家によって管理されていると感じるのはどのようなときか，考えてみよう。

推薦図書 ●人・家族・親族についてのさまざまな見方を学ぶために，以下の文献をぜひ読んでいただきたい。

1) カリザス，M. ほか(1985)編，厚東洋輔ほか訳：人というカテゴリー．紀伊國屋書店，1995.

2) 原ひろ子：家族の文化誌——さまざまなカタチと変化．弘文堂，1986.

3) 村武精一編，小川正恭ほか訳：家族と親族　新装版．未来社，1992.

●コミュニティと国家については，以下の文献をぜひ読んでいただきたい。

1) 中牧弘充編：共同体の二〇世紀．ドメス出版，1998.

2) ギデンズ，A.(1987)著，松尾精文・小幡正敏訳：国民国家と暴力．而立書房，1999.

3) 平井京之介編：実践としてのコミュニティ——移動・国家・運動．京都大学学術出版会，2012.

●第3章に関係する民族誌を読みたい人には，以下の文献をすすめる。

1) レーナルト，M.(1947)著，坂井信三訳：ド・カモ——メラネシア世界の人格と神話．せりか書房，1990.

2) エヴァンズ=プリチャード，E. E.(1951)著，長島信弘・向井元子訳：ヌアー族の親族と結婚．岩波書店，1985.

3) 伊藤亜人：珍島——韓国農村社会の民族誌．弘文堂，2013.

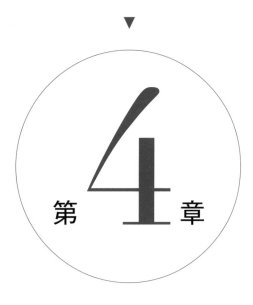

第 4 章

人生と通過儀礼

本章の概要と▶
ねらい

　本章では人が人生をどのように生きているか，またそのことが社会の再生産とどのようにかかわっているかを考える。人の一生は，この世に出現し，年をとり，やがて消滅する生物としての一生であると同時に，それぞれの人が自分の人生についてつくりあげたイメージを生きることでもある。本章では，誕生儀礼，結婚式，葬式といったよく知られた儀礼を取り上げ，人間がこのようなさまざまな儀礼を遂行することを通じて，みずからの人生にかたちを与えつつ同時にそのようなかたちとしての人生を生きることを明らかにする。

　ある人の人生のかたちは，いわばその人の自分史である。儀礼は，決められた手続きによって，1回限りの人の人生に，決められた筋書きを与える。儀礼を受け入れることは，こうした筋書き，与えられた役割を引き受けることであり，また，そのことを通じて社会の構造を再生産することでもある。

　社会が儀礼を通じて提供する筋書きや役割は，現実に可能な人生の筋書きや役割をすべて取り込むことはできない。それらによって排除されるたくさんの人生のかたちが，また，かたちにすらなっていない人生の断片がある。儀礼は，これらの構造化されない，そのための既存の構造をおびやかす可能性を秘めた部分を，儀礼の過程の中に，または，ライフサイクルの一時期に組み込むことによって，逆に構造を確かなものとする力にかえる装置にもなってきた。

　社会が多様化し，個人の多様性が重視される現代においては，社会構造をつくりあげている役割や型や筋書きにおさまりきらない部分，つまり，社会が提供するでき合いの物語にもはやおさまりきらない部分は，儀礼のシステムが処理しきれないほどに増大してきている。自身が一体化できる物語をさがしあぐねて，人は，「自分らしく」生きたり，決断しないこと(モラトリアム)にかわりを見いだそうとしているように思われる。

A｜通過儀礼と境界理論

① 通過儀礼とは，なにか

人生儀礼▶
　私たちは一生の間にさまざまな儀礼や儀式を経験する。子どもが生まれると，命名式，お宮参り，お食い初め，初節句，初誕生など，生後1年たらずの間に，親は子どものためにいくつもの儀礼を行う。その後も人は，七五三，成人式，結婚式，厄払い，葬式など，死ぬまでにいくつもの儀礼を行う。通過儀礼とは，通常，このような誕生儀礼，成人式，結婚式，葬式などの，人生の節目に行われる人生儀礼をさすものとして用いられている。

　本章では，なんのために人間社会にこういった儀礼があるのか，なぜ人々は時間やエネルギーをつぎ込んでこのような儀礼を行ってきたのかを考えてみる。

ファン ヘネップ▶
の定義

そもそも「通過儀礼」という言葉は，オランダ出身のフランスの民族学者アーノルド・ファン ヘネップ van Gennep, Arnold（1873〜1957）がはじめて用いた学術用語だが，日常会話の中で広く用いられるようになった。こういった言葉のつねとして，学術用語としてのこの言葉の意味と，私たちが日常この言葉でさすものとの間には微妙なズレがある。最初に述べたように，日常用語としては，通過儀礼は人生の節目に行われるさまざまな儀礼をさすのに用いられる。しかし，ファン ヘネップはただ単に人生儀礼を通過儀礼と言いかえただけではない。彼は，人生儀礼に限らずほとんどすべての儀礼は境界を通過するという共通性をもっている，つまり，ほとんどすべての儀礼は通過儀礼である，といっている。

本章では，通過儀礼という言葉を，ファン ヘネップの用法にならって用いる。したがって，ここで紹介する通過儀礼に関する議論は，人生儀礼だけでなくその他の儀礼にもあてはめて論じる。

② 通過儀礼と境界理論

節目は危険な▶
ものである

イギリスの文化（社会）人類学者エドマンド・リーチ Leach, Edmund R.（1910〜1989）は，通過儀礼を，それらがなぜ不浄や危険と結びつけられるのかという角度から分析した。リーチは，節目や境は本来危険なものであると指摘している。リーチの議論をわかりやすくするために，身近な例を考えてみよう[1]。

季節のかわり目▶

春先や秋口に「どうもこのごろ身体の調子がわるくて困る」と言うと，「それは，季節のかわり目だからさ」とよく言われる。また，自分自身でも，「季節のかわり目はどうも身体の調子がわるい」と言ったりもする。しかし，なぜ季節のかわり目と身体の不調が結びつけられるのかを深く考えることはない。あえてこの理由を考えるとすれば，季節のかわり目は，あたたかかったり寒かったりと気候が一定していないから，実際に不調を訴える人が多く，そのためにこのように言われるのだろうということになろう。

夕方▶

奈良，平安時代には季節のかわり目は，身体の不調だけでなく，邪霊が出ると信じられてもいたのである[2]。また，季節のかわり目だけでなく，昼と夜のかわり目である夕方は，かつては「逢魔が時」といって，やはり，魔ものが出るといって，子どもの外出を禁止する習慣が広くみられた。

満月▶

夕方は昼と夜との境目，また，季節のかわり目は，文字どおりある季節から他の季節にかわる境目にあたる。リーチは節目や境目は本来危険なのだとする。節目や境目を通常とは異なったなにか特殊な性質を帯びたものとしてとらえるのは，日本に限らず人間社会に広くみられるからである。夕方や季節のかわり

---

1) 本節に関しては，第 5 章および第 7 章を参照のこと。
2) 吉田禎吾：魔性の文化誌．p.5，研究社，1976．

目が不吉であるとか魔ものが出やすいと考える社会は多く，それ以外にも，たとえば，月が満ちていく時期と欠けていく時期に分ける社会では，満ちる時期と欠ける時期のちょうど境目である，満月と新月が危険な状態とみなされ，死と結びつけられる[1]。

③ 自然は本来かたちのないものである

境界部分の
あいまい性 ▶ それでは，なぜ節目や境目が危険と考えられるのだろうか。リーチはその理由を，「自然状態における空間，時間は，区切れのない連続体である。人間はその連続体に名まえをつけることによって，意味のある対象に区切り，それを寄せ集めたり，関係づけたりして，世界を秩序づけている。しかし，本来区切れのない連続体であるので，その人工的な境界部分に必ずあいまい性が内在する。そのあいまいな部分が，不安や紛争を引きおこすもの，文化，社会秩序をおびやかすものとして，タブーやけがれと結びつけられるのである」[2]としている。

1 時の流れと認識の枠組み

時の流れはそのままではかたちをなしていない。リーチはこれを区切れのない連続体と表現し，またほかの文化人類学者はカオスという表現を用いている[3]。

日常の感覚 ▶ しかし，私たちの日常の感覚では，けっして時はカオス（混沌）として経験されたりしない。私たちは，いまから 3 時間後のこと，または，20 年前のことを考えることができる。午後 6 時までに仕事を終わらせるためには，あと何時間で仕上げなければならないかを計算することもできる。時は，カオスであるどころか，明確なかたちをもった，計量可能なものとして経験されている。それは，私たちが生まれる以前から存在し，私たちがもうこの世にいなくなっても存在しつづけるものとして経験される。私たちにとっては見慣れた"徳川家康（1542～1616）"という表記は，徳川家康は 1542 年にこの世に生まれ，1616 年に死亡したことをあらわしている。つまり，時というものは，個々の人間の存在とは無関係に存在しており，個々の人間のほうが，時の流れの中に生まれ落ちて，またそこからいなくなるものとしてとらえられているのである。

時間の体系 ▶ 実際には，見ることも，手でつかむことも，においをかぐこともできない時というものが，なぜこのように揺るぎないものとして感じられるのかは，非常

---

1) 吉田禎吾：魔性の時とメタモルフォーシス．吉田禎吾編：異文化の解読．平河出版社，1989．新月が危険と考えられていることに関しては，吉田禎吾氏に直接うかがった．
2) リーチ，E. R. 著，青木保・宮坂敬造訳：文化とコミュニケーション——構造人類学入門．紀伊國屋書店，1981．
3) メアリー・ダグラス（1966）著，塚本利明訳：汚穢と禁忌．筑摩書房，2009．

に興味深いことである。これは，私たちが時の流れというものを，私たちの社会の時間および暦の体系と同一視していることから生じているのである。揺るぎないのは，実際の時の流れではなく，私たちが用いる時間の体系のほうなのである。制度としての時間の体系が現実の時の流れとしてとらえられることにより，現実の時の流れ自体が，「時間をとめることはできない」という表現にあらわれているように，人間が操作することができない確固としたものとして経験されることになるのである。

パターンによる認識 ▶ なぜ人間が，自分たちのつくり出した制度を現実そのものと混同してしまうのかについて，明確な答えを出すことは容易ではない。その理由の 1 つとして，私たちは，カオスをカオスとして，つまりかたちのないものをそのまま認識することはできないということをあげることができる。私たちがある「もの」または「ことがら」を理解することは，そこにあるパターン（様式）を読みとることにほかならない。そして，このパターンからこぼれ落ちてしまった「もの」は，私たちの認識からもこぼれ落ちてしまうことになる[1]。私たちが知覚したり経験したりすることができるものだけが私たちにとって存在するとするならば，時間を含めて，私たちを取り巻く世界を認識するパターンは，私たちにとっては現実の世界そのものにほかならない。

2 認識されないカオス

カオスを▶ かいまみる 私たちを取り巻く世界が連続的なものであり，どんなかたちにも切りとりえるものであるということを，いったい私たちはどのようにして知るのだろう。文化人類学者は実際に世界を連続的なものとして経験することができる，というわけではけっしてない。一定の枠組みを通してしか知覚したり考えたりすることはできないという点に関しては，文化人類学者も例外ではない。そのことは，たとえば外国語を学習するときに経験するように，私たちがもっている枠組みとは異なった枠組みに直面するときに，かいまみられるのである。つまり，私たちの枠組みが取りこぼしてしまったものと，他の枠組みが取りこぼしてしまったものとのズレの中に，それはかいまみられるのである。異文化を研究対象とする文化人類学の利点とは，日常生活では経験できないそのようなズレを経験することによって，カオスをかいまみることであるといえよう。

---

1) メアリー・ダグラス著，塚本利明訳：前掲書．pp.80-82.

④ なぜ節目が危険なのか

アンダマン島の事例▶ 　温度の変化があまりない地域での時の流れをはかるものさしは，おそらく日本人である私たちの社会とは異なっているだろう。リーチの理論が生まれるもとになったアンダマン島の事例を検討してみよう[1]。

　ベンガル湾に浮かぶアンダマン島は，1年中温暖であり，年間を通じての気温の差はあまり大きくない。そのかわり，雨がほとんど降らない時期（1月から5月の中旬まで）と雨が多く降る時期（5月下旬から9月）があり，雨が降らない時期は北東の季節風が，雨が多い時期は南西の季節風が吹くという特徴がある。アンダマン島の人々は，神話上の人物を用いて彼らの経験する自然の変化を次のように表現する。

タライとビリク▶ 　南西の方角に住むタライは男性であり，南西の風と雨をもたらす。タライと反対の北東の方角に住む彼の妻のビリクは，北東の風と晴天をもたらす。このように，南西の風が吹き，雨の多いタライの季節と，北東の風が吹き晴天の続くビリクの季節が区別されている。人々は，時の経過を，タライの季節が終わるとビリクの季節がきて，ビリクの季節が終わると再びタライの季節がくるというふうに経験するということができるだろう。ところで，タライの季節からビリクの季節へのかわり目はキミルとよばれ，非常に危険な時期と考えられている。それは，ビリクが怒って嵐をもたらすことがあるからである。

自然現象▶ 　アンダマン島の人々がキミルとよぶ時期が，どのような自然現象に対応しているかをみてみよう。この時期は，季節風が南西から北東にかわる時期で，天候が不安定で台風が発生しやすい時期にあたる。

　人々は，自然現象を神話上の人物を用いて，タライの季節とビリクの季節というふうに2つに区分している。しかし，実際の自然現象そのものは，けっして，もともと2つに区分されているわけではない。自然現象としては，雨が多く南西の季節風が吹く安定した天候の時期がしばらく続き，その後しだいに少しずつ風向きが変化してやがて北東の季節風の吹く時期になる，そして，またしだいに風向きが少しずつ変化して，再び南西の季節風が吹く季節にかわる。

　このように，自然の変化は連続して少しずつおこるものであって，明確な境界のようなものは存在していない。

文化的区分▶ 　ところが，人間がそうした自然を文化の中に取り込むとき，たとえば春夏秋冬や，タライの季節とビリクの季節，というように明確な境界をもったものとして取り込む。すると，実際の自然現象と人間がつくり出した文化としての自然の区分は，重なり合っているようで完全には重なり合わず，両者の間にどうしてもズレが生じることになる。そして，そのズレは境界部分にあらわれる。

境界のあいまい性▶ 　タライの季節（南西の季節風の季節）とビリクの季節（北東の季節風の季節）

1) Radcliffe-Brown, A. R. : *The Andaman Islanders*. Cambridge University Press, 1922.

のかわり目にあたる時期は，南西でも北東でもない方角から風が吹いてくる時期である。それは，タライの季節とよぶべきか，ビリクの季節とよぶべきかわからない，あいまいでどっちつかずの時期である。この時期の嵐を人々はビリクの怒りと解釈し，「ビリクが怒りやすい時期だから気をつけなければならない」と考える。アンダマン島の人々がキミルとよんで，非常に危険な時期としているのは，タライの季節からビリクの季節への移行の期間であり，現実の自然状況が，どちらの季節に入れてよいのかわからないあいまいな性格をもった時期なのである。

境界部分の危険性▶ リーチは，アンダマン島の場合に限らず，自然の中に人為的に設定された境界付近には，必ずあいまいな，どっちつかずの部分が生じてしまい，その部分が危険視されたり，不浄というレッテルをはられたりするのだといっている。つまり，節目が危険なのは，どっちつかずであいまいな部分だからだというわけである。次に，人間の一生をこの境界性という角度から分析してみよう。

B｜ライフサイクルと境界理論

人間の一生▶ リーチは，境界部分の危険性は，人間の一生についてもあてはまるとしている。私たちは人生の節目という表現を用いるが，この節目は，あくまでも人間が人為的に設定しているもので，自然状態としての人間に本来備わっているものではない。自然状態としての人間の一生は，ただ年をとって最終的に消滅してしまうものでしかない。年をとっていくという身体的な変化は，気候の変化と同じように連続的なものである。誕生や死が不浄や危険と結びつけられるのは，人間の一生に人為的に境界を設けるということと，かかわりがあるのである。

① 人間の一生とライフサイクル

社会的役割▶ 私たちは，人間の一生を，胎児，幼児，子ども，青年，成人，未婚者，既婚者，壮年，中年，老人，死者といったぐあいに，いくつかのカテゴリー（範疇^{はんちゅう}）に分けて考える。人間の一生も，たとえばペットのネコのように，ただ食べて寝ているだけの一生であるのならば，こういった区分は必要ない。しかし，社会的存在としての人間の場合，なんとなく年をとってあるとき死んでいるのが発見されたというふうにはならない。人は，社会の中で一定の役割を果たすことを期待されているが，ある人がどういった役割を果たすべきかは，その人が社会の中でどういったカテゴリーに所属しているかによって決まる。子どもには子どもとしての，成人には成人としての，既婚者には既婚者としての

役割がある。これは，逆の言い方をすれば，社会は，その成員にどんな役割を課するかに応じて，その成員をいくつかのカテゴリーに分類するといえる。人間の一生がどのように区分されるかは，社会がどういった役割をそれぞれの区分に課するかによって異なってくる。

カテゴリーへの所属 ▶ 重要なことは，社会の成員はすべて，人間の一生に設けられた区分のどれか1つに属していなければならないということである。たとえば，ある人が犯罪を犯した場合，その人にどういった罰を課するかは，その人が成人であるか未成年であるかによってまったく異なる。また，所帯をもってはじめて一人前の大人とみなされる社会では，未婚者と既婚者に対する社会の対応の仕方は非常に異なる。このように，ある人が一生のどの区分にいるかによって，その人に対する社会の側からの対応の様式に違いがある場合，その人がどの区分にいるのかがはっきりしていなければ，どういった対応をすべきか決めかねることになってしまう。社会の側からは，ある人が，成人であるのか未成年であるのか，未婚者であるのか既婚者であるのか，生者として対応すべきか，それとも死者として対応すべきかがはっきりしていなければ困るのである。ところが，個人がどのカテゴリーに所属するかは，けっして，あらかじめ決まっているわけではない。

ライフサイクルの人為性 ▶ 人間が生まれ，赤ん坊から，子どもになり，青年になり，大人になり，老人になり，やがて死んでいくという人間のライフサイクルは，人間の自然な発育段階をあらわしているようにみえる。つまり私たちは，なにもしなくても，赤ん坊から子どもになり，青年になり，大人になり，やがて，老人になって死んでいくのだと考える。ところがこのライフサイクルは，けっして，人間の自然な発育の段階をそのまま表現しているわけではないのである。

子ども ▶ フィリップ・アリエス Ariès, Philippe（1914〜1984）は，『〈子供〉の誕生』[1]において，「大人」とは異なる独立したカテゴリーとしての「子ども」，純粋でけがれを知らない，「大人」が保護しまもってやらなければならない「子ども」という観念がヨーロッパではじめて出現したのは，16世紀から18世紀にかけてのことであり，それ以前，「子ども」は単に「大人」を小さくしただけのもの，不完全な「大人」と考えられていたということを明らかにした。もっと私たちになじみの深い言葉でいえば，当時のヨーロッパでは，「子ども」は単に半人前の人間と考えられていたということであり，「子ども」と「大人」の違いは，単に，半人前か一人前かの違いでしかなかったということなのである。

　伝統的社会では子どもたちが性的な遊びをゆるされているとか，または，子どもたちが遊びというものを知らないといったことが，しばしば報告されてきた。私たちがこのような報告にとまどうのは，私たちの社会における「子ども

---

1) アリエス，P. 著，杉山光信・杉山恵美子訳：〈子供〉の誕生——アンシャン・レジーム期の子供と家族生活．みすず書房，1980.

たち」つまり，私たちのイメージにあるような，純粋でけがれを知らない，人の保護を必要とするはずの「子どもたち」が，伝統的社会では，性的な遊戯をし，「子どもらしい」遊びをしていないと想像するからである。どんな社会にも，年齢的に若くそして大人に比べると身体が小さな人間はいる。しかしどんな社会にも「子ども」がいるとは限らないのである。

老人▶ 最近「高齢社会」「老人問題」が深刻な社会問題として取り上げられることが多い。それは，医療技術の発達と少子化により，総人口に占める高齢人口の割合が近い将来急速に高くなっていくこと，そして，そのことにより医療費の増大や年金制度の崩壊といったさまざまな問題が引きおこされることが予想されるというものである。

　ところで「老人問題」は，「老人が増えれば若者の負担が増加する」「年金制度が破綻（はたん）したら，自分たちの老後はどうなるのだろう」など，日常会話の中でもよく人々の口にのぼる。そこには人間が年をとるのが避けられない以上，「老人問題」は解決困難だという悲観的な調子がうかがえる。

かつて「老人」は▶
いなかった？ 人間が年をとって身体機能が衰えることは生物学的な事実である。しかし，誰を「老人」とみなすかは，社会によって異なる。それを決めるのは人間なのである。現在では通常，65歳以上の人口を，高齢人口または老年人口という。しかし，たとえば，平均寿命が現在よりもずっと短い，「人生50年」といわれていたときのことを考えてみよう。当時，65歳以上の「高齢者」はそれほど多くはなかっただろう。そのことは，当時「老人」がいなかった，つまり，社会には子どもと成人しかいなかったということではない。

「老人」とは誰か▶ なぜ65歳以上を老人とみなすかは，たとえば，定年退職の年齢，年金給付開始年齢，高齢者医療制度の対象となる年齢などの社会制度とかかわっている。人は，定年を迎え，年金を支給され，高齢者医療制度の対象となることによって，否応（いやおう）なく老人とみなされるのである。にもかかわらず，私たちは，自分が老人になったから，定年を迎え，年金を支給されるのだと感じる。そして，そのことが，「老人」を規定するのが人間であることをみえにくくする[1]。

人生の節目の▶
人為性 子ども，青年，成人，老人といったライフサイクルは，人間の自然な発育段階をそのままあらわしているのではなく，それぞれの社会に固有の，人間の一生を区分する仕方である。人間の一生の区分が文化的・人為的なものであれば，区分のための境界もやはり人為的なものである。私たちが私たちの一生に自然に備わっていると感じている境界，つまり，人生の節目といわれているものは，実は人為的なものなのである。

---

1) 2020年現在の日本では定年や年金支給開始年齢を当事者が選択できる制度が進行しつつあり，上記の傾向が揺れ動きつつある。

② なぜ誕生や死が危険視されるのか

誕生 ▶　私たちが，身体にかかわる自然な現象と考える人間の誕生や死も，文化的・人為的なできごとである。私たちの社会では，母親のお腹から出てきたときが人間の誕生の瞬間と考えられており，病院では，その時刻を記録にとどめてくれる。

　　しかし，生命体としては，母親の胎内から出てくる直前の胎児と，母親の胎内から出てきたばかりの嬰児の間に，どれほどの違いがあるだろうか。現在では，予定より相当早く生まれても元気に育つ。人間は母親の胎内にいる間にすでに身体的には完全な1人の人間として完成されているのである。

　　つまり，一応，母親のお腹から出てきた瞬間を誕生の瞬間ということにしてはいても，その前後の赤子の状態は，はっきり区別できるものではないのである。だから，母親のお腹から出てきたあとに死んだら葬式をするけれど，お腹から出てくる以前だったら，葬式をしないで処理してしまってなにも感じないかというと，そういうふうには割り切れないのである。

死 ▶　人間の死も同様である。生者と死者の区別が人間の自然状態における区別であれば，脳の機能が停止した状態を人間の死とみなすか，心臓が停止した状態を人間の死とみなすかといった議論がおこることはない。人間があるとき突然1人の完全な人間としてこの世に出現するのではないように，人間は，なにかの事故で一瞬のうちに完全に消滅してしまうのでない限り，あるとき突然死んで消えてしまうわけではない。人間は，いわば少しずつ死んでいくのである。生殖機能が衰え，消化機能が衰え，髪が抜け，歯が抜け，といった老化現象がつぎつぎとあらわれていく1つの段階が，脳の機能の停止であり，心臓停止である。私たちの社会では，慣例的に心拍停止・呼吸停止・瞳孔散大をもって死が判定されているが，自然状態としての人間の変化は，ここで停止してしまうわけではない。変化は続行し，しだいに腐敗が進み，白骨だけになり，やがて朽ちて消滅する。どんな社会も，この連続的な変化の過程に生者と死者を分かつ人為的な境界を設定する（▶212ページ，第7章「B-2.　人の死——いのち/生命が失われるとき」）。ヴードゥー死 Voodoo death（▶185ページ，ミニレクチャー「ヴードゥー死」）のように，身体的には生者とまったく区別がつかないにもかかわらず，社会的に死を宣告される場合もあれば，白骨になるまでは完全には死んでいないと考える社会もある。

危険な理由 ▶　先述したリーチは，通過儀礼が行われる状況が危険と結びつけられる理由を次のように説明する。本来ただ年をとっていくだけの人間の一生に，社会は，子ども，成人，既婚者，老人，死者といった区分を設け，誕生，成熟，結婚，死，といったような人為的な節目をつけていく。この節目は，人為的であるために必ずその付近にあいまいでどっちつかずの部分を生み出す。そのあいまいな部分が人間に不安をもたらし，危険なものと感じられるのである。つまり，生ま

れたばかりの赤子が危険なのは，胎児なのか完全な人間なのかはっきりしないからであり，成人式を間近に控えている若者が危険なのは，子どもか大人かはっきりしていないからであり，死んだばかりの人間が危険なのは，生きているのか死んでいるのかはっきりしないからなのである。

　以下の節では，人間の一生の間に行われる通過儀礼のいくつかを具体的に検討し，そこに1つの共通した構造が見いだされることを確認しよう。そして，その構造上の共通性が境界部分のあいまい性とどのようにかかわっているかを検討してみよう。

C｜儀礼の構造

① ファン ヘネップと儀礼の構造

儀礼の3局面▶　さまざまな儀礼の構造上の類似に気づき，それをはじめて体系的に分析したのは，ファン ヘネップである。彼はまた通過儀礼という用語をはじめて用いた。ファン ヘネップは，儀礼は，はじめの状態からの分離を意味する「分離の儀礼」，社会的休止の状態である「過渡（かと）の儀礼」，新たな存在として再び社会に連れ戻される「統合の儀礼」の3つの局面を必ずもつことを指摘した[1]。

　ファン ヘネップにならい，誕生儀礼，成熟儀礼，結婚の儀礼，人が死んだときの儀礼の3つの局面を検討してみよう。

② 誕生儀礼

分離▶　新生児の分離の儀礼としては，臍（へそ）の緒（お）の切断があげられる。昔から，臍のゴマを取るとかぜをひくとか，腹が痛くなるという言い伝えがある。また，臍の緒を大切にしまっておく習慣もある。このように私たちの社会では，臍はなにか特別なものと考えられているが，これはなぜなのかを考えたことがあるだろうか。

　臍や臍の緒に人々が感じる神秘性は，夕暮れどきの不安と同様に解釈するのが適切であろう。臍そして臍の緒は，胎児と母親がつながっている部分，つまり，母親の身体の一部なのか胎児の身体の一部なのかはっきりしない，どっちつかずの部分である。臍の緒の切断は，胎児と母親のつながりを絶ち切ることによって，赤子を胎児から新生児にかえるのである。かつて，自宅で出産していたころ，臍の緒の切断には，麻糸，竹のへら，ススキの葉などの特別な道具が決められていた。

---

1) ファン ヘネップ，アルノルト著，綾部恒雄・綾部裕子訳：通過儀礼．弘文堂，1995．

過渡・統合▶　新生児の過渡の局面は，産婦の過渡の局面と重なる部分が多い。産屋などの
特別な空間で生まれ落ちた赤子は，その場に産婦とともに過渡の期間の終了ま
で隔離されることになる。7日目に新生児は命名され，家族の正式なメンバー
として認められる（統合の儀礼）。隔離期間である6日間のうち最初の3日間，
新生児をボロ（古着あるいは糸で縫っていない布）で包み，母乳を与えなかっ
たという習慣についての資料が全国的に採集されている。新生児が，あらため
て衣服を着せられ，母乳を与えられるのは，3日目の儀礼を終えてからであり，
それまでは，新生児は完成した人間とはみなされていなかったのである。

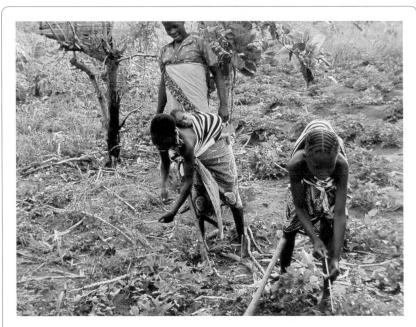

　写真は，ケニア東部，ドゥルマ Durma 社会での誕生儀礼である新生児を外に出す
儀礼。ドゥルマ社会では，出産後，産婦と新生児は7日間隔離される。この間，世話
をする少女以外の人は，産婦と新生児を見てはいけないとされる。産婦と新生児は寝
台は使わず，小屋の中の地面の上で寝る。屋敷に死者が出た場合，やはり屋敷の人々
は寝台の使用を禁止される。ドゥルマ社会では，寝台の使用は，内・秩序，そして，
地面に直接寝ることは，外・無秩序と結びつけられる。産婦と新生児が地面に寝るこ
とは，両者が，いまだ屋敷の内側の秩序に組み込まれていないことを示している。
　産婦と新生児が，屋敷の正式メンバーとして屋敷の秩序に組み込まれるのは，新生
児を外に出す儀礼によってである。全身の毛をそられ，額にすすを塗られた新生児は，
男であれば，おもちゃの弓矢と山刀を持った少女に，女であれば，まきになぞらえた
小枝の束とかごを持った少女に背負われて，屋敷の広場に連れ出される。新生児を背
負った少女は畑に行き，たとえば赤子が男の場合，「男は木を切る。男は狩りをする」
と言いながらその動作のまねをする。写真は，少女が小さな弓を手に，射るまねをし
ているところである。背中の赤子の額にはすすが塗られているのが見える。この写真
は双子の赤子の儀礼である。この日，新生児は名前を与えられる。この日以降，新生
児と産婦は寝台の使用を許される。

（写真および資料の一部は浜本満氏提供による）

▶図4-1　ドゥルマ社会の誕生儀礼

新生児に母乳を与える前に産飯を供える習慣は，新生児を赤ん坊としてではなく，産神と同一視していることから，魂のない新生児に産神を 憑 依させるためのものだという指摘がある[1]。いずれにせよ，生まれたばかりの赤子は魂がまだ入っていない，身体だけの，それゆえ魔ものにとりつかれやすい危険な状態にあると認識されているといえよう。

③ 成熟儀礼

誕生儀礼は，この世に出現した存在を人間として社会に受け入れるための儀礼である。そのようにして人間として認められやがて，成熟儀礼によって，一人前の人間として認められる。

性というふるい▶ 成熟儀礼は，子どもを大人にするだけではなく同時に子どもを男性そして女性にする儀礼でもある。子どもと大人，そして，男性と女性は，種類の異なるカテゴリーではあるが，男でも女でもない単なる大人などいないように，大人といえば男の大人であるか女の大人であるかのいずれかでしかない。成熟儀礼が子どもを大人にする儀礼といえるとしても，それは，子どもを男または女にすることを通じてなのである。

1 男と女の区別

割礼の考え方▶ アフリカのスーダンの，仮にホフリアットと名づけられたある村では，男女とも，ものごとが理解できるようになる5歳から10歳になると，集団で割礼を受ける。割礼を受けたあとは，男子も女子も男と女の空間に分かれて住むようになるが，それ以前は，名前以外には，男子と女子を社会的に区別するものはなにもない。両者はまったく同じように育てられる。

私たちの社会では，生まれると同時に，外性器の形態によって生まれた子どもを男性と女性に分類する。しかし，ホフリアットの人々は，自然状態の外性器は，生まれた子どもが，将来男性もしくは女性になる可能性を示すだけであって，そのままでは，性別を判断する決定的な基準にはなるわけではないと考えている。つまり割礼を受けたあとではじめて，人間は，男性または，女性になるのである。

割礼の習慣の前提になっているのは，自然状態の人間は，はっきりと男と女に分かれていない，つまり両性具有的な性格をもっているという認識である。割礼において，女子は男性性器の退化した名残であるとされるクリトリスを，そして，男性は包皮を切除される。つまり，男性は，自然状態における女性的な部分を，そして，女性は，自然状態における男性的な部分を取り除くことに

---

1) ブッシイ，アンヌ=マリ：母の力——産屋の民俗と禁忌．脇田晴子編：母性を問う．pp.228-258, 人文書院，1985.

よって，はじめて完全な男性，そして完全な女性になると考えられているのである[1]。

割礼という習慣は，人は男または女として生まれるのではなく，人の手によって男そして女につくられるという考えに基づいて行われるのである。

男女の二分法▶　なぜ世界中に男と女しかいないのか。なぜ世界中のほとんどの社会で人間を分類するのに男と女という二分法を用いたのかは，興味深い問題である。明らかに，社会の成員の確実な補充ということと深くかかわっているだろう。

クロード・レヴィ゠ストロース Lévi-Strauss, Claude (1908〜2009)は，男女の分業は，両者を相互依存関係にたたせるためのものであるということを指摘している。分業は，通常考えられているように，それぞれがある役割を受けもつのではなく，むしろそれぞれにある役割を禁止し，他方に依存することを余儀なくさせるものであることを強調した[2]。社会の成員を二分し，それぞれを他方に依存させることは社会の安定に役だつ。また社会生活を営むために結びつくことを余儀なくされた男女が，種族保存のためにおおいに貢献することも明らかである。

男女の区分と▶
フェミニズム　本来境界のないところに境界を設定して区別を設け，区別されたものを統合するのは社会を秩序づける基本的なあり方である。問題となるのは，その関係づけのあり方が支配・被支配，優・劣というかたちをとる場合である。フェミニズムの運動は，なぜつねに女の側が支配され，劣ったものとして扱われてきたのか，そのメカニズムを明らかにしようとするものである。

ところで，普遍的にみられることはそのものの本性に基づくからであると考えられる傾向がある。そのために，文化の違いにかかわらず女性がつねに従属的な地位にあったということは，女性が本来劣ったものであるからだという考えを導きやすい。ここでは，フェミニズムの問題に深く立ち入らないが，男と女という区分自体が人為的なものであることを明らかにすることにより，優劣だけでなく，強い弱いといった男と女に与えられる属性そのものが人為的なものであることが，おのずから明らかになると思われる。

2 人は，大人になるのではなく，男に，そして，女になる

すでに述べたように，成熟儀礼，つまり，子どもを大人にするための儀礼は，子どもを男または女にすることによって，子どもを大人にする。

男子の場合▶　①分離　たとえば，オーストラリアの原住民社会では男子の成熟儀礼は，ブル・ローラーの肝をつぶすような響きとともに，少年たちが(男子の成熟儀礼は，集団で行われる)母親たちから引き離される儀礼で始まる。薄くて細長い木片

---

1) Boddy, J.：*Wombs and alien spirits : Women, men and the Zar cult in northern Sudan*. University of Wisconsin Press, 1989.
2) レヴィ゠ストロース，C. 著，原ひろ子訳：家族．祖父江孝男訳編：文化人類学リーディングス．誠信書房，1968.

をひもに結びつけたブル・ローラーとよばれるものを空中でグルグルまわすと，うなるような音を発する。この音は，神，祖先，もしくは怪物の声であるとされる。少年たちは，神もしくは怪物といった超人間的な存在によって，それまでの女・子どもたちの世界から連れ去られるとされる。残された女たち，そして，成熟儀礼を受ける前の子どもたちは，少年たちがこれらの神や怪物によって殺され，再び生きかえるのだと知らされる。

②**過渡**　自分たちが超人間的な存在によって殺されるかもしれないという恐怖のなかで連れ去られた少年たちは，森の中の特別な場所に隔離される。隔離の期間は，数か月から数年に及ぶ場合もある。その間，少年たちは，自分たちの社会のしきたり，儀礼の手順，神話や神についてなど，大人の男として知らなければならないさまざまなことがらについて，大人の男たちから長期にわたる教育を施される。この一人前の男になるための修業には，眠ることや食べることの禁止，折歯，割礼といった肉体的な苦痛に耐えるという要素が含まれる場合もある。重要なことは，さまざまな知識や肉体的な試練が，神や祖霊などの超人間的な存在によって少年たちに与えられるとされていることである。

隔離期間中のできごとおよびその間に伝授されることがらは，女たちには絶対の秘密とされる。年長の男たちは，「もし，だれか女が，われわれが子どもたちにすることを，見たり聞いたりしたら，その女を殺す」という。そして，少年たちは，隔離期間中のできごとを「母，姉妹，そのほか誰にも，成熟儀礼を受けたものでないものに」話すことを厳しく禁じられるのである。

③**統合**　この儀礼ののち，少年たちは，再びもとの社会に今度は一人前の男として受け入れられることになる。

女子の場合▶　少年たちが芝居がかったやり方で母親たちから引き離されるのに対して，少女たちは，初潮が訪れると，すぐに家や地域から外れた林の中や，特殊な小屋に隔離され（その期間は，数日だけの場合もあるし，数年に及ぶ場合もある），村の老女などから，女性の領域に関する知識を学ぶ。隔離期間中少女たちは，少年たちと同様，さまざまなタブーを課せられる。たとえば，女性が月と結びつけられることから（月経と月との結びつきによるもの。日本でも月経を月のものとよんだりする），太陽を見ることを禁じられたり，また，地面に触れてはならぬということで，一日中ハンモックで過ごしたり，食物の制限を課せられたりする[1]。

男女の違い▶　オーストラリア原住民の成熟儀礼は，成熟した男性としての属性が，神話や儀礼を学び身体に男性の印をつけるといういわば獲得的なものであること，そしてそのような属性が，創造神などの超人間的な存在との接触によって与えられることが強調されるのに対して，成熟した女性の属性は，自然に備わった身

---

1) エリアーデ，M. 著，堀一郎訳：生と再生――イニシェーションの宗教的意義．東京大学出版会，1971．

ミニレクチャー
男女の境界とけがれ

　ニューギニアの多くの社会では，妊娠は女性の血液と男性の精液の結合によって生じると考えられている。そして，子どもは母親から与えられる母乳や食物で成長する。それゆえ人間は，本来男性的な部分と女性的な部分が結合したものと考えられている。これらの社会での男性と女性の差異は，男性がみずからの身体の女性的な部分をけがれたものとして取り除き，男性的な部分を補充することによって打ちたてられる。男性は，瀉血・吐瀉・発汗などの浄化儀礼により，身体から女性的なけがれを取り除き，さらに，儀礼的な同性愛によって，口や肛門から，または身体にこすりつけるなどの方法で，年上の男性の精液を体内に取り入れることによって男性となるのである[1]。

　性交・月経・出産がけがれたものとみなされるのは，男性と女性の関係のあり方に矛盾が存在する場合であるということを指摘したのは，メアリー・ダグラスDouglas, Mary T.（1921～2007）である[2]。男性と女性がどのように関係づけられるか，また男性と女性の属性がどのようなものとして表現されるかは，社会によって異なる。

そこから1つの一般的なモデルを取り出そうとする試みに無理があることは否定できない。しかしオーストラリアやニューギニアの事例が示しているように，男性の領域からの女性の排除，そして女性に対する不浄視は，少なくとも男性と女性の境界の確立とかかわりがあると思われる。波平も，日本において「月経という生理現象というより，それをとくに男性に見られるとケガレが生じるという認識がみられる」ことを指摘している[3]。

　男性・女性という区別が文化的・人為的であれば，その人為的区別に基づく異性間性行為，つまり，男性は女性を，女性は男性を性的な欲望の対象とすること自体が文化的に方向づけられたものであることになる。それゆえ，ジェンダーをめぐる議論は，異性愛者以外の人々の権利の回復という運動とも結びつくことにもなる。

---

1) 杉島敬志：精液の容器としての男性身体．文化人類学 4：84-107，アカデミア出版会，1987．
2) メアリー・ダグラス著，塚本利明訳：前掲書．
3) 波平恵美子：ケガレ．p.150，講談社，2009．

体の生理に即して語られ，少女たちは，初潮，出産という生理的なできごとに応じて，徐々に大人の女性としての地位を獲得するということを示している。少女たちが学ばなければならないことは，月経や出産の意味といった自分たちの生理を中心にして組み立てられている。ここでは，男性と女性の境界は，男性が神話や儀礼を秘儀として独占的に共有し，女性を排除することによって保たれているといえよう。

④ 結婚の儀礼

1 結びつきの多様性と結婚

個人の選択▶　大人の男と大人の女になるために引き離された者たちは，結婚によって再び引き合わされる。現代の日本社会では，結婚はあくまでも個人と個人の結びつきと考えられている。結婚を機会に女性が，仕事をやめたり，夫の両親と同居するというのでなければ，結婚を境にして個人の社会生活に大きな変化が生じることはほとんどない。

　結婚はあくまでも個々人の私的な領域に属することであり，結婚するしない

は個人の自由な選択にまかされているといえる。

社会とのかかわり▶ ところで，戦前までの日本もそうであったが，多くの伝統的社会では，結婚は，単に個人的なことがらでなく，家と家，親族集団と親族集団，といった集団全体にかかわるできごとである。結婚が純粋に個人的な問題として扱われるか，個人をこえた多くの人々を巻き込む社会的な問題として扱われるかは，親族関係（私たちの社会の家族のような，血のつながりをもとにした結びつき）や姻戚関係（結婚による結びつき）が，それぞれの社会でどのような意味をもっているかということとかかわりがある。

私たちの社会の▶　場合 極端な言い方をすれば，私たちの社会では，個人は，親も兄弟も子どももいなくても，また結婚しなくても，そのために生きていけないということはなく，この場合，配偶者や子どもたちは精神的なよりどころとしてとらえられている。

それゆえ，私たちが，家族や身内がいなくても生きていけるということは，より正確には，「家族や身内がいなくても社会的には困らない」ということを意味している。これは，伝統的社会の身内や親族のあり方と決定的に異なる点である。伝統的社会では，親族関係や姻族関係が生存の基盤そのものであるか

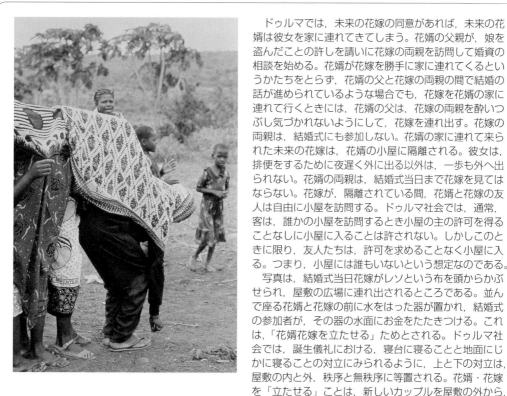

ドゥルマでは，未来の花嫁の同意があれば，未来の花婿は彼女を家に連れてきてしまう。花婿の父親が，娘を盗んだことの許しを請いに花嫁の両親を訪問して婚資の相談を始める。花婿が花嫁を勝手に家に連れてくるというかたちをとらず，花婿の父と花嫁の両親の間で結婚の話が進められているような場合でも，花嫁を花婿の家に連れて行くときには，花婿の父は，花嫁の両親を酔いつぶし気づかれないようにして，花嫁を連れ出す。花嫁の両親は，結婚式にも参加しない。花婿の家に連れて来られた未来の花嫁は，花婿の小屋に隔離される。彼女は，排便をするために夜遅く外に出る以外は，一歩も外へ出られない。花婿の両親は，結婚式当日まで花嫁を見てはならない。花嫁が，隔離されている間，花嫁と花嫁の友人は自由に小屋を訪問する。ドゥルマ社会では，通常，客は，誰かの小屋を訪問するとき小屋の主の許可を得ることなしに小屋に入ることは許されない。しかしこのときに限り，友人たちは，許可を求めることなく小屋に入る。つまり，小屋には誰もいないという想定なのである。

写真は，結婚式当日花嫁がレソという布を頭からかぶせられ，屋敷の広場に連れ出されるところである。並んで座る花婿と花嫁の前に水をはった器が置かれ，結婚式の参加者が，その器の水面にお金をたたきつける。これは，「花婿花嫁を立たせる」ためとされる。ドゥルマ社会では，誕生儀礼における，寝台に寝ることと地面にじかに寝ることの対立にみられるように，上と下の対立は，屋敷の内と外，秩序と無秩序に等置される。花婿・花嫁を「立たせる」ことは，新しいカップルを屋敷の外から，屋敷の中の秩序に組み入れることを意味する。十分な額のお金がたたきつけられると，花婿花嫁は手を取られて立ち上がらせられる。そこで結婚の儀式は終了する。

▶ **図4-2　ドゥルマ社会の結婚式**

らである。

2 結婚の儀礼にみられる分離・過渡・統合

婚約▶ 結婚の約束，つまり婚約が結婚儀礼における分離の儀礼と考えられる。私たちの社会の結納の習慣にみられるように，花婿と花嫁の父が，仲人や保証人の同席のもとで，正式な結婚の約束，贈り物の交換などを行う。この儀礼は，花嫁や花婿の集団にとって，それまでの潜在的な敵対関係からの分離，新しい同盟関係のはじまりをしるすものである。

婚約期間▶ 結婚の約束がなされるとすぐに結婚式をとり行うというのではなく，通常結婚するまでの間に婚約期間が設けられている（過渡の局面）。社会によっては婚約期間が何年も続く場合がある。この期間に，持参金やそれに対するお返し，婚資（▶80ページ）の額などの取り決めや支払いが行われる。こういった贈り物や高価な物資のやりとりが結婚にはしばしばつきものである。

　婚資というかたちで，花嫁の側の親族がさまざまな高価な贈り物を受け取る場合もあるが，持参金のように花嫁や花婿を自分たちの集団から相手側の集団に出すほうが余計に支出を余儀なくされる場合もある。双方にとって納得した結論に到達するまでに何度も話し合いがもたれる。双方の同意が得られ，婚資や持参金の一部が支払われると結婚の儀式が行われる。

結婚式▶ 結婚式を，結婚に関する一連の儀礼の統合の局面と考えることができるが，結婚式そのものの中に，次に述べるように，独立して，分離・過渡・統合の局面が含まれると考えることもできる。

結婚式の3局面▶ 結婚式がいよいよ迫ってくると花嫁が実際に隔離されたり，なにもしてはいけない時期が設けられている場合がある。その直前，しばしば，娘はわざと大声を出して抵抗したり[1]，親族が嘆き悲しんだりする場合がある。これは，花嫁を自分の親の集団から分離するための儀礼である。

　アラブのベドウィン Bedouin の人々の間では，抵抗する娘に母親が後ろから大きな布をかぶせ，その後は，その布をカーテンのようにして，娘をそのまま部屋の片隅に隔離してしまう。このとき娘はできる限り大声で泣き叫び，抵抗しなければならない。

　隔離期間中は，未婚の女性たちが彼女の世話をし，トイレに行くときもショールで顔や身体をおおう。結婚当日までの1週間かそれ以上の間，外で祝宴が開始されても，娘はこのようにして隔離されたままである。結婚式は，花婿と花嫁が実際に一夜をともにすることで終了する。翌朝，花嫁の母親は，くしゃくしゃになったシーツを人々に見せてまわり，花婿と花嫁が夫婦になったことを報告するのである。

---

1) 片倉もとこほか：文化人類学——遊牧・農耕・都市. pp.82-92, 八千代出版, 1979.

⑤ 葬式

3局面▶ 死にかかわる儀礼も，分離・過渡・統合の3つの部分からなるといえば，一瞬，奇異に感じる人がいるかもしれない。人間は死んでしまえばおしまいなのだから，葬式に限っては，この世からの分離しかないと考える人がいるかもしれない。しかし，実際には，死にかかわる儀礼全体の中で，過渡および統合の局面が，圧倒的に重要な位置を占めている。

過渡期間の死者▶ 死にかかわる儀礼は，この世からの分離，あの世への統合，そして，その過渡の期間の3つの要素からなる。一般的に，死者は，死ぬとすぐに死者の国に行くとは考えられておらず，あの世とこの世の中間，どっちつかずのところにいる期間が想定されている。私たちの社会では，通夜や葬式から戻ったときに儀礼に参加した人の身体に塩をふりかける習慣がある。それはついてくる死者の霊を追いはらうためである。死んだばかりの死者の霊は，まだあの世にたどりつけず，この世をさまよっているのである。同じ日本国内でも地方によって違いがあるが，たとえば，高知県の物部村では，死者の霊が死者の国にたどりつくのに7日かかるとされている。初七日の「ヒアキ」の儀礼は，死者が無事に死者の国にたどりついたことを確認し，祝うためのものである。それまでは，死者の霊は，さびしくて，この世に戻ってくるかもしれないと考えられている[1]。

死者が，あの世にたどりつけずにこの世をさまよっているという観念は，死んでいるのに身体はこの世に残っているという矛盾によってつくり出された観念だということができる。魂の抜け出た遺体には，魔ものがつくと考えられており，人々はそれを非常に恐れる[2]。ここに，少しずつ年をとり死んでいく自然体としての人間の身体と，そこにはっきりとした線を引こうとする文化とのズレを見いだすことができる。

ベラワン社会の場合▶ インドネシアのベラワン Berawan 社会では，死者はひとりさびしく死者の国へ旅立つのではなく，生者によって死者の国に生まれかえらせられるとされている。生者は死者を単に恐れるだけでなく，文字どおり最後まで見届ける。これは，遺体の状態と霊魂の状態とを一致させる，彼らの遺体観と霊魂観に基づいて行われる。彼らは，霊魂が身体を離れると人が死んでしまうのだと考えている。この時点で，人々は，一度儀礼を行う(分離の儀礼)。

死後の霊魂は，日本と同じように，生者のまわりをさまよっているが，ある時点で精霊にかわると死者の国に行くことができると考えられている。死者の霊魂が精霊にかわるのは，遺体が完全に白骨化したときであるとされている。

---

1) 小松和彦：日本民族と象徴研究．青木保編：現代の人類学——象徴人類学(現代のエスプリ別冊)．至文堂，1984．
2) 小松和彦：上掲書．

　　つまり，遺体の腐敗が終了して，白骨になったとき，霊魂も精霊になると考えられているのである。

　　死後，腐敗が始まって白骨になるまでの間（過渡の期間），遺体は非常に危険な状態にあると考えられている。邪悪な霊が遺体に入り込んで，怪物になるかもしれないから，遺体の腐敗が速く進んで，早く白骨になることが望ましいのである。この期間，人々は，遺体を埋葬せず，身近に置いておく。それは遺体に邪悪な霊が入り込まないように見まもり，腐敗の進行を速めるためのはたらきかけをするためである。

　　遺体が完全に白骨になった時点で二度目の葬式を行う（統合の儀礼）。日本で死の不浄性が弱められる大きな区切りの1つと考えられているヒアキの儀礼と同様，この儀礼は，死者が死者の国に生まれかわるお祝いのお祭り騒ぎである。連日お祭り騒ぎで死者の精霊を呼び出し，歌で死者の国への道案内をし，最終的に安置する場所に遺骨をおさめて，儀礼はすべて終了する[1]。

なお見いだされる▶
**　儀礼の構造**　儀礼によっては，分離・過渡・統合のある局面がとくに強調されたり，また逆に非常に簡単にすませられたり，また，現在の私たちの社会のように，かつての儀礼の中の一部分だけが残っていたりする場合もある。したがって，現在行われているすべての儀礼に関して，この分離・過渡・統合という3つの局面がきれいにあらわれるというわけにはいかない。ただ，本章で検討したように，注意深く観察してみれば，以前の状態からの分離の局面，新たな状態への過渡の局面，そして，完全に新しい状態にかわって社会に統合される統合の局面という3つの局面を儀礼はもつというファン　ヘネップの指摘は，今日でも妥当性を失っていないといえるであろう。

D｜通過儀礼とコミュニタス

　　儀礼の3つの局面のうちの過渡の局面に注目したのが，すでに紹介したリーチと，この節で紹介するヴィクター・ターナー Turner, Victor W.（1920～1983）である。

① 過渡の局面の特徴

タブー・隔離・▶
**　　無秩序**　以前の状態から新しい状態への移行の局面，つまり，どちらにも所属していない，どっちつかずの過渡の局面は，さまざまな社会で次にあげるように似た

---

1) メトカーフ，P.・ハンティントン，R. 著，池上良正ほか訳：死の儀礼——葬送習俗の人類学的研究．未来社，1985.

形態をとる傾向がある。前節で検討した誕生儀礼のように，非常にたくさんの
タブーを課せられた非日常的な空間・時間というかたちをとる。実際に人々の
目に見えないように隔離して，まるで存在していないかのような状況をつくり
出す。地位の変化を，死んで新たに生まれかわるという死と再生というかたち
であらわし，過渡の期間を，子宮の中の状態になぞらえる。成員のそれまでの
地位からの離脱によって引きおこされた古い社会秩序の崩壊と，新しい地位を
獲得することによって再建される社会秩序のはざまとして，どんちゃん騒ぎ，
男女の役割の逆転，性的な放縦や性関係の禁止（いずれにしても，社会的に
認められた性関係に対立するもの），わざと明かりをつけず暗やみのままにす
るといったような，反秩序，もしくは無秩序の状態がつくり出される。

② 過渡の期間とコミュニタス

直接的なふれあい▶　ターナーは，通過儀礼の過渡の局面に注目し，儀礼が集団で行われる場合，
この過渡の期間にある人々は，それまでのいっさいの社会的な地位からとき放
たれ，しかもまだ新たな社会的地位も獲得していない，いわば，なにももたず
なにからの拘束も受けない，人間としてあるがままの状態にあるという。そう
いう人々の間では，あらゆるものからとき放たれて，平等主義的な，人間と人
間との，全人的な直接的なふれ合いの状況，つまり，ターナーがコミュニタス
communitas とよぶ状況が生み出されるとしている。

古い社会関係
からの解放▶　日常生活において，私たちはそれぞれ，社会の中で自分が占める位置に応じ
て，ある人々と緊密な関係をもったり，逆にある人々と対立したりもする。集
団で通過儀礼を受けている人々（たとえば，集団で行われる成人儀礼や村や親
族単位で行われる葬式などがあてはまるであろう）の間で発生する，コミュニ
タスとターナーがよぶところの全人的な，直接的なふれ合いに基づく強い連帯
感は，それまでの古い社会関係によってもたらされた，ある特定の人々との緊
密な結びつきや不和から人々をとき放つことによって，新しい地位をもつもの
として社会に生まれかわり，新しい地位に基づく人間関係を築くことを円滑に
する——とターナーはいっている[1]。

活性化する力▶　このように，通過儀礼の過渡の期間は，古い秩序と新しい秩序の間の無秩序
な状態にすぎないのではなく，そこには，新しい秩序を生み出し，活性化する
潜在的な力があらわれるということをターナーは指摘したのである。

コミュニタスと▶
モラトリアム　「モラトリアム人間」ということがしばしばいわれる。これは，たとえば，
留年して学生時代を引きのばしたり，就職しないで，アルバイト生活を続けた
りする，いつまでも学生気分が抜けきらない人たち，いつまでも大人になろう
としない，大人になりきれない人たちをさすのに用いられる。

1）ターナー，V. 著，冨倉光雄訳：儀礼の過程．思索社，1976．

　モラトリアムという言葉の本来の意味は，債務者の破綻が経済界に大打撃を与えることが予想される非常緊急の場合，法令をもってとくに一定期間，債務の履行を延期する措置，支払い猶予のことである。アメリカの精神分析学者エリック・エリクソン Erikson, Erik H.（1902〜1994）は，これを転用して，青年期を，人間が成長していながらなお社会的義務の履行を猶予され自由が認められているという意味で「心理社会的モラトリアム」と定義した。本来モラトリアムとは，経済的であれ，社会的であれ，債務者の破綻が既存の秩序そのものをおびやかすおそれがあるとき，既存の秩序を維持するために履行される猶予である。青年期のモラトリアムとは，大人になるための見習期間中の青年に，自由を与え，失敗を大目にみることによって，将来，社会を背負ってたつ責任ある大人を育て上げるためのものなのである。

モラトリアム人間▶　ところで，モラトリアム人間は，見習期間中の青年に与えられた特別待遇にいつまでも安住し，既存の社会の中で自身が責任を引き受けるべきものをもとうとせず，なにに対しても第三者的な人間だとされる。通過儀礼の枠組みでは，過渡の局面としてのコミュニタスおよびその延長としてのモラトリアムは，子どもから大人への移行をスムーズにする機能を果たす。しかし，モラトリアム人間は，過渡の局面にとどまって大人への飛躍を拒否するのである。なにが現代の人々をモラトリアムにとどまらせるのかを考えてみる必要がある。

E なぜ通過儀礼を経なければ大人になれないのか

① 個人にとってのライフサイクル

　社会全体としてみれば，その成員に一定の役割を課するために，成員の一生にはっきりとした節目をつけ，その節目を通過させることによって，人々を成人，既婚者，死者といったカテゴリーに分けることは必要なことである。一方，社会に生きる個人という観点からは，通過儀礼はどんな意味をもっているのだろうか。

人間の一生に▶ かたちを読みとる　私たちは，すでに述べたようにかたちのない時の流れを，時間の体系に移しかえて，あたかも物であるかのように節約したり，むだにしたりする。また，先に述べたベラワン社会では，単に腐敗していくだけの死者の身体を，魂の状態の変化という観念に移しかえ，その観念に基づいて，腐敗する身体を単に忌避するのではなくそれに積極的にはたらきかけることをしている。これとまったく同じことは人間の一生に関してもいえるのである。

　私たちが，本来かたちのない，単に年をとっていくだけの私たちの一生にはたらきかける，つまり，自然にまかせてただ年をとっていくのではなく，ある理想や目標の実現を目ざして生きるとか，自分なりの人生設計に基づいて生きるといったことのためには，まず自分の一生について考えることができなければならない。自分の一生について考えるとは，かたちのない一生にかたちを与えることにほかならないのである。ライフサイクル，つまり，人間の一生に設けられた，子ども，成年，老人といったいくつかの段階は，社会にとって必要であるばかりでなく，私たちが自分の一生を認識するための1つのかたちでもある。

　すでに述べたように，人間は，一度そのかたちを読みとると，そのかたちが実在するかのように考える。だから，早く一人前になるようにがんばったり，年をとらないように身体をきたえたりするのである。これは，ベラワン社会の人々が，早く死者の霊魂が精霊にかわるように死体にはたらきかけるのと少しもかわらない。

② 通過儀礼を経なければ，人は「大人」になることはできない

文化としての「大人」になる ▶ 　子ども・大人というのは，自然状態の人間の身体に備わった区分，つまり，人間の身体の成熟過程のある段階に対応しているのではなく，人間によってつくり出されたものであることを，本章では繰り返し述べてきた。

　子ども・大人といった区分が文化的・人為的なものである以上，放っておいても子どもは自然に大人になるということはない。そこには，人為的な操作が必要である。リーチは，通過儀礼は，呪術的な仕方で，地位の変化をもたらすという表現を用いているが，通過儀礼は，いわば，信仰の領域に属するといえる。大切なことは，子どもから大人へと，社会の取り決めに従って，社会の成員が地位をかえることであり，一定の手続きをふんで儀礼を行えば地位がかわるのだと皆が信じ，儀礼を遂行したあとは，大人になったと皆が認めることだといえる。

モラトリアム人間再考 ▶ 　根拠を問うことなく受け入れるという点で，文化を共有するということは，信仰を同じくすることと似ている。先に取り上げたモラトリアム人間とは，なんらかの理由で社会の流れに乗りそこねた人々だといえよう。そのような人々は無責任というよりも，既存の文化的枠組みにおさまりきらない社会や人間の多様性に対する感受性が強いといえるかもしれない。これまでは抑圧されていた社会や個人の多様性が尊重されるようになってきた現代社会では，そうした人々はますます増えていくことが予想される。多くの人々がモラトリアムから脱出し，自分がその成員である社会に積極的にかかわるために求められるのは，

自身がその中で生きている文化そのものを問題にすることによって，個人の多様性を抑圧することのない，新しい文化的枠組みや人生観を創出することではないだろうか。

　本文では，読者が理解しやすいことを目的として，ニュートンが唱えた「絶対時間」とでもいうものを前提として説明している。私たちはニュートン流のこの絶対時間という考えにかなりなじんではいるが，一方では，古代ギリシャの哲学者であったアリストテレスがいう，時間は変化を計測した数であり，事物の変化に対して己を位置づけるための方法であるので，なにも変化しなければ時間は経過しないとする，いわば「経験的な時間」の認識にもなじんでいる。世界の人々の民俗的な時間の認識もほぼそれに近い。それに対し，ニュートンは，事物との関係で感じとれる時間は「相対的な時間」であり，絶対的な時間と分けるべきだとした。アリストテレスとニュートンとの対立する時間の理論を統合したのはアインシュタインであるが，その理論も現在の理論物理では議論の対象となっているという（ロヴェッリ，C.(2017)著，冨永星訳：時間は存在しない. NHK 出版，2019.)

補遺　波平文責

ゼミナール
復習と課題

❶ 私たちの社会で行われているさまざまな儀礼に積極的に参加して観察しよう。
❷ アーノルド・ファン ヘネップの通過儀礼の定義を理解しよう。
❸ 身近な儀礼から，分離・過渡・統合の3つの局面を取り出してみよう。
❹ エドマンド・リーチの境界理論を理解しよう。
❺ 私たちの社会で，タブー・危険・けがれと結びつけられるものがリーチの境界理論によって説明できるかどうか，確かめてみよう。
❻ モラトリアムの意味を理解しよう。

推薦図書　●境界理論や儀礼の構造の理論をよりよく理解するための文献
1) ダグラス，メアリー著，塚本利明訳：汚穢と禁忌（ちくま学芸文庫）. 筑摩書房，2009.
2) ターナー，V. 著，冨倉光雄訳：儀礼の過程　新装版. 新思索社，1996.
3) ファン ヘネップ，アルノルト著，綾部恒雄・綾部裕子訳：通過儀礼（KOBUNDO RENAISSANCE）. 弘文堂，1995.
4) リーチ，E. R. 著，青木保・宮坂敬造訳：文化とコミュニケーション──構造人類学入門. 紀伊國屋書店，1981.
●境界性が不浄性や危険であること，あるいはモラトリアムな状況が文化的に表現された場合の具体例をみるための文献
1) 小此木啓吾：モラトリアム人間の時代　改版（中公文庫）. 中央公論新社，2010.
2) 波平恵美子：ケガレ. 講談社，2009.
3) 吉田禎吾：魔性の文化誌（みすずライブラリー）. みすず書房，1998.

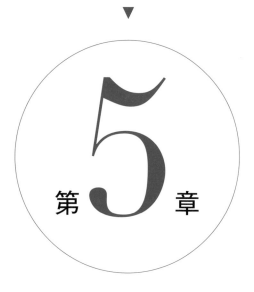

第 5 章

宗教と世界観

本章の概要と ▶
ねらい

　本章では，文化人類学の主要なテーマの 1 つである，「宗教と世界観」を取り上げる。宗教と聞くと，非科学的な前近代の遺物と感じる人もいるだろうし，自分自身や家族の信仰と結びつけて，特定の宗教を思い浮かべる人もいるだろう。文化人類学では宗教を，人間が発達させた文化の重要な側面の 1 つであり，「文化的存在」としての人間を証明するものとして考える。そして，一般に用いられている内容よりもはるかに広い概念で宗教をとらえる。キリスト教，イスラム教，仏教のような既成の世界宗教や，教義や聖典，教祖・創始者が存在するものだけを宗教とみなすことからいったん離れて，文化人類学における「宗教」と「世界観」を鍵概念に，現代社会を見つめ直してみようというのが，本章の企図するところである。

　本章は，宗教や世界観をめぐる文化人類学の議論を紹介することを通して，いままで深く考えることのなかった対象をめぐる，新たな気づきの旅に誘うことを目的に書かれている。「宗教」の内容を広くとらえることで，一般的には宗教離れがおきているとされる現代社会において，「A-2. 文化人類学の分析枠組みを通して宗教をみる」の各項で述べるように，霊的な力や現象に対する信仰が，多様な内容をもちながら社会に浸透し，ときにその影響力を増している事実を把握する。

　「A. 文化人類学と『宗教』」では，アニミズムやシャーマニズムなど，文化人類学の分析概念に基づきながら，世界各地のさまざまな宗教的実践を紹介する。世界で行われているさまざまな実践が，どのような根拠や論理に基づくのか，それらの宗教的実践を支える世界観との関係から説明する。そして，多様な実践が行われる現代世界に生きる私たち人間について，より深い理解を得ることを目ざす。

　「B. 文化人類学と儀礼研究」では，儀礼の定義と分類を述べたうえで，第 4 章において通過儀礼の 1 つとして取り上げられている葬送儀礼を，観光化をめぐる議論との関係で再び論じる。それによって，時代をこえて受け継がれると認識される伝統文化が，実際には時代の流れの中で不断に変容をこうむることや，新たに生み出される可能性のあることを学ぶ。

　「C. トランスナショナル時代における宗教と世界観」では，現代社会における変化の動態の中で，宗教と世界観をとらえるための視点を提示する。まず，日本で暮らす外国人にふれ，次に国際結婚の事例を取り上げながら，世界観の揺れを考察する。そして，トランスナショナル化が進む今日の社会にあって，私たち人間は「他者」といかなる関係を取り結び，みずからの世界観を築くかを考えるとともに，文化人類学における宗教と世界観と，多民族・多文化共生の実現に向けた取り組みについて学ぶ。

A 文化人類学と「宗教」

① 「宗教」を考える

1 文化人類学における宗教

　　文化人類学において宗教という場合，そのさし示す範囲はきわめて広く，キリスト教や仏教などの世界宗教だけでなく，ユダヤ教や道教などの民族宗教，特定の地域のみで信仰される呪術や薬草治療などの実践，また，新宗教やスピリチュアリティなどの運動群も含まれる。聖典の有無やその規模にかかわらず，また世間一般には似非宗教と揶揄されるような対象も除外せず，文化人類学は霊的なるものに対する信仰を広く宗教ととらえ，共通の地平で議論してきた。

宗教研究の流れ ▶　宗教は文化人類学の黎明期より重要な研究領域を占めてきた。たとえば，エドワード・タイラー Taylor, Edward B.（1832〜1917）やジェームズ・フレーザー Frazer, James G.（1854〜1941）などの初期の文化人類学者は，すべての社会の一律的な発展を描く社会進化論の枠組みに基づき，「宗教の起源」というテーマを追究した。そして，当時の被植民地地域の人々が実践する呪術や精霊信仰を，高度に文明化された，すなわち「発展の先頭にたつ」西洋社会にみられる宗教のもとのかたちとしてとらえた。そこから，「アニミズムから多神教，そして一神教へ」や，「呪術から宗教，そして科学へ」といった，宗教の発展図式に基づく社会の理解が生み出された。

　　これに対し，1920 年代以降は，社会や人間に与える宗教の機能や役割を明らかにする研究がみられるようになった。この立場は機能主義とよばれ，たとえば，アルフレッド・ラドクリフ゠ブラウン Radcliffe-Brown, Alfred R.（1881〜1955）は，インド東部のアンダマン島におけるフィールドワークに基づき，宗教儀礼の遂行は人々の間に連帯を生み出し，そのことが社会の維持・存続に役だつと論じた[1]。

機能主義以降 ▶　機能主義の立場にたつ研究は，一見意味をなさないかのように思える宗教実践が，その社会の維持に役だっていることを照らし出すのに成功したといえる。しかし，社会の維持を強調する機能主義の立場では，社会変化の側面を描けないことがのちに指摘されるようになり，1960 年代以降は，宗教の象徴構造〔クロード・レヴィ゠ストロース Lévi-Strauss, Claude（1908〜2009），ヴィクター・ターナー Turner, Victor W.（1920〜1983），メアリー・ダグラス Douglas, Mary（1921〜2007），ロドニー・ニーダム Needham, Rodney（1923〜2006）〕や世界観の解釈〔クリフォード・ギアツ Geertz, Clifford（1926〜2006）〕など，新たな主題による宗

---

1) Radcliffe-Brown, A. R.：*The Andaman Islanders*. Cambridge University Press, 1922.

教研究もみられるようになった。

文化人類学に▶
おける宗教概念

　文化人類学では，このように，学問成立の初期から今日にいたるまで，教義や教会を擁する特定の宗教だけではなく，地域固有の呪術や精霊信仰，さらには妖怪や生霊信仰を含む「霊的存在への信仰」（タイラー）と，儀礼や祝祭等の宗教実践，またその背後にある世界観を対象として取り上げてきた。文化人類学における「宗教」が，以上のような幅広い内容を含むものであることをまずは念頭におく必要がある。

2　日本人と宗教

　それでは，文化人類学の「宗教」概念をもとに，日本で暮らす私たちについて考えてみよう。

日本人は無宗教か▶
　日本で暮らす私たちにとって，宗教はどのような存在だろうか。周囲を見渡せば神社や寺院があり，道路沿いには地蔵や道祖神がまつられており，いつのまにか新宗教の集会所が近所にできていたり，さまざまな宗教の礼拝堂が建てられていたりもする。とはいえ，特定の宗教や宗派に属さない限り，みずからのアイデンティティ（▶58ページ，「自己アイデンティティ」）を構成する要素としてそれらは意識されておらず，みずからを「無宗教」と考える人のほうが多い。なぜなら私たちの多くは，宗教集団に所属し，信仰に則してなんらかの実践をする人々こそが信者であり，そのような彼らと自分は異なると考える傾向にあるためである。

　一方，「無宗教」を自認していても，潜在能力の開発と向上のためや，祈願成就や「本当の自分」さがしのために巡礼や修行に出かけることもある。パワースポットとして近年注目を浴びるようになった場所で手を合わせ，占いや風水に従いさまざまな実践を行う人もいる。「○○教」というかたちをとらないため，これらが「宗教」実践として認識されることはない。

　しかし，こういった実践も，文化人類学の「宗教」概念に従えば，宗教に含まれる。文化人類学的な視点からすると，宗教は私たちにとって遠い存在であるどころか，日常的に目にし，経験される事象ということになるのである。組織化されたもののみが宗教であるとは規定しないことによって，なにかしら霊的なるものに対する信心をもつ私たち人間の普遍性とその特性を明らかにしようとするのが，文化人類学における宗教研究の基本的立場である。

宗教の選択的実践▶
　とはいえ，やはり日本人の多くは無宗教といえるのではないか，なぜなら日本人は正月には神社に参拝し，結婚式はキリスト教の教会やチャペルであげ，葬式は仏教寺院でとり行い，クリスマスを祝ったり合格祈願には神社に出かけたりと，「無節操な」実践をしているではないか，と思う人もいるかもしれない。しかし，状況に応じて臨機応変に宗教を使い分けるのは，なにも日本人に特有な行動ではないことが文化人類学の事例研究より明らかになっている。とくに，人・モノ・情報が国境をこえて行き来する現代社会において，外来の宗

教文化をまったく受容しない社会というのは考えにくい。現代においては，メディアからの情報の届かないところはなく，交通網の発達から人やモノの頻繁な往来もみられる。つまり，日本であれどこであれ，現代は外国の宗教やその世界観に恒常的にふれる時代となっており，異なる世界観をもつ人々との交流の中で日常生活はかたちづくられている。そのような中で，さまざまな実践が，その宗教的意味をときに伴ったり失ったりしながら，また取捨選択を受けてときに実践そのものが廃れたりあるいは復興したりしながら，私たちの日常経験を彩っているといえる。文化人類学は，そのような細かなやりとりや選択の論理，宗教知識の分布や配分の不均等性を，フィールドワークと民族誌という方法論を用いて明らかにしようとする（▶34ページ，第2章「B. 文化人類学とエスノグラフィー」）。

3 世界観の定義

世界観▶　世界観とは，ある文化に属する人々が，自分の周囲の世界をどのように認識しているか，超自然的なものへの見方も含めた全体に対する認識のありようのことをいう。世界観は 'cosmology' の訳語であり，「宇宙観」や「宇宙論」と訳されることもある。また，カタカナで「コスモロジー」と表記される場合もある。

　この定義は，1つの社会に，その社会に属する人々によって共有された文化があり，あるものごとに対する共通の見方が存在するという前提にたつ。厳密には，各個人のいだく世界観は互いにぴったり重なり合うわけではなく，とくに流動的な現代社会においては，ますます同質的な世界観の共有は実質的にできにくくなっている。このため，人々に共有された認識のありようという固定的なとらえ方によらず，世界観の揺らぎに注目する研究もみられるようになった。本節では，世界観がどのようなものとして議論されてきたか，まずは基本概念について述べ，「C-1-2. 多文化の中の宗教と世界観」（▶156ページ）において，世界観の揺らぎという現代のテーマをみていくことにしたい。

4 世界を把握することの重要性——インドネシアのバリ社会の例

　インドネシアのバリ社会を例に[1]，世界観とは具体的にどのような意味をもつかみてみよう。バリ社会に関する次の記述をどのように理解することができるだろうか。

　バリには犬が多く，夕方になると地面に置かれた供物を，どこからともなくやってきた犬が食べることが多い。バリの人々は赤ん坊が「ひとりで立って歩けるまでなるべく抱いてやる」[2]。また，バリには門歯と犬歯をヤスリでけずる「削歯儀礼」

---

1) 吉田禎吾：宗教と世界観——文化人類学的考察．九州大学出版会，1983.
2) 吉田禎吾：上掲書．p.101.

が存在する。「家族の人たちがテーブルを囲んでいっしょに食べるのではなく，個人個人ばらばらに食べる」[1]のがバリの食習慣である。

　以上は，バリに関する断片的なエピソードで，なんら関連性が見あたらないように思われる。しかしそれは，背後にあるバリの世界観が，記述からすっかり抜け落ちているためである。次に以下の記述を読んでみよう。

　バリでは，「下界に住む不浄な悪霊に捧げたものを食べる犬もまた不浄な存在であるという観念がある」。「それとともに，バリ人は一般に『動物的なもの』を嫌うがゆえに犬も嫌うという傾向が認められる」[2]。赤ん坊が2本足で立って歩くようになるまで抱いてなるべくはわせないようにするのは，「四足で歩くのは動物だけであるという観念から」[3]である。バリでは「食べることが排泄と同様に恥ずかしい行為とされ」，「『排便だけでなく食べることも，いそいでこっそりとすますべき，嫌悪すべき，わいせつに近い行為であるとみなされているのは，それが動物性を連想させるから』」[4]である。そのため「門歯と犬歯を削ることにより，動物のキバにみえないように，とがった歯を削り平らにし，いっそう＜人間的な＞歯並びにする」[5]のである。

意味の網の目として世界観を把握する ▶ 　以上は，天と地，上方と下方，動物と人間，動物性と人間文化を区別すべきであるというバリの人々の世界観をもとに，先ほどの記述に説明を加えたものである。日本に住む私たちは，はいはいをする子どもに成長や愛らしさを感じることはあっても，動物との類似性から嫌悪（けんお）することはない。また，食べることに動物性を感じ，人目につかないようにこっそりと誰にも見られないように食べることはしない。

　このような違いはなにに基づくかといえば，はいはいすること，食べることというものごとに対する，日本に住む私たちとバリの人々の見方の違いであるといえる。文化人類学は，文化によって，さまざまな認識のありよう，ものごとに対する見方があり，一見したところ理解不可能な断片的な行為や語りも，そういった彼らの世界観を把握することを通じて，すなわちギアツのいう「意味の網の目」をときほぐすことを通じて，理解可能になることを示した。

5　信じることと行うこと

世界観を読みとる方法 ▶ 　全体としては複雑な内容をもつ世界観を把握するための方法論として，文化人類学が採用してきたのが，第2章で述べられている参与観察 participant-ob-

1) 吉田禎吾：前掲書．p.103.
2) 吉田禎吾：前掲書．p.101.
3) 吉田禎吾：前掲書．p.101.
4) 吉田禎吾：前掲書．p.104.
5) 吉田禎吾：前掲書．p.105.

servation（▶37ページ）という手法である。文化人類学者は，人々が行う儀礼や祝祭にみずからも参加する participate と同時にそれらを観察する observe ことにより，現地の人々の世界観や信仰内容を明らかにしようと努めてきた。信仰や世界観それ自体は目で見ることができないが，観察可能な儀礼や祝祭から，その背後にあるはずの世界観や言葉で表明されない信仰を読みとろうとしたのである。

知識に基づく実践 ▶　ただし，この方法に問題がないわけではない。というのも，なんらかの行為の背後にその行為を支えるなにかがあり，それに基づき人々は行動しているのだとする見方は，実際にはそれほど自明なわけではないからである。たとえば，私たちは正月にお神酒を飲むが，その行為を支える世界観につき動かされてというよりは，そうすることが正月の過ごし方としてふさわしいと知っているからだ，という説明のほうに納得するであろう。このため，最近では世界観のみならず，「共有された知識 shared knowledge」や「社会で要領よく生きるための技法 techniques for living without trouble in society」などの用語を用いた説明も試みられるようになった[1]。これにより，人間にはあることを信じているからなにかの行為を行うだけでなく，その場にふさわしいと思われるやり方を，知識に基づき経験的にふるまう場合があったり，あとで示すように儀礼をパロディ化することで他者とのコミュニケーションを円滑に進めたりする側面があることに光があたるようになった。

マルタにおける邪視信仰と知識の例 ▶　共有された知識を前提とした儀礼のパロディ化について，筆者が調査を行ったマルタ（地中海中央に位置する島嶼国家）を事例にみてみよう。

マルタには，人をねたましく思うとその人に（本人の意図とは無関係に）危害をもたらす，邪視という呪術的な力に対する信仰がある。邪視よけグッズはいたるところで見られるが，手で，角のかたちをあらわす邪視よけのサインをつくることは，最も簡便な即席の護身法として実践されている。このサインは，自分をねたましく思っていると考える相手の見えないところでやらないと効果がないと考えられている。

ところが，なかにはわざと相手に見せる人がいる。それは邪視信仰の知識をもとにそのパロディによる信仰とは別系統のコミュニケーションを行うためであり，「あなたのいまの発言は（私をねたましく思っているのが伝わって）いやだった」という気持ちを直接的に，しかし言語化せずに伝える絶妙な方法となっている。また，サインを見せることで，たとえば今日買ったばかりの服やアクセサリーの値段を聞かれても，答えないことを可能にするやりとりが成立する。このとき，もし，相手に見えないように腰のところでサインをかたちづくれば，目の前にいる相手を邪視の加害者として措定したことになり，相手を

---

1) Romney, A. K., Susan Weller & William Batchelder：Culture as consensus：A theory of culture and informant accuracy. *American Anthropologist* 88 (2)：313-338, 1986.

敵とみなしたことになるのだが，わざとサインを見せれば，いまあなたは邪視の力が発動しかねないような発言をしたのだと，相手を非難しながらも，無効となったサインを共有することで，友好関係を保ちたいという意思を相手に示すことになる。

　このように，宗教と世界観という従来の枠組みでは扱うことのむずかしかった側面に対し，近年では「知識」などの用語を加えた説明も試みられはじめている。

② 文化人類学の分析枠組みを通して宗教をみる

　この項では，文化人類学が扱ってきた広義の宗教を対象に，これまで文化人類学がどのような概念を生み出し，その概念や分析枠組みをもとに宗教と社会，人々の関係についてどのようにとらえようとしてきたかを整理する。

1 魂や超自然的力に対する信仰

●アニミズムとアニマティズム

　冒頭において述べたように，文化人類学は19世紀後半から20世紀初頭にかけて，「未開→野蛮→文明へ」という一系列的な進化の歴史の復元に力を注いでいた。進化主義人類学においては，宗教の原初形態がなにであるかが論点の1つであり，前出のタイラーは，万物に人格的な特徴を備えた霊の存在を認める信仰をアニミズム animism とよび，アニミズムこそが宗教の起源であると論じた。

　これに対しロバート・マレット Marett, Robert R.（1866〜1943）は，必ずしも擬人化されない超自然的な力を信仰する段階がそれ以前にあると主張し，これをアニマティズム animatism という概念で表現した。また，イギリスの宣教師ロバート・コドリントン Codrington, Robert H.（1830〜1922）は，『メラネシア人』の中で，マナ mana という非人格的・超自然的な力に対する信仰の存在を明らかにした。このマナの概念に基づいて，アニマティズムはマナイズムともよばれる。マナは人やモノに価値を付与し，人と人の間や人とモノとの間に新たな秩序をつくる点で，社会における実質的な力であり，次に述べるフェティシズム fetishism と重なる概念となっている。

人間と自然の関係▶　アニミズム，アニマティズム，またマナから名づけられたマナイズムはともに古い概念ではあるが，近年では環境問題に対する意識の高まりから再注目されている。というのも，アニミズム的な見方をすれば，自然物にも霊魂が宿っており，保護すべき対象となるからである[1]。生存のための権利を自然物にも

---

1) 山村恒年：第4章　アマミノクロウサギに代わって訴訟──自然物も権利をもつか．加藤尚武編：環境と倫理──自然と人間の共生を求めて．pp.101-115，有斐閣，1998．

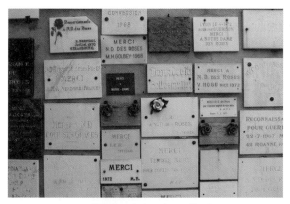

a. 言語化されたエクス=ヴォト
（サンダミアーノ巡礼地）

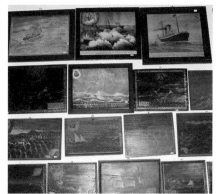

b. 視覚化されたエクス=ヴォト
（タルフラース巡礼地）

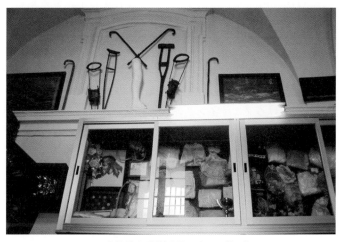

c. 身体性を喚起するエクス=ヴォト
（タルヘルバ巡礼地）

　日本における願かけは、「お茶断ち」や「御百度を踏む」のように、願いがかなうまでなにかをしつづける（お茶断ちの場合は飲まない行為をしつづける）ことをさす。一方、キリスト教のカトリックでは、もしも願いをかなえてくれたらある特定の行為をすると、未来に向かって約束することをいう。たとえば、高熱の下がらないわが子をもとのように元気にしてくれるのなら、その後の毎週金曜日にはパンと水しか口にしません、あるいは、足のけがが治ってまた歩けるようにしてくれるのなら、はだしで巡礼地に参拝に来ます、などと約束するのが願かけである。満願のあかつきには、所定の約束を果たすと同時に、約束を取り交わした聖人がまつられた教会や聖堂を訪れ、奉納品をおさめる。

　この奉納品はエクス=ヴォト ex-voto とよばれ、国や地域によってさまざまなヴァリエーションがある。写真 a は、イタリアのサンダミアーノ巡礼地のエクス=ヴォト（感謝の文言を記したプレート）であり、b は、マルタのタルフラース巡礼地におさめられたエクス=ヴォト（難破を免れた場面を描いた油絵）である。c は、同じくマルタのタルヘルバ巡礼地におさめられたエクス=ヴォトで、子どもの肌着や松葉づえ、ギプスなど、願かけ時に実際に身につけていたものがおさめられている（▶11 ページ、第 1 章「モノによる表現——シンボルとしてのモノ」）。

▶ 図 5-1　願かけとエクス=ヴォト（奉納品）

　　　　　広げようとする運動は、アニミズムの思想に依拠しながら、唯一の権利主体という人間の絶対的優位性を揺るがすことで、「自然との共生」を達成しようと

試みる。しかし，自然は保護されるべき主体という意味で権利主体になりえても義務の主体になりえないことや，そもそもアニミズムの思想によって自然に対する人間の行動が大きくかわるのか疑問視されてもいる[1]。

●フェティシズム

フェティシズム fetishism も，モノに対する信仰をとらえるために考え出された概念の1つである。フェティシズムは，現代社会においては「○○フェチ」という表現で知られ，性的な意味合いを伴うことが多いが，語源は，西アフリカにおいて木片や貝殻など呪具や護符として信仰されていた崇拝対象物（フェティソ）にあり，元来は宗教的な概念であった。フランスの比較宗教学者シャルル・ド・ブロス de Brosses, Charles（1709〜1777）は『フェティシュ諸神の崇拝』（1760 年）の中で，特定のモノを崇拝する宗教をフェティシズムと定義し，そのような実践こそが宗教の原初形態であると位置づけている[2]。

神ではなくモノを信仰の対象であるかのように渇望するという意味から，下着や靴などのモノへの欲望をあらわすフェチ概念が生まれ[3]，一部の人々の個人的な性的嗜好をあらわすものとして理解されるにいたった。しかし，宗教の文脈におけるフェティシズムを視野に入れれば，交通安全のおまもりを車にぶら下げたりする私たちの誰もがフェティシストであるといえよう。文化人類学は，このような身近な宗教フェティシズムから性的フェティシズム，さらにマルクスが，資本主義社会における労働者と商品との価値の転倒をあらわすのに援用したことに始まる商品フェティシズムを含んだ，さまざまなフェティシズムをその研究対象としている[4]。

人間にはたらき▶
かけるモノ
フェティシズムの概念は，成立時期こそ古いが，モノを利用する人間と利用されるモノという，人とモノの能動—受動の関係から，人間にはたらきかけるモノとそれに魅惑される人間という，もう1つの能動—受動の関係（▶10 ページ，第1章「B-1. モノと文化」）に光をあてることができる点で，現代社会の分析にいまなお有効な概念となっている。

2 呪術

呪術は magic の訳語であり，必ずしも人を呪う行為に限定されない。文化人類学では，憎い相手を呪う邪術 sorcery から薬草信仰，呪文などを唱えること，

---

1) 長谷千代子：「アニミズム」の語り方．宗教研究 83（3）：1-23, 2009.
2) ド・ブロス，シャルル（1760）著，杉本隆司訳：フェティシュ諸神の崇拝．法政大学出版局，2008.
3) フロイト，ジークムント著，渡邉俊之ほか訳：フロイト全集 6　1901-1906 年——症例「ドーラ」・性理論三篇．岩波書店，2009.
4) 田中雅一編：フェティシズム研究第 1 巻　フェティシズム論の系譜と展望．京都大学学術出版会，2009，フェティシズム研究第 2 巻　越境するモノ．京都大学学術出版会，2014，フェティシズム研究第 3 巻　侵犯する身体．京都大学学術出版会，2017.

時刻や方角などについての吉凶占いを含む信仰の意味で用いられる。先にみたマルタ島の邪視も呪術の一例である。以下では，同じねたみによる呪術について，ウガンダの事例をもとに，病との関係からみていくことにする。

● ウガンダの呪術と下痢

下痢をめぐる民俗病因論▶　下痢は，医学的には，ロタウイルス，ノロウイルス，アデノウイルスなどのウイルス感染や細菌感染，また潰瘍性大腸炎やクローン病などの病気に伴う症状として説明される。しかし，世界には各地特有の民俗病因論 folk etiology（▶172ページ，第6章「B-1-2. スバヌン族における病気の認識」）があり，多岐にわたる原因をもとに細かく分類され，脱水を防ぐための水分補給（経口補水療法や輸液療法）だけでなく，それらに対応した個別の対処法がとられている。

カマロコ▶　ウガンダ東部ブゴベロ地域の場合，下痢の原因の1つに呪術があげられる。最も激しい下痢症状は「カマロコ」とよばれ，ねたみや恨みの念をいだいた人物の視線，すなわち邪視によりおこるとされている。カマロコは病名であるほか，ねたみや恨みの実体をさす。カマロコを治療するためには，この実体を体内から取り出す必要があり，カマロコの専門治療師が「患者の胸に剃刀で1～2センチの切れ込みを入れて，祈祷をしながら」薬草をすり込み，「ブタの骨などの物体」を取り出さなければならないと信じられている[1]。取り出される物体として，ブタの骨のほか，コーラのびんのふたや金属破片，肉片，木片が報告されている[2,3]。

下痢を予防する方法▶　呪術により引きおこされた下痢は，上述の切開を経なければ治らないと考えられている。近代医療において，下痢の予防策には手洗いなど衛生面の徹底がうたわれるが，ブゴベロ地域では，呪術を原因とする下痢を予防するために，ねたみをかうような言動がつつしまれる。また，邪視の加害者とならないために，人々は塩などを他人の家から借りないよう気をつけている。というのも，邪視の力は調味料を介して獲得されると信じられているからである[4]。

下痢を治療する方法▶　このほか，ブゴベロ地域では子どもの成長の節目（はいはいやつたい歩き，ひとり歩きの開始時，歯のはえはじめなど）には下痢がおこると考えられており，それぞれ別の名称がつけられている。この場合，成長の過程でおきる一時的な現象だとして，特別な対処法はとられない。ただし，子どもの下痢に血がまざった場合は「キツァリ」とみなされ，ハーブ治療が行われる。とはいえ，

1) 杉田映理：下痢の民俗病因論と下痢症削減対策をめぐって——ウガンダの事例からの再考．松園万亀雄ほか編：みんぱく実践人類学シリーズ1　人類学と国際保健医療協力．p.106, 明石書店，2008.
2) 杉田映理：上掲書．p.106.
3) 中林伸浩：ハーバリストの現在——ウガンダ・ブソカにおける「代替・補完医療」化の政治．金沢大学文学部論集　行動科学・哲学篇 27：63, 2007.
4) 杉田映理：上掲書．p.106.

血便の原因は胎内にいる間に母親がおかした不貞行為に求められるため，ハーブ治療を受けるのは子どもでなく母親のほうである。また，授乳中の乳児の下痢は，母親が次の子を妊娠したことに原因が求められ，母親は断乳する[1]。断乳は，母体と胎児のことを考えてではなく，乳児の下痢を治療する目的でなされるのである。

世界観を把握する
ことの重要性 ▶ 　以上に述べてきた下痢という症状をめぐる信仰と行為には，病をめぐるこの地域の世界観の一部があらわれている。国際保健医療を推進し，下痢による死亡者数を減らすためには，このような対象社会の信仰や世界観を把握し，それに対応した教育プログラムを実施する必要がある。

● 呪術をめぐる複数の類型

[1] 模倣呪術と感染呪術　文化人類学は，調査資料の比較研究により，これまで呪術の類型化を試みてきた。前出のフレーザーは，その著作『金枝篇』[2]の中で，呪術を模倣呪術（類感呪術）と感染呪術（接触呪術）の2つに分類した。

　模倣呪術は，類似したものに因果関係を見いだすことで成立する呪術であり，似た状況をつくり出すことにより目的が果たされるとの考えに基づくものである。たとえば，雨乞いの儀礼においてなにかを燃やし黒い煙をもくもくと出させ，空を一時的に暗くするのは，雨が降る前に雲が空一面をおおうのと同じ状況をつくり出すことにより，雨降りという目的が果たされるとの考えに基づいて行われる模倣呪術である。

　感染呪術は，接触していたものに因果関係を見いだすことで成立する呪術であり，部分に対するはたらきかけが全体への作用となるとの考えに基づく。たとえば，危害を加えたい相手の爪や毛髪を手に入れ，これに火をつけて燃やしたり，袋に詰めて川に流したりするのは，爪や毛髪などの部分を所有していた全体である相手が，火災や水害に巻き込まれるとの考えに基づいて行われる感染呪術である。

　フレーザーは，これらの呪術が誤った因果関係に基づく実践であると人々が気づいたときに，その社会は呪術から宗教の段階に発展するのだと，進化論的図式に基づいて説明した。

[2] 妖術と邪術　呪術には，妖術 witchcraft と邪術 sorcery が含まれる。エドワード・エヴァンズ=プリチャード Evans-Pritchard, Edward E.（1902〜1973）は，その著『アザンデ人の世界』[3]において，誰かに対して嫉妬の念をいだいたり怒りの感情をもったりしたときに，知らず知らずのうちに相手に災いをもたらしてしまう力や資質を備えた人がいるとする信仰を妖術，相手に危害を加え

1）杉田映理：前掲書．pp.103-104.
2）フレーザー，J. G.（1890）著，永橋卓介訳：金枝篇　1-5．岩波書店，1966-1967.
3）エヴァンズ=プリチャード，E. E.（1937）著，向井元子訳：アザンデ人の世界——妖術・託宣・呪術．みすず書房，2001.

ようとなんらかの儀礼を意図的に行う人がいるとする信仰を邪術だとした。この分類に従えば，マルタやブゴベロ地域の邪視は妖術ということになる。

　このほか，術源が生得的か後天的に獲得したものかによって区分する場合や，神や精霊や悪霊の力を借りたのか，呪薬が関与しているかによって両者に分ける場合などがある。

　[3] 白魔術と黒魔術　呪術はまた，白魔術と黒魔術に分類される場合もある。これは目的に応じた分類の仕方であり，人を呪って傷つけるために行うのが黒魔術，病気治しや行方不明になった人の居場所を占うなど，よい目的のために行うのが白魔術である。ただし，黒魔術と白魔術の担い手は，バリ島のバリアン Balian とよばれる呪術師のように同一人物である場合もあり，フィールドの実際の状況に照らし合わせて考えると，厳密に区分するのはむずかしい。

　実際のところ，これまでに述べてきたような二分法を「人間文化の多様性が(中略)はるかに凌駕している」[1]ため，こうした類型にこだわるよりも，呪術をその社会の文脈で読みとく内在的理解を目ざすことが肝要である[2]（▶37ページ．第2章「B-2-3. 文脈理解」）。たとえば，先に述べたブゴベロ地域における呪術も，呪術のみを取り出し類型をあてはめて考えるより，ブゴベロ地域における下痢の災因論の文脈に位置づけてとらえる必要がある。また，治療師(ヒーラー)の技術の特徴や個人史にせまることで，儀礼がときに失敗したり予言がはずれたりしても，当事者間に呪術をめぐるリアリティが生じるのはなぜかという古典的な問いに応答する道もひらかれるだろう[3]。

● 呪術が果たす役割

　呪術は，現代医学が扱いきれない領域，すなわち，原因不明の病や突発的におこる事故，自然災害などについて「なぜこの時期にこの私(私たち)に」おきたかをその要因を含めてある意味で合理的に説明するものであり，それらに対するなんらかの対処法を人々に示すものである。乳幼児は下痢を引きおこしやすく，数日で治る場合もあれば，脱水症状をおこして死にいたる場合もある。そのような不運をめぐる偶然性や予見不可能性に対する不安を受けとめてくれるのが，呪術という説明体系である。また，不妊の原因を呪術に帰する社会で

1) 大塚和夫：ウィッチクラフトとソーサリー——弁別に関する覚書，社会人類学年報第2巻．p.106，弘文堂，1976.
2) 川田牧人・白川千尋・関一敏編：呪者の肖像．臨川書店，2019.
3) 『呪者の肖像』は，「呪術そのものにつきもののフィクションと現実の狭間をかきわけるような視座」(序)を得ることの重要性を論じている。「ホンモノ」を想起させ，信仰を下支えするものとして機能する「イカサマ」(1章)，「見せかけの技」によって問題の所在をみずから「当てにいく」呪者の託宣法(8章)，「適度な荒々しさ」を伴うがゆえに逆に洗練されたものよりホンモノらしくみえる憑依(5章)など，これまでの民族誌の記述では呪術の典型例とみなされず省かれる傾向にあった観察データを中心的に取り上げ，信仰体系と完全に合致しないことにより立ちあらわれる呪術のリアリティを考察している(川田牧人・白川千尋・関一敏編：上掲書)。

は，呪術に対応した儀礼を行えば子どもを授かることができるという，希望につながる。

**現実と積極的に▶
かかわる手段
としての呪術**　このように考えてみると，呪術はけっして前近代的な遺物としてあるのではなく，むしろさまざまな事象の説明を可能とし，希望をもって日常を生きるための術として駆使されることがわかる。現代社会において，人々は非合理的な手段に頼るようにみえながら，実は現実の困難さと向き合い，日々の生活を合理的でより生きやすいものへとかえているのだと考えられる。重要なのは，人々が呪術を介在させることにより，苦難をこうむる受動的な存在から，再び打開策や克服法をさぐる能動的な存在へと転換が可能になることである。その意味で，呪術は私たち人間が現実と積極的にかかわるための手段を提供しているといえる。

3　憑依とシャーマニズム

● 憑依信仰

なんらかの霊的なものが人間の身体に入り，その人物の人格をかえることがあると信じる社会は世界各地にみられる。「霊がのりうつる」「とりつく」と表現されるこのような現象を，文化人類学は「憑依 spirit possession」とよび，さまざまに比較研究を行ってきた。

● 憑依とシャーマン

「憑依」とのかかわりでしばしば論じられるのが，文化人類学でシャーマン shaman とよぶ宗教的職能者である。シャーマンは予言や託宣を行い災厄の原因を依頼者に告げたり，儀礼の執行を通じて病気治しを行ったりする人物である。日本では青森のイタコや沖縄のユタが主たる研究対象となってきた。

シャーマンは，病気治しを行う呪医の側面や予言者，祭司などの要素をあわせもつが，特徴的なのは，「トランス trance（変性意識状態）」をときに伴いながら，霊的存在との直接交流を行い，その中で普通の人間にはない能力を獲得し，シャーマンとしての役割を果たすと信じられている点である。

霊との交流▶　トランス状態における霊との交流の仕方は大きく分けて 2 つある。1 つは上で述べた「憑依」，いま 1 つは「脱魂 ecstacy」である。両者の違いはシャーマンの魂の所在にある。前者では霊的存在のほうが地上界にやってきて，シャーマンの身体にとりつくととらえられるため，シャーマンの魂は自己の身体にそのままとどまるとみなされる。一方，後者ではシャーマンの魂のほうが天上界や地下の世界に飛びたち，そこで霊的存在と交流するとされるため，シャーマンの魂は身体から離れた彼の地にあるとみなされる。日本のシャーマンは前者の場合が多い。霊的存在をうまく統御できないと，シャーマンではなく治療が必要な犠牲者とみなされることになる。

シャーマンになる ▶
過程
　シャーマンになる過程は地域によって異なっており，病気や夢でのお告げなどなんらかのできごとが契機となってシャーマンになる者(召命型)や，みずからシャーマンになるのを目ざして苦行を行う者(修行型)，出自や結婚によりシャーマンの役目を継ぐ者(世襲型)などがこれまでに報告されている。どの型になるかは，どのような成巫過程がシャーマンへの正当な過程としてその社会で認められ，信頼を得ているかにかかっている。シャーマンは，シャーマンにふさわしい過程を経たとみなされ，占いや祈禱や病気治しを依頼する周囲の人々とのかかわりの中で徐々に形成されるのである。

●沖縄のシャーマニズム

　沖縄では，一人前のシャーマンとして認められる人物は誰もが，「カミダーリィ」とよばれる心身の不調に苦しむ成巫過程を経る。カミダーリィに苦しむのは，なんらかの霊に憑依されたからだと考えられている。それがどの霊であるかを突きとめ，正しく祀って自分の守護霊へと昇華させることで，カミダーリィの苦しみから解放されると同時に，シャーマンとしての技能を獲得し，「ユタ」とよばれる宗教職能者となる。多くの場合，憑依する霊は，何世代か前の先祖の霊か，先祖とかかわりのあった霊的存在であるという[1]。霊の憑依は，神からユタになることを命令されたあかしであると理解され，出自による世襲はみられず，ユタは召命型に分類される。

●沖縄のユタとネオ・シャーマニズム

　近年，沖縄のシャーマニズムに浸透しているのが，米国やヨーロッパの都市部を中心としたネオ・シャーマニズム neo-shamanism の動きである。これはシャーマンの活動に着想を得て編み出された，癒しを目的とする一種の心理療法のようなものであり，アーバン・シャーマニズムや新シャーマニズムともよばれる[2]。

　ネオ・シャーマニズムを促進している人物の1人に米国人人類学者のマイケル・ハーナー Harner, Michael(1929〜2018)がいる。ハーナーは，本を読んでシャーマンの本質的な方法論を学び，エクササイズを実践したり彼が主催するワークショップに参加したりすることを通じて，シャーマン的な意識変容を身につけることができ，ネオ・シャーマンになれると説いている[3]。彼に代表されるように，ネオ・シャーマニズムは「知識」の獲得に重きをおいており，「知識」を得ることでシャーマニズムの世界観が体得でき，そのことがみずからの

---

1) 池上良正：死者の救済史——供養と憑依の宗教学. pp.228-232, 角川書店, 2003.
2) Atkinson, J. M.：Shamanisms today. *Annual Review of Anthropology* 21：307-330, 1992.
3) ハーナー，M.(1980)著，高岡よし子訳：シャーマンへの道——「力」と「癒し」の入門書. 平川出版社, 1989.

「健康と治癒」[1]に役だつとされる。

　ところで，現在のユタは，ネオ・シャーマニズムが用いる科学的用語や，トランスパーソナル心理学等の用語を用いて，みずからのカミダーリィ状態や宗教的世界観を説明している[2]。このように，沖縄のユタ・シャーマニズムと他の宗教的要素との混交がみられる。

　沖縄のシャーマニズムには，従来から，仏教やキリスト教などの世界宗教や新宗教，水子供養などの民間信仰の混交がみられる点が指摘されてきた。そして，現在はそのような混交，すなわちシンクレティズム（複数の宗教的要素の混交・習合）がより複雑に進んだ状況となっている。

●時代が生み出す複数の運動

　シャーマニズムやネオ・シャーマニズム関連の本は，日本の書店では「癒し」や「ヒーリング」，「精神世界」などのタイトルがつけられたセクションに置かれている。「精神世界」は，オカルトや神秘主義，瞑想，ヨーガ，トランスパーソナル心理学などさまざまな領域をまとめてさす用語として，1980年代に成立した用語である。これらが注目される背景として，情報化・グローバル化が進む現代社会における，人々の不安やストレスの増大，アイデンティティ・クライシスが指摘されている。

　シャーマニズムやネオ・シャーマニズム，「精神世界」[3]など自己のスピリチュアリティの向上を目ざした動きは，「自然」との一体化や「自然」への回帰を重視した運動という側面をもつ。これらは，近代化により変容を余儀なくされた自己の本来あるべきすがた，自然のすがたを取り戻し，心の平安と健康を取り戻すよう人々に促しており，そのことが，変化の激しい時代の中で不安やストレスを感じる人々の心に強く響くのだと考えられる。これらの運動は，時代を反映して登場したものであり，かつ，時代の要請にこたえるような新たな世界観を人々に提示するものととらえられるだろう。

　スピリチュアリティは死生学や看護の分野でも注目されており，スピリチュアル・クオリティ・オブ・ライフやスピリチュアル・ウェルビーイングの視点から，患者とその家族に対する緩和ケアやグリーフケアをとらえ直そうとする動

---

1) ハーナー，M.：前掲書．p.17.
2) たとえば，「果物などお盆の供物はその微粒子・元素を（先祖が）持っていって，向こうでコピーしなおす。微粒子があの世では大切」や，「カッパは人間の電磁波が弱いところでは物質化できた」などのユタの発言が報告されている（塩月亮子：沖縄シャーマニズムの現代的変容——民族的アイデンティティの宗教社会学的研究．宮家準編：民俗宗教の地平．p.224，春秋社，1999.）。
3) スピリチュアリティの向上を目ざす運動や現象は，おもにアメリカでは「ニューエイジ」，日本では「精神世界」と表現され，イギリスでは「ボディ・マインド・スピリット」，ドイツでは「エソテリーク」と表現される（伊藤雅之：新しいスピリチュアリティ文化の生成と発展．伊藤雅之ほか編：スピリチュアリティの社会学——現代世界の宗教性の探求．p.25，世界思想社，2004.）。

きもみられる[1]。医療・看護分野におけるスピリチュアリティは，不可視の力や存在との個人的で神秘的なつながりという文脈に限定されず，より広く人としての統合性や実存性をあらわすものとして言及される。

2019 年 12 月に中国の武漢市で最初の患者が報告され，その後急速に世界に広がった新型コロナウイルス感染症 (COVID-19) との関係からも，スピリチュアリティは見直されている。新型コロナウイルスへの感染を防ぐために，家族は面会や対面での看取りを禁じられ，スマートフォンごしの会話が最後のやりとりになったとの報告が相次いでいる。死別ケア bereavement care のこれまでの想定をこえる状況が生じており，隔離環境におかれた患者のスピリチュアルケアやその家族のグリーフケア，および，確たる治療法がない中でつぎつぎと患者を看取る医療従事者の心の問題にどう取り組むべきかが課題となっている[2]。

B 文化人類学と儀礼研究

① 儀礼の定義と分類

1 文化人類学における儀礼

儀礼 rite/ritual は，ラテン語の「リタス ritus」を語源とし，習慣化された秩序ある行為を意味する。具体的には，文化的に組織され，ある社会で反復継続して行われる，礼拝 worship，供犠 sacrifice，祈禱 pray，舞踊 dance，卜占 fortune-telling などの定型的行為のことをさす。文化人類学では，入学式などの儀式 ceremony やお辞儀などの世俗的，日常的な慣習行為も，広い意味での儀礼に含めて考察する[3]。

2 儀礼の分類

儀礼が構造をもつことについては，すでに第 4 章において述べられている。通過儀礼のほかにも，儀礼は次のようにさまざまあるが，それらは重複する場合も多い。

個人レベルで行うものか，入社式など組織や共同体で行われる集団レベルか

---

1) エリザベス・ジョンストン・テイラー (2002) 著，江本愛子・江本新監訳：スピリチュアルケア──看護のための理論・研究・実践. 医学書院，2008.
2) Pattison, N.：End-of-life decisions and care in the midst of global coronavirus (COVID-19) Pandemic. *Intensive & Critical Care Nursing* 58：1-4, Elsevier, 2020.
3) ゴッフマン，E. (1967) 著，浅野敏夫訳：儀礼としての相互行為──対面行動の社会学 新訳版. 法政大学出版局，2002.

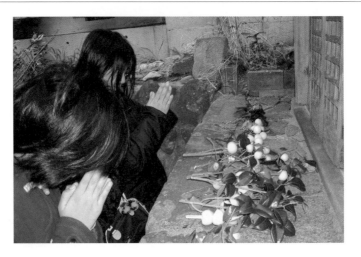

　1月14日は神津島で花正月といい，子どもたちが「ほうそう神様」に赤いツバキの小枝を供える儀礼が行われる。ツバキの枝には，その日の朝につくった一口サイズの白い団子がつけられる。子どもたちは，ほうそう神様にお供えしたのちに，団子だけを下げてその場で食べる。
　かつては，その後祠の裏山に登り，トベラ（常緑低木の一種）の枝を折って家に持ち帰り，年寄りたちに呪い文を唱えながら燃やしてもらったという。こうすることで天然痘にかからないと信じられていた。現在は，子どもたちが団子を食べるところで儀礼は完結する。天然痘が撲滅された今日，ほうそう神様は無病息災，とくに皮膚病除けの神様として崇められている。

▶ 図5-2　神津島のほうそう神様

による分類，静か動か（瞑想あるいは歌や舞踊を伴う儀礼か），ライフサイクルに関係したものか，自然のサイクルに従った季節儀礼や年中行事のようなものかが，分類の仕方の代表的なものである[1]。これら以外にも定期的に行われる儀礼か，危機的状況がおきたときのみに一時的に行う非日常的な儀礼かによる分類，災難がおきないためや，よいことがこれからおきることを祈願して行う事前（先行・予祝）儀礼か，すでにおきた災難から平常の状態を回復するためや，幸運に恵まれたことを神に感謝して行う事後（遡及）儀礼かによって分けることもある。

　古典的な分類としては，フランスの社会学者デュルケーム Durkheim, Émile（1858～1917）の消極的儀礼（聖なるものから距離をとり，禁忌，タブーをまもる）と積極的儀礼（供犠や祈りをささげ，聖なるものへの畏敬の念を示す）の分類が知られている[2]。

儀礼と世界観 ▶　儀礼を意味のまとまりや機能に応じて分類することは，事例の整理に役だち，当該社会の世界観をさぐるための手がかりを得る有効な方法となる。ただし，

1) クーン，C. S.（1987）著，平野温美・鳴島史之訳：世界の狩猟民──その豊饒な生活文化. 法政大学出版局，2008.
2) デュルケーム，E.（1912）著，古野清人訳：宗教生活の原初形態上・下（岩波文庫）. 岩波書店，1975.

分類すること自体は最終目標でなく，分類を出発点に，儀礼を繰り返し行う人々のイーミックな視点（▶41ページ，第2章「B-3-2.『エティック/イーミック』と相対化」）や，それを支える世界観について明らかにしていく必要がある。たとえば，結婚儀礼（▶124ページ，第4章「C-4. 結婚の儀礼」）や死者儀礼（▶127ページ，第4章「C-5. 葬式」）の記述にみられるように，その社会の人々が人間の一生をどのようにとらえているか，生命や死に対していかなる考え方をもっているかを，儀礼における人々の行為からさぐっていくことが重要である。

② 儀礼と「伝統」

私たちは，儀礼といえば，それが行われる地域社会で昔からたえずかわらず営まれてきたもの，すなわち，伝統文化の1つとして理解している。そのため，たとえばある儀礼について，「古くより連綿と受け継がれてきた，日本を代表する○○の儀礼」と説明されると，その説明になんら違和感をいだくことなく，日本の伝統をいまに伝える由緒ある儀礼として了解する。しかし，沖縄のシャーマニズムにしても，各地にある有名神社の祭儀や祭礼にしても，宗教文化は不変なままではなく，これから述べるように儀礼のやり方や意味づけは時代とともに変化している。

1 トレス海峡社会でかつて行われていた葬送儀礼[1]

宗教文化の変化について，トレス海峡社会における葬送儀礼を例に，より詳しくみてみよう。現代との差異を明らかにするために，20世紀初頭当時に行われていた，葬送儀礼の概要をはじめに紹介する。

葬送儀礼の概要 ▶ トレス海峡社会では，誰かが亡くなると，その人物の配偶者の兄弟たち（マリゲットとよばれる）が重要な役割を果たしていた。手順は次の通りである。

まず，彼らは近親者たちに訃報を届ける。連絡を受けた近親者が悲嘆にくれている間，村から離れた空き地に行き，死体を置く台（サラとよばれる）を建てる。それから死体を運び出し，頭部が北向きになるようにサラの上に置く。そして，サラの近くに食物を山積みにする。遺体のそばに食物を置くのは，亡くなった人が食物を求めて家に戻ってくるのを防ぐためだと説明される。また，これらの供物は儀礼参加者の間で分けられ共食される。死体を1週間弱サラの上に置いたままにし，かなり腐敗が進行した段階で死体を棒でたたき，頭部と下顎を取り出し，シロアリのアリ塚の中に入れる。これは付着した肉をシロアリに食べてもらうためである。

---

1) 以下の記述は前川啓治：文化的「主体」と翻訳的適応——トレス海峡社会の墓石除幕儀礼を中心に．山下晋司・山本真鳥編：植民地主義と文化——人類学のパースペクティヴ，pp.65-98，新曜社，1997に基づく。

　　マリゲットはアリ塚から肉の落ちた頭部と下顎を取り出し，海水で洗ってから全体を赤く塗り，かごに入れる。そして遺族の代表者に手渡し，慰めの声をかける。遺族とマリゲットはそれぞれが準備した食物を交換し，日没後に祝宴を催す。

　　数か月後の，雨季から乾季へのはざかい期の新月のときに，全島民が参加するタイという儀礼を行う。マングローヴの木の柱に長い竹をくくりつけてゴザで囲って，ウォサルとよばれる空間をつくり，その中で踊り手が死者の歩き方やしぐさの特徴をまねたダンスを披露し，皆で故人をなつかしむ。太鼓の音を合図に踊りは終了し，そののちに大規模な祝宴を催す，というものである。

世界観をもとにした説明 ▶　　詳細は省いてあるが，これらの儀礼を経ることにより，亡くなった者の霊魂（マリ）はあの世へ旅立ち，死者（マルカイ）になると考えられていた。死体を棒でたたくのは，イーミックな視点によれば「死体に残っているマリを追いだ」[1]すためである。そして，タイ儀礼における最後の太鼓の音により，「死者のカテゴリーはマリからマルカイへ」[2]とその地位を変化させると考えられていた。

　　このように，トレス海峡社会における葬送儀礼では，死体を棒でたたいたり，骨を海水で洗い，赤く塗ったりする儀礼的行為を通じて，亡くなった者をマリからマルカイへと生まれかわらせる側面があった（▶127ページ，第4章「C-5. 葬式」）。

キリスト教化によって変化したもの，しなかったもの ▶　　現在は，キリスト教会における礼拝と墓地への棺（ひつぎ）の埋葬が一般的になり，このような葬送儀礼は行われていない。とはいえ，生と死に関する彼らの世界観と，それを反映する葬送儀礼のすべてが消失してしまったわけではない。トレス海峡の人々は，次にみるように，墓石除幕式という新たな儀礼を創出することで，キリスト教に改宗以後も従来の世界観を維持しつづけているのである。

2　新たな「伝統」──墓石除幕式

墓石除幕式 ▶　　墓石除幕式とは，墓石を設置して皆に披露するものである。これは，キリスト教の改宗以後に成立した儀礼であるが，現在は，トレス海峡社会に古くから伝わる「伝統的な」儀礼とみなされている。墓石除幕式は葬儀の1，2年後に行われる。人々は，死者の棺を埋めて土を盛っていた地面が腐敗の進行につれて平らになると，「死者の霊マリがマルカイに変わ」[3]りつつあると考え，墓石を建立し，それを布で巻いておく。そして，予定された墓石除幕式の日に，この布を皆の前でさっと取り外す。こうすることで，「霊が最終的に祖先の世界に到着した」[4]（マルカイになった）とみなす。つまり，第4章でみた通過儀礼

---

1) 前川啓治：前掲書．p.79.
2) 前川啓治：前掲書．p.81.
3) 前川啓治：前掲書．p.82.
4) 前川啓治：前掲書．p.83.

ミニレクチャー
死者供養

日本では誰かが亡くなると，葬儀をして遺骨を納骨するだけでなく，定められた日に再びその親族が集まり，初七日や四十九日など，亡くなった人の供養を目的とした法要がとり行われる。三十三回忌（地域によっては四十九忌や五十回忌のところもある）を終えると「弔い上げ」となり，以後特別な法要はしなくなる。「弔い上げ」以降，死者の霊は誰それという亡くなった人個人の霊から，先祖の霊という集合的な祖霊に合一した存在として扱われ，「ご先祖様」という祈りの対象となる。

火葬が一般的になった現在はほとんどみられなくなったが，かつては両墓制という葬制がとられる地域もあった。両墓制とは，遺体を実際に埋葬する埋め墓と，遺体のない詣り墓の２つを設けることであり，とくに近畿地方を中心に広がっていた。両墓制は，日本における死をめぐるケガレ観と密接にかかわり合いながら成立した習俗であると同時に，遺体の腐敗臭や伝染病の蔓延回避といった，現実的な対応の側面もみられることがこれまでに指摘されている。

先祖崇拝とは異なるが，カトリックにも死者のための行事があり（死者の祈念という），「死者の日」に定められた11月2日は，信者がいまは亡き近親者の墓詣りをする機会となっている。線香をあげることはないが，墓を水で洗ってきれいに掃除し，ろうそくを立て花束を飾るのが一般的である。日本カトリック司教協議会は，死者に対する敬愛の念を示すという精神性の点では，日本における先祖崇拝と共通するものがあるとの立場から，盆の過ごし方や位牌や仏壇をどう扱うべきか悩みをよせる日本のカトリック信者に対し，「日本の伝統を適切に取り入れ（た）」[1]「死者祈念」が実践できるよう，具体的な行動指針を示している。

---

1) 日本カトリック諸宗教委員会編：祖先と死者についてのカトリック信者の手引. p.7, カトリック中央協議会, 1985.

のもつ３つの局面である分離・過渡・統合（▶119ページ，第4章「C. 儀礼の構造」）のうち，最後の統合の儀礼にあたる儀礼を新たに設けることで，キリスト教の葬儀を終えた死者が徐々にあの世に近づき，最終的にはマルカイに完全に変化するという時間的な経過を経験するのである。

墓石除幕式が創造▶ された背景　死と生とを区別せず，あいまいな領域においたままにしていることは生きている人々の間に不安を生じかねない。墓石除幕式は，墓石を人々に披露するという意味にとどまらず，生者から死者への移行をはっきり刻印し，共同体で確認し合う機能を果たしているといえる。それは，人々が死そのものや霊魂があの世に到達する前の「この世をさまよう危険な状態」に対処するための手段を提供していると考えられる（▶118ページ，第4章「B-2. なぜ誕生や死が危険視されるのか」）。

「伝統」の変容▶　墓石除幕式は先に述べたように，「伝統的な慣習が消滅していく現代にあって，トレス海峡に共通する『伝統』を伝える唯一の確立された儀礼」[1]として知られている。つまり，この地に固有の伝統的な葬送儀礼であるとの位置づけを得ている。しかし，この儀礼は，キリスト教化以降に新たに創出された儀礼であり，また1980年代以降は，墓石のまわりの飾りつけに用いるココナツの葉が安価なビニールの糸に，生花が造花にかわるなど，さらなる変化がおきて

---

1) 前川啓治：前掲書. p.75.

いる[1]。このように，トレス海峡の人々の間で行われている「伝統的な」葬送儀礼は，キリスト教化や近代化・合理化，経済状況など，そのときどきの外部要因の影響を受け，不変であるどころか，つねに変容しているのである。

3 「伝統」が意味するもの

「伝統」は変化しても，世界観のすべては変化しない ▶　私たちは，儀礼や祭りを伝統文化の1つととらえ，それらが不変のまま今日にいたるまで受け継がれてきたと考えることで，その歴史性と正統性を担保する。しかし，「伝統文化」は状況に応じて変化を伴うものであり，ときに新たに創造（発明）される可能性もある[2]。その一方，具体的な儀礼のあり方が変化したとしても，この事例が示唆するように，人々の生と死に関する世界観や死への対処の仕方，儀礼の構造レベルのすべてが変化するわけではない点も留意する必要があるだろう。

新型コロナウイルスの影響と儀礼の変化 ▶　新型コロナウイルス感染症が発見され，急速な広がりをみせた2020年春には，ソーシャルディスタンス social distance[3]が徹底され，ドイツでは教会におけるミサにかわり野外シネマの駐車場に信徒の車が並置され，窓を閉めた状態でミサが行われた。車内で讃美歌を歌っても飛沫感染のおそれが生じないからである。また，マルタでは信徒席が1列1人の予約制となり，マスクかフェイスシールドの着用義務のもとに教会ミサが行われた。米国では，聖水を入れる灌水器にかわり，プラスチック製の水鉄砲が用いられ，司祭が離れた場所から聖水を噴射するかたちでの信徒の祝福も実施された。

　このように，儀礼の形態は社会状況に応じて変化する。それはまた，神による祝福や赦しという，カトリックの世界観にそった新たな儀礼が，制限のある状況下で創出されたとみることができるだろう。

4 観光と伝統儀礼の再創造

　儀礼が新たに創造（発明）されるという点では，観光地における「伝統儀礼」の再創造という側面も重要である。

パッケージ旅行と「伝統儀礼」 ▶　観光地を訪れる観光客は，旅行会社が作成したパンフレットの写真やうたい文句を見て，あらかじめなんらかのイメージをいだいて訪れる。しかし，短い旅程でできるだけ多くの対象を見てまわるためには，儀礼の全行程を見学することはできない。観光客は，伝統的な儀礼の一部にふれて，また別の場所へと

---

1) 前川啓治：前掲書．とくに pp.86-87 参照。
2) ホブズボウム，E.(1983)・レンジャー，T. 編，前川啓治・梶原景昭訳：創られた伝統．紀伊國屋書店，1992.
3) 感染拡大を防ぐために物理的な距離をとるという意味に該当するのはソーシャルディスタンシング social distancing である。しかし，日本においては，相手に対して心理的な距離をとるという，差別や排除の文脈で使用されることもあるソーシャルディスタンスの語が，感染予防のための用語として定着した。

ミニレクチャー
写し霊場

写し霊場とは，西国三十三所や四国八十八ヶ所などの霊場を模して，本来の場所とは異なる場所につくられた霊場のことをいう。写し霊場のほか，ミニチュア霊場，レプリカ霊場，写し巡礼地とも表現される。

カトリックの世界にも同様の現象がみられ，「マリア出現」の聖地として知られるフランスのルルド巡礼地の写し霊場は，日本を含む世界各国に多数存在する。また，聖地エルサレムを模したサクロ・モンテ巡礼地のうち，北イタリアのマッジョーレ湖周辺の 9 か所は，2003 年，世界遺産に登録された。その結果，世界各国からますま

す多くの巡礼者が訪れる場所になった。

写し霊場は，戦時中や病気や経済的理由などで，遠方の巡礼地に行くことのできない地元の信者のためにつくられ，定着したものであるが，このように，オリジナルかレプリカかとは異なる文脈で正統性が付与され，地域をこえた写しの巡礼地が誕生するようになっている。

日本では 2008 年 10 月に観光庁が設置され，写し霊場の地域的分散，立地環境，誕生にいたる歴史的経緯の調査が進められており，観光資源としての可能性が検討されている。

「はしごする」のがつねである。このような状況から，観光とは「深い満足とは無縁で，『垣間見』ることを目的[1]」とするものであり，「ほんの少し」の「寄せ集め」によって成立する観光では，「対象を正確に理解するための基本的な知識やその複雑な様相などは，できるだけ簡略化され，観光者の興味に合わせた内容にアレンジされる」[2]ことが指摘されている。すなわち，観光化により，観光客向けのわかりやすい，縮小版の「伝統儀礼」が新たに創造されていることが指摘されている。また，近年では，もともとは観光客向けにアレンジされた儀礼が，「現地の人びとへフィードバック」[3]し，たとえば神への奉納儀礼の 1 つに採用されるなど，観光の文脈を離れて実践されはじめている事実も報告されている。

C トランスナショナル時代における宗教と世界観

トランス▶
ナショナル化
本節では，宗教と世界観の変容や揺らぎというテーマを考察する。トランスナショナル化とは，人・情報・モノ・資本が国境をこえて行き来する状況をいい，狭義には，移民や季節労働者などの越境行為（国境線 national border を通過する過程）とそれに伴う情報や資本の移動を，広義には，国境線だけでなく，

---

1) 橋本和也：観光人類学の戦略——文化の売り方・売られ方．p.15，世界思想社，1999．
2) 橋本和也：上掲書．pp.14-15．
3) 山下晋司：＜楽園＞の創造——バリにおける観光と伝統の再構築．山下晋司編：観光文化学．p.95，新曜社，2007．

国民や民族集団の境界 border をこえて展開される人間の諸活動全般と，その結果もたらされる，現代社会の特徴である流動性や一過性を意味する。

① トランスナショナル化が進む日本

1 日本の外国人人口

2019年6月の法務省の統計によれば，日本在住の外国人の数は総人口の約2.2％を占める282万9,146人である[1]。2009年から減少傾向にあったが，2013年に増加に転じ，2015年から毎年10〜20万人増加している。

出身地別にみると，中国からが最も多く全体の約28％を占め，韓国・朝鮮，ベトナム，フィリピン，ブラジル，米国があとに続く。そのうち約21％が東京都在住であり，愛知，大阪，神奈川があとに続く。

宗教を登録する必要がなく，公的な統計がないため，日本に滞在する外国人の宗教別人口の詳細はわからない。一般的には，外国からの移住者を出身国の国教の信者であると措定し，推計を出す手法がとられている[2]。

2 多文化の中の宗教と世界観

日本における国際結婚を例に，トランスナショナル化が進む現代日本社会における宗教と世界観の「揺れ」についてみてみよう。

越境移民▶ 国際結婚をする人の数は1970年代は1％を下まわっていたが，その後増えつづけ，2006年に6.1％にまで上昇したのち，ふたたび下降に転じ，2011年以降は3〜4％で推移している(厚生労働省「人口動態統計」)。これらの人々は出身国と日本にまたがるトランスナショナルなネットワークを維持しながら，両国間の移動を繰り返す特徴をもつ。このため近年では，定住目的で一回性の移動を行う「移民 immigrant」ではなく，母国と移住先のどちらでもつねに一時滞在の状態にあることを強調する「越境移民 transmigrant」という用語が用いられるようになってきている。

複数拠点家族▶ 越境移民となるのは，日本人と結婚した在日外国人の人々にとどまらない。日本で出会い，国際結婚をした日本人も，配偶者の出身国と日本を行き来しながらトランスナショナルなネットワークに参入していく。たとえばムスリム(男性のイスラム教徒)と結婚した日本人女性の場合，夫はそのまま日本に残って

---

1) ただし，これは外国人登録者の数であり，いわゆる不法残留や不法入国等の「非正規滞在者」を加えるとその数はもっと増すものと思われる。

2) この手法には問題もある。なぜなら，一国には通常複数の宗教人口が含まれるため，たとえばインドのように大多数がヒンドゥー教徒で構成される国であっても，約13％のムスリム人口によって，世界第3位のイスラム教国とみなされる場合もあるからである。このように，国内では宗教的マイノリティであっても，人口数としては無視できない数に及ぶ場合もある。

働き，日本人妻と子どものみが夫の出身国に渡りその家族とともに暮らす分散のパターンも報告されている[1]。その場合，彼ら彼女たちは定期的に双方の国を行き来し，どちらかに定住するというよりは，複数の拠点をもつ家族 multi-sited family を形成している。

新たな世界観の獲得 ▶ 越境移民となって複数拠点家族を形成する人々は，当然のことながらこれまでとは違った世界観に遭遇することになる。ここで，工藤正子の報告に基づき，ムスリム男性と結婚した日本人女性を例にこの点について考えてみよう。

　ムスリムが結婚する場合，相手はムスリマ（女性のイスラム教徒）か，キリスト教徒あるいはユダヤ教徒（イスラム教世界で啓典の民とよばれる）である必要がある。このため，日本人女性のほとんどは結婚を契機にイスラム教に入信または改宗する。したがって，夫婦は同じ宗教に属することになるが，宗教をかえることで世界観がすぐにそっくりかわるわけではない。ムスリマとしての宗教的アイデンティティは，改宗によって自動的に確立されるわけではないからである。彼女たちは，日本国内で開催されるイスラム教の勉強会に参加したり，断食や祈りなどの実践やヒジャーブ（目を残して髪や顔をおおうためのヴェールのこと）を着用したりなどして，ムスリマとしての自己を形成するために努力を重ねていく[2]。すなわち，イスラム教という宗教に適合的な世界観を確立するために必要な慣習や身体技法を身につけ，知識を獲得しようと努力をする。

アイデンティティをめぐるジレンマ ▶ このような，イスラム教徒としての世界観を確立していくプロセスは，日本で生まれ育った自分が当然のようにいだいていた以前の世界観に違和感や居ごこちのわるさをいだく新たな自己を生み出す作業でもある。それはまた，日本人でありながら日本で生きていくことをむずかしく感じるようなジレンマをつくり出す[3]。

　とはいえ，生まれながらのムスリムと同じ世界観に達するのも困難であり，つねに「いまだ不完全な自己」というジレンマに悩むことになる。また，日本ではハラール食（イスラム法において口にするのを許された食べ物）を徹底させることはむずかしく，イスラム教の世界観に適合的な子どもの養育も困難である[4]。こうした複合的な要因にあと押しされ，日本人女性とその子たちは夫の故郷へと越境し，経済的理由から日本で働き続ける夫とともに，複数拠点家族を形成していく。

---

1) 工藤正子：越境の人類学——在日パキスタン人ムスリム移民の妻たち．東京大学出版会，2008.
2) 工藤正子：上掲書．とくに第4章と第5章。
3) 工藤正子はこの過程について，「自分を『異物』として見つめる人々を『ふつうの日本人』または，『日本の人』として対象化し，距離化していく」営みであると同時に，「それによって同じ『カーフィル（kāfir：不信仰者）』であった過去の自分も相対化されていく」過程であると論じている。工藤正子：上掲書．p.134.
4) 工藤正子：上掲書．pp.176-184, pp.216-219.

しかし，容易に察せられるように，夫の出身国で生活する道を選んだとしても，ムスリマとしての世界観を安定的に築くのはむずかしい。そこに，夫の親族との付き合いの中で，ムスリムの妻としての役割を担う困難が加わっていく。家族のあり方，親子の接し方，親戚や近所づきあいにおける常識など，これまでとはさまざまな面で異なっており，試行錯誤しながら，新たな，かつつねに変化の過程にある世界観を構築していかなければならない。

揺らぎの中の▶
世界観
　このことからもわかるように，日本で生まれ育つことでつちかわれてきた世界観は，改宗や宗教的実践の努力によったとしても，つくりかえることは容易でなく，少しずつ変化したり揺れ動いたりするものである。トランスナショナル化が進む現代社会において，複数の世界観にふれ，自己の世界観を揺さぶられるのは，国際結婚をしない人々にも少なからずあてはまる状況だといえよう。現代に生きる私たちは，1つの世界観をかわらずに保持するというよりは，複数の世界観にふれ，その間を揺れ動きながら，そのときどきのアイデンティティを構築あるいは刷新する必要に迫られている。

　宗教と世界観というテーマは，以上の例でみてきたように，1つの国の宗教とその世界観を明らかにするための枠組みから，複数の文化が混在し，その境界もあいまいになりつつある現代社会を照射するための枠組みへと発展する可能性を秘めており，「1つの世界観」という従来の静態的な見方は，再考の必要性に迫られている。

②「宗教と世界観」研究と現代社会

1 多文化主義と文化的多元主義

複数文化の共存▶
　トランスナショナル化が進む時代の現代社会において，誰にとっても生きやすい社会を築くにはどうしたらよいかが，大きな課題の1つとして認識されている。「多文化主義 multiculturalism」や「文化的多元主義 cultural pluralism」などの視点も，こうした流れの中で論じられている。いずれも，複数文化の共存を積極的に評価する立場であり，国家統合[1]の理念として論じられている。

　日本において，異なる世界観をもつと感じる人と出会うと，しばしば「あの人とは文化が違う」「バックグラウンド(としての宗教)が違う」といった説明がなされる。日本において，複数文化の共存を掲げる多文化主義や文化的多元

---

1) 類似のものとして，イスラム世界には「多様にして1つ」を意味する「タウヒード」という思想がある。また，インドネシア建国の5原則の1つ「ビンネカ・トゥンガル・イカ」は，「多様性の中の統一」を意味し，多文化主義に基づく国家統合に向けた理念をあらわす(片倉もとこ：「イスラームのグローバル化」と「グローバル化の中のイスラーム」．住原則也編：グローバル化のなかの宗教──文化的影響・ネットワーク・ナラロジー．pp.80-81, 世界思想社，2007.)。

主義は，このような，文化や宗教を異にする人々との共生と同義のものとして理解されている。

多文化主義と▶
人種主義
一方，多文化主義が人種主義（人種間には優劣の差異が本質的に存在するとする見解）の無難な読みかえであると批判的にとらえる立場も存在する。たとえばカナダでは，人種差別を真に撤廃するためには，多文化主義ではなく，「反人種主義」という用語を用いるべきであるという議論がなされている[1]。この場合，多文化主義は，人種の差異を際立たせるツールと同義であり，それは人種差別を是認し，階級や貧富の差を固定化する実践的な力となるという。このように，同じ用語であっても，それを援用する国のおかれたそれぞれの社会文化的環境により，意味するところはかなり異なる。

2 トランスナショナル時代における宗教と世界観

生きやすい社会を実現するためには，自分と異なる人々の信条や宗教に対する知識と理解が必要となる。現代社会における宗教の特質として，たとえば「生活の中の宗教 lived religion」[2,3]と表現されるように，二分法的な分析枠組み（聖と俗，精神と物質など）ではとらえられない，日常生活の一部としての宗教の実践が指摘されている。このように，かつて社会は世俗化 secularization が進み，脱宗教化に向かうとされてきたが，現在はむしろ，トランスナショナルな人・モノ・情報の移動のなかで，従来とはかたちをかえながらも再び宗教化が進むと考えられている[4,5]。

ウイルスも国境をこえて移動するため，ポスト・コロナの時代になっても別の感染症パンデミックが新しい日常 new normal を構成する可能性がある。そのとき私たちは，新たになにかを祈りの対象として護符にして持ち歩いたり，感染封じの和菓子にして食べたりと，日常生活の一部としての宗教を実践するかもしれない。

日々更新され，揺▶
らいでいく世界観
を理解するために
日常生活に埋め込まれた宗教を，私たちはそれとは知らずに実践したり，選択的に実践したり，巡礼や修行に出かけ，みずから進んで宗教的世界を構築し，自己の世界観を刷新したりしている。「他者との共存」や「多文化共生」は耳にここちよく響く標語であるが，それを実現するためには，現代におけるさま

---

1) 梶田孝道：国際社会学のパースペクティブ──越境する文化・回帰する文化．p.243，東京大学出版会，1996．

2) Hall, D. D.(ed.)：*Lived religion in America：Toward a history of practice*. Princeton & New Jersey, Princeton University Press, 1997.

3) McGuire, M. B.：*Lived religion：Faith and practice in everyday life*. Oxford University Press, 2008.

4) Ritzer, G. F.：*Enchanting a disenchanted world：Continuity and change in the cathedrals of consumption*. Pine Forge Press, 2010.

5) 山之内靖著：再魔術化する世界──総力戦・"帝国"・グローバリゼーション．お茶の水書房，2004．

ざまな宗教実践のあり方や，複数の宗教文化と出会うことによって変化したり，逆にまったく変化しなかったり，あるいは揺らいだりする世界観に対する理解が必要になる。私たちや彼らの世界観は，その境界が明確なわけでも不変なわけでもなく，社会のありように応じて変化するものだからである。文化人類学における宗教と世界観という枠組みにより，私たちは他者に対する画一的な理解から抜け出し，流動的な現代を生きる人と人の出会いの世界をより豊かに享受しうるように思われる。

ゼミナール
復習と課題

❶ 文化人類学における「宗教」と「世界観」について，自分の言葉で説明してみよう。

❷ 自分が居住する地域の祭りや儀礼を調べ，そこからどのような世界観が読みとれるか考えてみよう。

❸ 沖縄のユタのほかに，日本にはどのようなシャーマンとみなされる人がいるかを調べ，現代の日本社会においてシャーマンが果たす役割について，話し合ってみよう。

❹ 日本の葬送儀礼（葬式）を，通過儀礼の視点から分離・過渡・統合の3つの局面に分類し，死者が徐々にあの世に近づく過程が，儀礼のどの部分にあらわされているか，生と死をめぐる日本人の世界観（死生観）について話し合ってみよう。

❺ みずからの世界観が揺らいだ経験をふり返り，なにが契機となったか，現時点でその経験をどのように解釈するか，発表してみよう。

推薦図書 **●宗教と世界観について，さらに学びたい人には以下の文献をおすすめする。**
1) 私市正年・寺田勇文・赤堀雅幸共編：グローバル化のなかの宗教——衰退・再生・変貌．上智大学出版，2010．
2) 関一敏・大塚和夫編：宗教人類学入門，弘文堂，2004．
3) 吉田禎吾：宗教と世界観——文化人類学的考察，九州大学出版会，1983．
4) 吉田匡興・石井美保・花渕馨也共編：宗教の人類学（シリーズ来たるべき人類学3），春風社，2010．
●宗教を対象にしたエスノグラフィーとして，以下の文献をおすすめする。
1) 外川昌彦：宗教に抗する聖者——ヒンドゥー教とイスラームをめぐる「宗教」概念の再構築．世界思想社，2009．
2) 藤原久仁子：「聖女」信仰の成立と「語り」に関する人類学的研究，すずさわ書店，2004．
3) 吉田ゆか子：バリ島仮面舞踊劇の人類学——人とモノが織りなす芸能．風響社，2016．
●人とモノの関係についてさらに深く学びたい人には，以下の文献をおすすめする。
1) スティーヴン・シャヴィロ（2014）著，上野俊哉訳：モノたちの宇宙——思弁的実在論とは何か．河出書房新社，2016．
2) 床呂郁哉・河合香吏編：ものの人類学2．京都大学学術出版会，2019．

文化人類学

▼

第6章

6

健康と医療

本章の概要と▶
ねらい

人類はアフリカ大陸で誕生し，およそ10万年から6万年前ごろにアフリカを出てユーラシア大陸に進み，その後，アジア，南北アメリカ，オセアニア大陸へと移動したと考えられている。それ以来今日まで，人間は地球上のさまざまな環境に適応し生活してきた。人間の生活様式は時代や環境の変化に応じて柔軟にかわり，同じ環境で生活していても宗教や世界観の違いが生まれることがある。人類学は世界各地に分布し生活する「人間」の共通性と多様性を明らかにし，過去から現在まで，あらゆる角度から人間とはなにかを追究する学問である。

本章の目標は，人類学の下位領域にあり人間の健康と医療をテーマとする医療人類学の立場から，人間とはなにかを考えることである。人間の健康や病気にかかわる現象は複雑であり，人間の進化・遺伝子・生態・情動・知識・行動・信念・世界観など，ありとあらゆる側面から考察することが必要である。

医療人類学は人間の科学であり実践である。現代の人類学者や人類学を学んだ医師・看護師が世界をフィールドにして，人間社会の危機的な現状に向き合っている。世界の保健医療政策や実践の現場において，人類学の知見と実践が問題の解決に結びついた事例は枚挙にいとまがない。人類学の学習を通して，長い間自然と共存してきた民族の生活様式を知り，地球に生きる人間の責任について考えてみることは大事であり，世界の人々の健康とそれを支える公平な社会の実現に対して敏感な感性をもつことが必要である。すなわち，人間の生命と文化の多様な現象を受容する力を養い，世界が直面する環境問題に関心をもって人間社会の摩擦の原因をさぐっていく。このような人類学の知見と実践は，これからのグローバル社会に生きる学生にとって，必須の能力となる。

本章は4つの学習項目から構成されている。「A. 健康と文化」では，医療人類学における健康の考え方について論じる。医療人類学で最も新しい領域の1つであるリスクとレジリアンスについて解説する。「B. 病気と治療」では，患者と医療者とで異なる病気のとらえ方とその理由について説明する。医療は病気の治療だけではなく，患者の人生を再構築する営みであることを論じる。「C. 医療の体系」では，医療の現象は，他の文化的現象とかかわり合い，1つのまとまりをもつ体系をなしていることを述べる。「D. 環境と健康」では，人間の健康や病気の状態は，まわりの自然環境や社会環境との相互作用の過程であり結果であることを論じる。

A 健康と文化

① 健康とはなにか

1 健康の定義

　人の日常生活において心身ともに健康であることはきわめて重要であるにもかかわらず、病気になってはじめて健康のありがたみがわかるといわれるように、多くの人は健康の尊さを認識しないまま日常生活を送っている。健康はふだんとかわらない状態をあらわし、発熱や外傷など具体的な身体の異変として知覚できるものではないため、つかみどころのないものである。健康と病気は人間の生命の普遍的な現象であり、人は生まれてから死ぬまでの間に、軽い病気や重い病気を経験するが、健康や病気のとらえ方・感じ方には、個人の身体の感覚だけでなく、個人を取り巻く社会や文化から影響を受けるため、社会や文化による多様性もある。

世界保健機関の健康概念▶　世界保健機関 World Health Organization (WHO) は、「すべての人々が可能な最高の健康水準に到達すること」(世界保健機関憲章第 1 条)を目的として設立された国連の専門機関である。世界保健機関によると、「健康とは、病気ではないとか、弱っていないということではなく、肉体的にも、精神的にも、そして社会的にも、すべてが満たされた状態である」と定義している(日本 WHO 協会訳)。この定義は、人間の身体の生物学的側面と社会・文化的側面の両方を含み、健康であることの最高の状態をあらわしている。

2 健康の文化的・社会的基準

健康の文化的基準とその多様性▶　人類学は、世界の人々の日常生活の全体を理解する視点から、健康にかかわる現象を日常生活の文脈の中でとらえる。それは、日常生活の土台となる文化と健康を総合的にとらえることを意味する。たとえば、精神を身体から切り離さない民族では、人のこころの状態が身体の調子と深くかかわっていると考える。このことは、日本においてもよく言われることである。同様に、人間関係のゆがみなど社会的ストレスが身体の異変となってあらわれると考える民族や、人間の身体は人間社会も地球もこえて、宇宙全体のありようを映し出すと考えている民族もいる。

　疫学(人間集団に出現する健康に関連する事象の発生の頻度・分布・要因などについて探求し、有効な対策に役だてる科学)の観点から、ある地域では、人々が病気と認識していないある特定の疾患が広くみられることがある。慢性再発性疾患のフランベジア(イチゴ腫)は、おもに熱帯地域に住む子どもにみられる感染症であり、初期段階では皮膚の病変をみとめる。しかし、あまりにも頻

繁に子どもたちが感染しているため，その土地の人々（アフリカのマノ族など）はそれを病気と認識していなかったことが報告されている[1]。

同様に，ミクロネシア連邦ヤップ州ヤップ島では，蛔虫症という寄生虫（蛔虫）由来の感染症がみられるが，ヤップ島の人びとは，寄生虫は消化を促進すると考えていた。また，スコールが便を洗い流すため，茂みの中での排便は衛生的だという信念が根強く，人々は伝統的に茂みの中で排便しており，1960年代においても，トイレの普及が進んでいなかったという報告もある[2]。また，グアテマラのマヤ・インディアンは寄生虫の侵入をひどく嫌ったが，寄生虫が排便の際，外にあらわれてはじめて，患者は治療を求めていたことが報告されている[3]。これらの例が示すように，健康とはその文化に生きる人々の日常生活に即したとらえ方として認識されている。

**健康の社会的基準 ▶
とその変化**

健康は自分の身体について個人が認識した状態であるとともに，その個人が生きている社会の自然環境・社会環境・生活様式・価値観を反映している。健康の社会的基準はつねに変化・変容し，国際社会におけるその国の立場や経済力によってもかわる。

現代社会において，自然環境の破壊によって，自然の中での子育てや戸外での活動の機会が失われていくと，子どもの体力，社会性，対人関係の能力の育成に影響を及ぼすことがわかってきている。たとえば，アフリカの狩猟採集民の子どもの生活を研究している日本の人類学者は，アフリカの狩猟採集民の子どもの体力と比較して，日本の子どもの体力は著しく低いと指摘している[4]。しかし，一方で，地球温暖化が進み，オゾン層が破壊されつづけている現代においては，太陽の光を浴びて過ごす戸外の活動には健康リスクがあることも明らかになっている。紫外線が皮膚がんの原因になることが明らかにされていて，幼児期に大量の日光にあたることは紫外線による発がんの危険因子といわれている。同様に，中高年に多くみられる白内障も，紫外線を多く浴びることで，発症が早まることがわかっている。

人の生活様式や価値観の変容は，世界各地でおこっている。かつて，南太平洋の島々では，女性のふくよかさが健康の象徴であったが，近年のマス・メディアのグローバル化やソーシャル・メディアの発達により，若者のボディ・イメージに変化が生じている。すなわち，西欧諸国の女性の美しさの基準が南太平洋の島々にも伝えられるようになり，ふくよかさが示す健康の意味は薄れている。

1) Devarapalli, J.：Ethnomedical practices of Chenchu：A case of Integrated system. *Journal of Human Ecology* 22 (1)：27-33, 2007.
2) 竹村望ほか：ヤップ島を訪ねて．熱帯 3 (11)：19-22, 1968.
3) Adams, R. N.：*An analysis of medical beliefs and practices in a guatemalan indian town.* Guatemala City, Pan American Sanitary Bureau, 1953.
4) 山内太郎：子どもの身体に異変が起きている——世界の子どもの体格・体力の現状と時代変化．日本健康学会誌 83 (6)：174-183, 2017.

医療のグローバル化に伴う島民の身体概念・健康概念の変化により，南太平洋の島々においても国際的な肥満対策のプロジェクトが行われている[1]。このように，若者が理想とする体格や健康のイメージは，メディアやピアグループ，そして国際社会の強い影響を受けて変化する。

医学における肥満の基準も時代とともに見直されている。肥満に起因する健康障害がみとめられれば，医学的な治療が必要になるため，医学の基準は治療を要する肥満を「肥満症」と診断することを目的としている。国際的には BMI（body mass index）が肥満を判定する指標になっている[2]。

② 健康のリスクとレジリアンス

21 世紀に入り，世界の多くの国や地域において，生活や医療の水準は上昇し，人々の健康の水準も高まっている。しかし，この状況と矛盾するかのように，人間社会はいま，自然，社会，経済環境や国際情勢において再び未曽有の危機に直面している。さらに，人間の生命の安全や健康をおびやかすさまざまなリスクをかかえるようになっている。

人間の健康の歴史をたどると，同じ地球上に住んでいる人々の間に，属する社会集団・年齢・世代・社会階層・ジェンダーなどによる健康の格差と不平等があったことがみえてくる。その根幹には経済（生活資源の生産・消費・分配）における不公正があり，個人が人間らしく生きるために必要な文化や社会関係の資本にも影響を与える。世界の著しい経済格差の中で，不利益をこうむってきた人々の生活は困難な道のりであったことが想像される。そして，世界の健康格差は現在もなお拡大傾向にある。

1 人類学におけるリスク研究

激動する世界情勢は，人間の健康に大きな影響を及ぼす。人類学者は，その具体的な状況について，「リスク risk」と「レジリアンス resilience」（困難な状態から回復する力，レジリエンスともいう）という概念を使って研究を進めている。リスクとは，辞書では，「喪失・損害・傷害及び他の不都合な状況が起こる可能性」，レジリアンスとは，これらの「不幸・精神的打撃・病（やまい）などの困難を乗りこえる性質や，実際に素早く苦難を克服した事実」と定義されてい

1) McCabe, M. P., et al.：Socio-cultural agents and their impact on body image and body change strategies among adolescents in Fiji, Tonga, Tongans in New Zealand and Australia. *Obes Rev* 12(s2)：61-67, 2011.
2) WHO：Global Strategy on Diet, Physical Activity and Health：Overweight and obesity. (https://www.who.int/en/news-room/fact-sheets/detail/obesity-and-overweight)（参照 2020-09-11）

る[1]。一般には，この2つの言葉は，この辞書の意味以上のニュアンスをもつ。

リスクとレジリ ▶
アンスの定義
英国人類学のリスク研究の第一人者のひとり，キャサリン・パンター=ブリック Panter-Brick, Catherine によると，レジリアンスは直観的な概念である。それは，困難な状況におかれた人の不屈の精神に比例してとらえられる傾向にある。またそれは，強靱で抵抗力があり，鈍感で難攻不落であるといったイメージと組み合わされて理解されているという。さらに，レジリアンスの概念は不明瞭なままであり，リスクに関しても，生物学的，社会的要因に分割し，定量化して計算する対象としてのみあるのではないと述べている[2]。

パンター=ブリックはこのように指摘したうえで，リスクとは，望ましくない結果が起こる可能性が高まっている状況であり，レジリアンスとは，その状況の中でウェルビーイングを維持するために必要な資源を活用していくプロセスであると定義している[3]。

リスク研究において，リスクとレジリアンスをこのように定義することには意義がある。第一に，個人の特性との関連で論じられがちなリスクとレジリアンスを，より広い社会・文化的脈絡の中で読みといていく可能性が開かれる。第二に，健康格差社会を生きる人々の日常を現場から理論的に説明しつつ，実践的な解決に参画することができる。

2 子どもと思春期の若者の健康リスク

いじめと自殺 ▶
米国，英国，フランス，そして日本においても，子どもや思春期の若者をとりまく環境は厳しい。経済的に豊かになったこれらの国々では，大人は子どもたちの生活環境から離れたところで長い時間を過ごすようになり，親の目の届かないところでいじめや暴力が頻繁におこるようになっている。コミュニケーションの媒体が多様化し，インターネット空間にいる仲間たちで，個人を多数が攻撃するという「ネットいじめ」の現象もみられる。

日本では，1980年代ごろから，学校でのいじめが社会問題として認識されるようになり，国の提言や対策が講じられてきたが，生徒間のいじめやそれを苦にした自殺・自傷行為はあとを絶たない。それは個人の病理であるという見方が主流である欧米社会に対して，日本では，世界と日本経済の低迷，不安定な雇用，家庭内暴力，子どもの貧困，社会的孤立，受験戦争，インターネットの普及など，社会的要因に起因する現象として，子どもや思春期の若者の自殺をとらえる傾向がある。これは，社会的脈絡に視点を向けた健康リスクのとらえ方である。ただし，現代の日本社会における著しい文化変容をひもとくと，そこには，人間存在にかかわる，より深い事象が関与していることが明らかで

---

1) Oxford English Dictionary. 2019.
2) Panter-Brick, C.：Health, risk, and resilience：Interdisciplinary concepts and applications. *Annual Review of Anthropology* 43：431-448, 2014.
3) Panter-Brick, C.：上掲誌.

あり，そのことは先進諸国の思春期の若者に共通して顕著にみられる現象であると考えられる。以下では，パンター=ブリックによるこの定義にそいながら，子どもと思春期の若者の健康リスクを事例に，リスクとレジリアンスの具体的な状況について考察しよう。

3　若者の身体と自己

若者の身体の▶
とらえ方と
リスク行動

　フランスにおける身体論・感覚論の第一人者である人類学者ダヴィッド・ル・ブルトン Le Breton, David (1953〜) は，日本やフランスの若者の身体のとらえ方とリスク行動について，次のように分析している。若者のリスク行動は，自分にとって大切な友人や家族にたすけを求める方法であり，あいまいな感情を伴うものである。若者は生きることの意味や価値体系を模索し，退屈な社会に反発し，自分の居場所を見つけようとする。その際に，リスク行動を手段とすることがある。それは，傷害・依存症などの痛みを伴い，閉じこもりの状態を引きおこし，自死（自由意志による死）という過激な行動に発展することもある。他方で，リスク行動をとることは自分の生き方の基準点を模索することであり，自立をはぐくみ，より満足のいく自己イメージにそった生き方を見つけ出す手段となる。若者の波乱に満ちた人生は，若者が自分の存在を問うことから生じる苦悩を背後に退け，戦いつづける決意を示している。

　その苦しみの根源は，現代社会，家族構造，個人のライフヒストリーの間の複雑な関係にある。戦後の構造改革や社会思想の変換によって，日本の伝統的な社会の価値観はくずれてきている。若者の間で，社会の共同体の一員であるという感覚が薄れており，若者は自分で自分のアイデンティティを模索しなければならない。その過程で経験する不安・緊張・疑念などは人生を苦しいものにし，若者が生きていくことを困難にする[1),2)]。

若者の自己の成立▶
と自己の喪失

　米国の人類学者チカコ・オザワ・デ・シルバ Ozawa-de Silva, Chikako は，日本のインターネットの自殺サイトに投稿された書き込みを資料に，自殺を実行しようとする若者が経験している苦悩について分析している。自殺サイトの投稿には，激しい孤独感や疎外感の感情がみられ，それぞれが生きる意味をどこにも見いだせないことに苦しんでいる様子が書かれていた。ひとりであることに苦しんできた人生を終えるにあたり，ひとりで死ぬにはあまりにもさびしく，つらいので，同じ境遇の見ず知らずの人に，ネットを通じて「一緒に死のう」と呼びかけているという。オザワ・デ・シルバは，現代の日本の若者は自分らしさを追求し，自己アイデンティティを自由に確立できるようになっている反

---

1) Le Breton, D.：The anthropology of adolescent risk-taking behaviors. *Body & Society* 10：1-15, 2004.
2) ル・ブルトン，D.：身体の人類学——現代フランスと日本における身体へのかかわりの変容と自己消失への誘惑．連続講演会「個から普遍へ：文化人類学の射程」フランス国立日本研究センター，2015.

面，そのような「近代的個人」としての自己を喪失するような体験を重ねているのではないかと推察している[1),2)]。

　欧米社会と日本社会の社会構造を単純に比較することはできないが，日本社会に根強い集団主義の中では，自由意思をもって生きる個人の独立性や連続性を支える社会的基盤が，他国と比較すると弱い。現代社会のグローバル化が，日本社会の根幹となる社会構造（集団の秩序を重んじる文化）そのものにはほとんど影響を及ぼさず，個人のイメージや親しい人とのコミュニケーションの領域のみに変化を与えているとすれば，日本の若者は，存在基盤を失い，自己をおびやかされやすい状況にある。

4 レジリアンス

健康の公正と ▶
生涯のウェル
　ビーイング

　リスクとレジリアンスという2つの概念は保健医療の研究において等価に扱われず，リスク行動のほうがつねに優先されてきた。世界の安定が揺らぎ，リスク社会の様相を強めている現在になってようやく，人々が柔軟かつ適応性の高い思考と行動様式でリスクを回避し，目まぐるしく変貌する社会でいかに生きていくのかというレジリアンスの性質のほうに注目が集まるようになった。

　米国の人類学者であり医師であるポール・ファーマー Farmer, Paul（1959～）は，社会の構造的不平等・不公正は一種の暴力であるという立場から，世界に蔓延（まんえん）する感染症（HIV/AIDS，結核，マラリアなど）の背景には社会の「構造的暴力」とそれに伴う貧困があると論じた[3),4)]。慢性の病の多くも同様である。そのため，医療者には，病気を根絶するだけではなく，健康の公正と人々の生涯にわたるウェルビーイングを達成することが求められているという。

生命の尊厳の回復 ▶

　現代のグローバルな保健医療活動でも，その対象として人間の弱さに目を向けることから，人間の強さ・回復力・可能性，そしてリスクを回避する資源へと視点を移している。そして，病気を治療し，生命を維持するだけではなく，人々のウェルビーイングを高め，生命の尊厳を回復することへと，その目標が変化している[5)]。

人間としての成長 ▶

　医療人類学の研究動向も，次項で説明するような病気や医療体系に着目した研究から，健康やウェルビーイングに焦点をあてる研究へと移行している。若者のリスク行動についても，「社会の問題」とか「存在の苦悩」という脈絡で

1) Ozawa-de Silva, C.：Too lonely to die alone：Internet suicide pacts and existential suffering in Japan. *Culture, Medicine & Psychiatry* 32：516-551, 2008.
2) Ozawa-de Silva, C.：Shared death：Sociality and internet group suicide in Japan. *Transcultural Psychiatry* 47（3）, 392-418, 2010.
3) Farmer, P.：*Infections and inequalities：The modern plagues*. Berkeley, University of California Press, 2001.
4) Farmer, P.：*Pathologies of power：Health, human rights, and the new war on the poor with a new preface by the author*. Berkeley, University of California Press, 2005.
5) Panter-Brick, C.：前掲誌.

のみ論じるのではなく，人間としての「成長の過程」でおこりうる現象として理解する視点が，少年・少女の未来を考えるうえで重要である。その過程がどれほど痛々しいものであり，社会からの批判にさらされるものであっても，すべての子どもと若者には，怒り・悩み・悲しみ・苦しみから立ち直り，健康に生きる権利がある。

③ 医療人類学の方法論

フィールドワーク▶　医療人類学の方法論の基本はフィールドワークを行うことである。本章でみてきたように，文化の基本的なとらえ方の違いによって研究者がどのような資料を集めるかは異なるが，研究地域との長期的なかかわりの中で研究者みずからが実際に集めた資料から結論や理論を導くという方法論は人類学のすべての専門分野と研究領域に一貫する特徴である。

研究の問い▶　医療人類学のフィールドワークにおける基本的な研究の問いは，健康や病気について人々はなにを信じているのか(病気の原因や治療についての信念)，病気になったときに人々はなにをするのか(受療行為や治療行為)，そしてそのような行為がおこる場はどうなっているのか(医療制度や医療サービス)というものである。これらの基本的な問いをさらに進めれば，人々の健康や病気にかかわる信念や行為，医療制度などに文化的な違いが生じるのはなぜかという分析的な問いになるだろう。また，より応用学的な問いをたてれば，人々がより健康に生きるにはどうすればよいのかという問いになる。

長期に滞在し全体をみる▶　これらの研究の問いを明らかにするために，フィールドワークを始めた研究者は最初に調査の対象となる地域の自然環境や社会環境とその地域に住む人々の健康，病気，医療との相互関係の全体をみる。全体を理解するために，研究者はその地域にできるだけ長く滞在し，その地域の人口構造，経済構造，社会構造，子どもの栄養状態や年齢・ジェンダー・社会階層別の健康状態，地域の医療体制や医療の種類などについての資料を収集する。長く生活していると，栄養摂取の季節ごとの変化や自然環境から得られる薬草の種類，季節の節目に行われる儀礼と病気予防との関係，そこにある健康や病気の観念などもわかってくる。研究者の中には，何年にもわたって研究地域と自分の所属する社会との間を往復し，断続的な調査をする人もいる。そのような場合には，高齢化などの人口構造の変化，経済開発や社会体制の変化とそれに伴う医療制度の変化，健康や病気についての観念や受療行動のうつりかわりなどを明らかにすることができる。

基本的な資料▶　医療人類学の研究のための基本的な資料はインタビューと参与観察によって集められる。インタビューの対象者となるのは直接の研究対象となる人々，地域の行政や医療の専門家，地域の医療サービスに直接かかわっているヘルスワーカーなどである。このほかに，研究テーマに応じて，その地域に特有の治

療の専門家，福祉行政や安全管理，教育機関の専門家や，その地域の高齢者や子どもたちなど幅広い人々が対象となる。参与観察も研究地域全体で行うことが基本であるが，都市部などで地域全体を対象とすることが現実的ではない場合には，研究テーマによって，医療機関や保育所・幼稚園など特定の場所を観察の対象とすることも多い。また，学際的な研究の場合には，臨床実験や疫学調査，人口動態統計や社会調査などで使われるデータベースなども用いられる。

B 病気と治療

① 病気の認識

人間は誰でも生まれて死ぬまでの間にさまざまな病気を経験する。たとえば，のどの痛みや発熱などの症状は多くの人が経験する。なかには，入院しなけれ

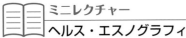
ミニレクチャー
ヘルス・エスノグラフィ

人類学のエスノグラフィを，保健・医療・福祉分野で発展させたものに「ヘルス・エスノグラフィ」[1]がある。ヘルス・エスノグラフィは，ヘルス・サイエンスの主要な理論と応用学的な目的をエスノグラフィに統合し，「人間の生命」を軸に，保健・医療・福祉分野の研究にそのまま活用できる方法論として発展した。この方法論が生まれた理由とその必要性は次のとおりである。

科学的研究の多くは，すでにある理論に基づいて仮説をたて，仮説を検証するために必要な方法を選択する。一方，人類学の研究は，まず事象の全体をみわたすために現地でフィールドワークを行い，その結果に基づいて具体的な調査手法を決定する。その際に，既存の理論は参照するが，それが調査方法を決定するわけではなく，むしろ，現場の事象の特性が選ぶべき方法を決定する。そのため，人類学の方法は，人類学の理論からある程度独立しており，実学的な要素を含む医療人類学の研究では，とくにその傾向が高い。これらのことをふまえると，保健・医療・福祉分野で医療人類学の研究を行おうとする人は，保健・医療・福祉の現場に適した視点と方法を身につけることが必要である。これが，ヘルス・エスノグラフィの生まれた理由である。

医療人類学には人間の身体と環境との相互作用をみる

という基本があるために，本質的に全体的なものの見方をもっている。つまり，どのような理論的アプローチから現象を理解しようとするにしても，身体の環境との相互作用の全体をみるという研究の視点の軸があるために，理論の異なりによる方法論の違いは生まれにくい。

また，多くの医療人類学者は生物学，生態学，臨床医学，社会科学，行動科学などの多様な学問の専門家とともに応用研究や地域活動を行っている。これらの人々は，学問の背景は異なっていても，健康や医療に関する具体的な課題への関心を共有しており，その課題の解決のために共同で研究を行っている。応用研究においては，課題の解決が主要な関心であるため，それぞれの学問領域の研究者は，自分たちの学問領域の理論的立場に縛られることなく，方法論について検討することができる。つまり，方法論は，健康課題を解決できるような提言を行うという目的のために検討される。その結果として，方法論が理論から独立したものになる。ヘルス・エスノグラフィを保健・医療・福祉分野で発展させる意義や必要性もこの学際的な協力の場にある。

1）道信良子：ヘルス・エスノグラフィ──医療人類学の質的研究アプローチ．医学書院，2020.

ばならないような重い病気にかかる人もいる。先天性の病気で生まれて間もないのに手術を受ける子どももいる。病気になると，熱があり，頭が痛く，からだがだるいといったいつもと違う感覚を感じて，不安になるかもしれない。一方で，はっきりとした症状があらわれない病気や，まったく症状のない疾患もある。痛みや苦しみにがまんできずに泣いたり，たすけを求めたり，まだ小さな赤ん坊であれば，泣くこともできずにぐったりと横になったりするかもしれない。

　私たちは，このようないろいろなあらわれかたをする病気を病気として認識してはじめて，それに対処することができる。そのため，本人に自覚症状がなく，病気を認識できなければ，治療が手遅れになることもある。しかし，多くの場合，病気は認識され，対処される。小さな子どもの場合は，親や家族などのまわりの人が異変に気づくかもしれない。ある程度成長し，学童期を迎えるころになると，痛みやだるさなどの感覚を病気に関連づけてとらえられるようになるだろう。そして，多くの人は，症状をやわらげるための方法を考える。もし大きな病気を疑えば，医師などの専門家による診察が必要かどうか家族で話し合うこともあるし，数日様子をみようという判断をくだすこともあるだろう。1人で暮らしている人は，友人や知人にメールを送ったり電話をかけたりして，症状を細かく伝えておきたいと思うかもしれない。

病気認識の様式▶　このように，ある人に生じている不調はまぎれもなく個人の経験である一方で，それは同時にまわりの人と共有できる経験である。そして，私たちは，それを感覚的な経験にとどめず，病気として認識できるからこそ，その病気の経験の具体的な内容を互いに理解することができる。

　人類学者は，そこには経験の共通理解を可能にする文化のしくみ＝「認識の様式」があると仮定する。そして，次のような文化比較の視点からの問いを立てる。すなわち，病気を認識することの人間の思考には，すべての人間に共通する普遍性があるのだろうか，それとも病気の認識の仕方は，それぞれの人間の集団が共有するなんらかの社会・文化的な様式によって規定されているのだろうかという問いである。

　本項では，これまで述べてきたような人類学の視点から人間の病気の経験と治療について検討するにあたり，最初に「病気を認識する」という人間の思考について考えていく。具体的には，言語相対論と民族意味論という人類学の理論を説明する。そして，世界の民族にみられるさまざまな病気の分類の様式から，フィリピン西ミンダナオ島に住むスバヌン Subanun 族の事例を選んで紹介する。

1 サピア=ウォーフの仮説

　人間が動物・植物・食物など身のまわりにあるものを理解するための「認識の様式」について，言語人類学（人間の言葉と文化の関係を研究する学問）の分野から貢献した人たちがいる。エドワード・サピア Sapir, Edward（1884〜1939）とベンジャミン・リー・ウォーフ Walf, Benjamin Lee（1897〜1944）である。

彼らの主張の概要は次の通りである。「人間社会にはさまざまな言語が発達している。人間が日常生活を営むうえで，日常的に使っている言語が異なれば，まわりの世界から，ある現象を認識して個別の対象として『きりとる』方法も異なる。つまり，言語はそれを使ってまわりの世界を知り，コミュニケーションする人間の思考に影響を与えるものである[1]」。この主張は「サピア=ウォーフの仮説」とよばれ，人間の文化に深く位置づけられている言語を通して，人間の思考(認識)の様式の文化的多様性を説明するものとして評価された。

言語相対論と▶
民族意味論
　サピア=ウォーフの仮説は，その理論的特徴から言語相対論 linguistic relativism といわれている。言語相対論の立場から，人々が用いる言葉の意味に注目し，人々が言葉を使ってどのように現実世界のさまざまな事象を意味づけ分類しているのかを研究する領域を民族意味論 ethnosemantics という。医療人類学では，民族意味論の観点から，世界の民族に特有の病気の分類，治療の種類，治療の選択などが研究されている。その目的は，病気や治療の説明に用いられる言葉の意味を体系的に明らかにすることにより，病気や治療にかかわる文化の現象を，その文化で生活する人々の視点，すなわち内部の視点から理解しようとすることである。

2　スバヌン族における病気の認識

　民族意味論の初期の研究を代表するのは，1961年に発表されたチャールズ・オリバー・フレイク Frake, Charles O. (1930〜) による，フィリピン西ミンダナオ島に住む焼畑農耕民スバヌン族の病気の分類に関する研究である。フレイクによると，スバヌン族の人々にとって病気は最も関心のある話題の1つであった。大人が日常会話で病気のことを頻繁に語るため，小さい子どもでも病気の種類を細かく知っていた。この民族には，他の民族と比較しても，病気をあらわす多くの言葉があり，身体を病むと，自分で病気を判断するのでなく，家族や友人や専門家に相談し，助言を求めていた。

疾患名▶
　彼らの病気の診断は一貫して，病気を疑う状態に適切な「疾患名 disease name」をつけることであった。そして，そこにはいくつもの識別のステップがあった。フレイクは，その診断の行為を丹念に調査し，186個におよぶ疾患名を特定した。そして，その中の「nuka」とよばれる皮膚疾患について次のように分析している。

　第一に，「nuka」は「samad(切り傷・打ち傷)」および「pasuʔ(火傷)」との比較を通して判断される。第二に，それは「samad」でも「pasuʔ」でもない，すなわち「nuka」であると判断すると，病変の症状，原因，経過などによって，「pugu(発疹)」，「meŋebag(炎症)」，「beldut(すり傷)」，「buni(白癬)」などに

---

1) Whorf, B. L. : Science and linguistics. *Technology Review* 42 (6) : 229-231, 247-248, 1940.

分ける。「pugu」は「nuka」の病気の初期に観察される部分的な発疹であり，それが身体中に広がると「telimasuʔ（広がった発疹）」という疾患名がつく。また，「meŋebag」は「nuka」に分類されているが，その原因は「samad」にある。「beldut」は傷の深さ，基部からの距離，重症度や，ある部分に限定されているのか，それとも複数の部分に広がっているのかなどの判断基準によって，「begwak（基部に近く深いすり傷）」や「selimbunut（複数の部分に広がっているすり傷）」などに分けられる。フレイクによれば，このように，スバヌン族の病気の診断には，病気の症状や原因や経過をみながらの判断が複雑に入り組んでいるという[1]。

病気の診断の意味▶ このように，スバヌン族の人々は病気を細かく分類して診断するが，そうした診断それ自体が究極的な目的ではなく，病気が疑われている状態に対して，文化的に適切に対処するための重要な認知上のステップである。そのため，病気の診断は彼らの植物の知識に統合されて，どの植物を使って治療を行い，いつまで続ければよいかという判断や，どのような経過をたどるだろうかという予後の予測につなげられる。また，診断は病気の原因を明らかにする行為であり，そこに超自然的な主体の作用が疑われるのであれば，誰（なに）にどのような供物をささげるのかという信仰上の判断を行うための次のステップとなる。伝統社会において，病気の診断は，治療の行為や信仰の実践と結びついている文化的事象である。

3 病気認識の普遍性と多様性

ここで，言語で表象された現象（病気の分類）の文化的な多様性の理解をさらに進め，言語で表象するという人間の行為の普遍性について，次のような問いをたてて検討してみよう。病気の診断には，民族に固有の言語の意味体系が影響しているとすれば，そこには，文化をこえて，人間に共通してみられる診断というものはまったくないのだろうか。スバヌン族における皮膚疾患の分類は，他の文化におけるそれとは大きく異なるのだろうか。人間の身体の構造や機能の大部分は生物学的に共通しているが，そうである限り，民族によって用いる言葉は異なっていても，身体に生じる不調およびその認識の仕方には文化をこえて共通する点があるのではないだろうか。以上の問いをふまえて，次の項では，文化結合症候群に関する人類学の研究を参考に，病気の認識の普遍性についてさらに考えてみよう。

文化結合症候群▶ 人間の精神と行動にみられる症状で，ある特定の文化にだけみられる特異な病気がある。現代精神医学の分類上，正式な名称はないが，文化結合症候群 culture-bounded syndromes という概念でその病気の存在は認識されている。

---

1) Frake, C. O. : The diagnosis of disease among the Subanun of Mindanao. *American Anthropologist* 163：113-132, 1961.

医療人類学の研究の対象にもなっていて，マレーシアの「ラター」やメキシコ
の「ススト」などはよく知られている。ラターとは，マレーシアの現地語で「過
敏に反応する」という意味をもつ。神経質な気質の人におこりやすく，その症
状は，「なにかに驚いて，誰かに従うような素振りを見せる」，「なにかの動き
や音をまねてみる」，「わいせつな言葉を発する」などである。メキシコのイン
ディオやメスティソ（ラテン・アメリカにおけるインディオとヨーロッパ人との
の間に生まれた人）にみられるスストの意味は日本語に訳すと「驚き」である。
ラターの症状と同じく「なにかに驚いてショックを受ける」，「トラウマを引き
おこすようなつらいできごとのあとで，食欲の減退，体重の減少，無気力や引
きこもり」などがみられる。マレーシアにはラターのほかに「アモク」という
突発的におこる集団による暴力がある。中国には「コロ」とよばれる生殖機能
の低下を示す病気，北極圏には「ピブロクトク」という特異的なヒステリー発
作，北アメリカの先住民族アルゴンキンには「ウィンディゴ」という食人行為
が過去に存在したといわれている[1]。

文化結合症候群を
めぐる議論 ▶　精神科医のヤップ Yap, Pow Meng は，これらの病気は，それぞれの社会の文
化に特有の信仰や社会構造の影響を受けてあらわれているが，それらはすべて
人間の精神に普遍的にみとめられる障害に基づくと主張した[2]。精神科医で人
類学者のロナルド・シモンズ Simons, Ronald C. と人類学者のチャールズ・ヒュー
ズ Hughes, Charls C. も，ラターは反応性の精神疾患（ストレスやショックなど
によって引きおこされる精神の強い反応）であり，神経生理学的基礎は共通し
ていると述べている[3]。文化結合症候群は，しばしば非反応性精神疾患（統合
失調症やうつ病などの器質性精神疾患）と併存する病気であるという指摘もあ
る。統合失調症とうつ病の有病率には文化的な差異が小さく，器質性精神疾患
には医学的に遺伝要因の関与も否定できないことから，その疾患を伴っている
文化結合症候群に生得的な要因がかかわっていることを完全に否定することは
できないからである。

苦悩の慣用句 ▶　文化結合症候群にある神経生理学および医学的な共通性を見いだそうとする
これらの説明に対して，慎重な立場をとる医療人類学者もいる。それは次のよ
うな理由による。人間の精神と行動にあらわれる文化的に特有の現象を，反応
性の精神疾患の変異型とする説明は「分類の誤り」につながる。その「症状」
には，それだけでは説明できない文化的により深い意味がある。その「症状」
をもつ人々は，なんらかの精神的な苦悩をかかえているに違いないが，その文

1) Simons, R. C., Hughes, C. C. (Eds.)：*The culture-bound syndromes：Folk illnesses of psychiatric and anthropological interest.* Springer Netherlands, D. Reidel Publishing Company, 1985.
2) Yap, P. M.：Classification of the culture-bound reactive syndromes. *Australian and New Zealand Journal of Psychiatry* 1 (4)：172-179, 1967.
3) Simons, R. C., Hughes, C. C. (Eds.)：上掲書.

化に共通するあらわれ方をしている限り，それは「苦悩の慣用句 idiom of distress」として理解されるべきである[1]。

**精神的な苦悩の▶
文化的な理解**　今まで述べてきた精神医学および人類学の議論から，私たちは次のことを学ぶことができる。人間の身体に生じる不調には文化をこえた類似点があるかもしれない。しかし，その精神的な苦悩を，どこで，どのように表現するのかはあくまで文化的な現象である。

② 病気の経験

1 日常と病気

　　民族意味論からの病気理解は，同じ社会のメンバーが共有する言語の体系に着目するため，病気理解の普遍的側面に光をあてる。つまり，スバヌン族における病気の診断も，現代精神医学における病気の分類も，それぞれの社会集団に共有されている言葉と知識の体系によっている。そのため，その社会集団の中では，病気の情報を得て，それを分類し，認識する方法は等しい。その社会の病気治療の専門家であれば，誰でも，いつでも，どのような場合でも病気は同じように認識される。以上に述べたように民族意味論は，病気を認識するための一般規則を明らかにする。

　　しかし，言葉や知識は，私たちの頭の中で体系づけられていても，いつも同じように用いられることは決してない。たとえば，言葉は，フォーマルな場面ではかたい表現となり，インフォーマルな場面ではくだけた表現となる。また，どのような場面であっても言葉の使い方には省略や間違いがある。

　　このように記号の体系は行為の脈絡において変化し，とくに日常生活における病気の認識は，人々の相互行為と結びつき，そこには「相手」との関係性が作用する。たとえば患者・家族と医師との間で病気の認識にズレがあるような場合は，当該社会の文化で共有されている病気の認識の体系（一般規則）では説明できないことがある。すなわち，人間にとって病気は，頭の中の情報処理のプロセスとしてのみあるのではなく，同じ社会に生きる人々との日常のかかわり合いを通して，その痛みや苦しみを感じ合い，経験する現象としてあるからである。

2 「病気」を説明する3つの概念

　　医療人類学の研究領域では，人々の生きる経験としての病気と，診断のための認識のカテゴリー（範疇）としての病気とを別の事象として区別してとらえ

---

1)　Nichter, M.：Idioms of distress：Alternatives in the expression of psychosocial distress：A case study from South India. *Culture, medicine and psychiatry* 5：379-408, 1982.

ている。具体的には、「病 illness」と「疾病 disease」という2つの概念を使い、それぞれの意味内容を以下のように明確にしている[1]。さらに、「病気 sickness」という第3の分析概念でこれら2つの概念をまとめている。

病▶　「病」とは、日常生活のときどきに個人が体験する身体の不調や痛み、不快や不安、それに伴う疎外感などである。後で述べる「病気」という概念は個人の身体に生じている現象であるが、人間は自分が属する社会や文化の中でそれを体験する。そのため、生物医学的には同じ疾患であっても、「病」の体験は社会や文化によって多様になる。そこには、その社会において「病気」と認識されるものの文化的な範囲が影響している。ある文化では「病気」とは、身体の不調のみをさすのに対して、ほかの文化では精神の不調を含み、さらにほかの文化では不幸なできごとによる苦しみの経験を含むこともある。「病」という概念は、人々が病気を体験するときの、その根底にある文化の多様性を浮かびあがらせる。

疾病▶　「疾病」とは、それぞれの社会における医療の知識体系に基づいて、医療の専門家が認識する異常の状態である。どのような社会や文化集団にも、医療の専門知識をもつ人たちがいる。その知識がその集団に共有されている限り、誰でも、いつでも、どこでも、病気を客観的に把握できなければならない。つまり「疾病」とは、専門家が自身のもつ専門知識によって、病気を認識する行為の対象となるものである。

　現代の日本社会における「疾病」とは、現代医学の知識に基づいて認識される身体の異常である。現代医学の病気の見方は文化をこえて普遍的であると考えられている。

病気▶　疾病と病という2つの現象をまとめる役割を果たすものが「病気 sickness」という概念である[2]。「病気」とは、病と疾病の区別がさほど重要でない場合や、病と疾病を社会の制度に位置づけて考えるときに用いられる。社会の制度上、「病気」になるとは、その社会の中で個人がふだんの社会的役割を十分に果たせなくなり、病人としての役割を引き受けることを意味する。人は、銀行員、医師、看護師などの職業における地位や、娘、母親、父親などの家族における地位に応じて果たすべき役割がある。「病気」になると、それらの役割の遂行を免除され、そのかわりに、家で安静にし、治療を受けるなど、「病人役割 sick role」を果たすことが期待される。そして、どの社会においても、どのような状態をどのような条件や証拠をもって「病気」とみなすかを細かく定めている。

　そのため、疾患があっても、それを「病気」とみなす社会の制度がなければ、病人とはみなされない。同様に、病に苦しんでいても、それを「病気」と認定

---

1) Eisenberg, L.：Disease and illness distinctions between professional and popular ideas of sickness. *Culture, Medicine and Psychiatry* 1(1)：9-23, 1977.

2) Young, A.：The anthropologies of illness and sickness. *Annual Review of Anthropology* 11：257-285, 1982.

する制度がなければ，治療を受けることはできない。多くの伝統社会では，その人の身体の状態が非常に深刻で，その社会がそのことを大変なことであると認めたときにはじめて，「病気」とみなされる。

3 病の語り

病のエピソード ▶　現代医学の臨床の場では，病と疾病の違いが鮮明にあらわれる。病院で患者は医師に症状を伝え，医師はその伝えられた症状の内容と自身の診察の結果から患者の状態を把握し，さらには精密な臨床検査を行ってその症状の原因となるものを明らかにしようとする。一方，患者はそのような医師の意図にそって話をするとは限らず，しばしば身体の症状を伝える語りの中にさまざまな病の経験のエピソードを織りまぜる。エピソードとは病気になってから経験した，本人にとっての顕著なできごとであり，そこには将来への希望や絶望，医療への期待や不満などが含まれている。

　医師にとっては，そのようなエピソードは症状の原因となる疾病を特定するうえではそれほど重要なことではない。しかし，医師が患者の語ったエピソードをただ聞き流すのではなく，自分たちの専門知識の体系の中でそれを再解釈して患者に提示することは大事なことである。そして，その苦痛が患者のおかれた状況によるものなのか，あるいはなんらかの疾患を示すものなのかを見分けたうえで，患者に「医師側からの説明」として提示する。

病のナラティブ ▶　病気の症状は，患者から医師に伝えられ，医師からはその理由や意味を提示される。患者は人生の岐路にたち，その意味をさぐろうとする。患者の病気は，医師に限らず，家族や友人などにも告げられ，その人たちとのやりとりを通して，病は社会・文化的な意味をもつようになる。このようにして患者が他者に語る病気のエピソードを病のナラティブ illness narrative(s) とよぶ。病のナラティブは，医療人類学の重要な研究領域の1つである。

　病のナラティブは，病人が自分の病気の意味を問う個人的な行為（語り）ととらえることもできるが，より適切には，語り手と聞き手（たとえば，患者と医師，患者と家族）との関係性の中で1つの物語として表現される病の現象のことをいう。さらに，それは病気の経験をふり返って語ることにとどまらず，語ることによって病者の未来をつくりあげていく現象でもある（▶182ページ，「治療のドラマ」）。このように，病のナラティブは人々が生きるコミュニティや文化の脈絡の中で，対話者による語りを通して表現される[1]。

話の筋と ▶
文化的なテーマ　そのため，病のナラティブは病気の性質や治療の経過，医療者との関係性などに応じてさまざまな様相を示す。しかし，そこにはナラティブならではの，どの語りにも共通する話の筋がある。たとえば，医師との対話では，患者の話

---

1) Levy, J.：Narrative and experience：Telling stories of illness. *NEXUS* 18(1)：8-33, 2005.

は病気の症状に気づいて家族や友人に相談するところから始まる。そして医師の診察を受け，病気の原因が特定されるまでの不確かさの語りがそれに続く。家族や友人には，その後医師からのわるい知らせを受けて病気を受容したり否定したりする体験が語られる。なかには，家族や友人に話すことができずに，ソーシャル・メディアを通して，まったく面識のない人に向けてたすけを求める人もいるかもしれない。その後，治療を受けてよくなる，あるいはよくならないなど，治療の経過が語られる。医師，家族，友人，その他の人々を巻き込みながら，病の語りは生き方の語りとなり多様な意味を帯びていく。最後に，物語は，病気から回復して終わりになるか，不治の病の場合には語り手の死とともに終わる。それが患者の家族の語りに引き継がれるかもしれない。そして，ナラティブには，自分の病の体験をまわりの人たちと共有できる物語に読みかえていくための文化的なテーマが含まれている。

説明モデル▶
（解釈モデル）　社会の制度には，法律や規則，社会規範，文化的慣習があり，この3つが同じ力をもって，相互に連動して病気を認定するような社会がある。そこでは，病気は幅広い脈絡でとらえられ，その意味は広くなる。一方，現代社会に典型的にみられるように，法律や規則がほかの制度よりも大きな役割や力をもつ場合には，病気の意味は狭くなる。そのため，現代社会では，経験としての病と制度としての病気に乖離（かいり）が生まれやすい。

　同様に，患者と医師との間で，病気や治療についての考え方や信念が異なっている場合がある。現代医学の知識と技能を身につけている医師には，医師としての考えや信念に基づく説明モデルがあり，それが病気の診断や治療方針の意思決定を導いている。医師の説明モデルは患者個人の状態を理解するために用いられる辞書のようなものであり，その基本は医学の理論と科学の論理によるものである。その一方で，患者はそれを最初に身体の感覚としてとらえ，つぎに日常の文化的な慣習の中で意味づけるため，医師の病気の認識とのズレが生じてしまう。

　先に述べたように，病のナラティブは，対話者の相互関係の産物であるが，そこには信念や認識のぶつかり合いもある。医療人類学者であり精神科医でもあるアーサー・クラインマン Kleinman, Arthur（1941〜）によれば，患者の病の語りには病気の経験に文化的に一貫した意味を与えるような「説明モデル（解釈モデル）explanatory models」が内在しているという[1]。説明モデルは，病気や治療についての患者の考えや信念からなりたっており，病気と治療のエピソードを語るときの参照枠組み（その説明のよりどころとなるもの）となる。

　説明モデルは，患者の属する文化集団に共有されている病気や治療についての考え方や信念に基づいている。そのため，同じ文化集団においては似かよった説明モデルが生まれる。しかしより厳密にいえば，説明モデルは，病気のエ

1）大橋英寿ほか訳：臨床人類学——文化のなかの病者と治療者，弘文堂，1992.

ピソードを語る際に参照される枠組みではあるが，個人の語りはその文化にとって一般的な考え・信念とまったく同一のものではない。

4 病気は社会の脈絡の中で現実となる

　ここまで，臨床の患者・医師関係に焦点をあてて，病気の経験について考えてきた。ここからは，臨床の場から少し離れて，より広い社会の脈絡の中で病気の現象をとらえてみよう。病気の3つの概念（▶175ページ）で説明したように，病気は社会の制度を通して現実となり，対処される。その制度的な実践（たとえば国の対策）の意図しない結果として，ある社会集団の病気のリスクを高めてしまうことがある。そこには，患者・医師関係よりも大きな脈絡での社会の力がはたらいている。このことについて，1981年に米国で発見されて以来世界に蔓延したHIV（ヒト免疫不全ウイルス human immunodeficiency virus）/AIDS（後天性免疫不全症候群 acquired immunodeficiency syndrome）に関する医療人類学の研究成果をもとに，感染リスクが，ある集団で抑制されつつもほかの集団で拡大していく社会的脈絡をみていく。

タイにおけるHIV感染とその対策　東南アジアのタイでは，1980年代後半から1990年代前半にかけて，注射薬物を使用する人，性産業で働く人，その顧客と配偶者へとHIV感染が広がり，タイ政府は国家戦略をたて，ハイリスク集団をターゲットに感染予防の実践を強く推奨した。公衆衛生学，行動科学，社会科学の専門家も加わった。その結果，新規感染率を抑えることに成功し，タイの国家エイズ対策は国際社会からも高く評価された。しかし，その一方で，一般の集団へと徐々に広がっていた感染の拡大をくいとめることはできなかった。テレビ，ラジオ，新聞などマスメディアを使った感染予防教育によって，HIV/AIDSに関する国民の基礎知識は高まっていたにもかかわらず，潜在的な感染リスクがある人たちの間にHIV感染が及んだ。

HIV/AIDSの社会的あらわれ　タイでみられたこのような現象は次のように説明できる。ハイリスク集団を対象に推奨した感染予防のモデル対策は，静脈用麻薬の濫用（注射のまわし打ち）をしない，性産業に従事する人は性関係における感染予防を徹底するなど，一般の人々の生活様式や行動規範とは大きく異なっていた。そのため，一般の人は，ハイリスク集団と自分とは違うと考えて，具体的な予防策はとらなかったのである。このような感染リスクの認識には，HIV/AIDSの社会的イメージ，HIV感染者やAIDS患者に対する社会の偏見や差別も影響している[1]。

1) Michinobu, R. : "HIV is irrelevant to our company" : Everyday practices and the logic of relationships in HIV/AIDS management by Japanese multinational corporations in northern Thailand. *Social Science & Medicine* 68 : 941-948, 2009.

③ 治療の実践

1 治療の意味

治療とはなにか▶　人はヒトに共通する普遍的な特性と，個人の多様な性質とをもって生まれてくる。そして，生物学的な普遍性と多様性の両方が，実際に，個人の特性として目に見えるかたちにあらわれるには，文化や社会の作用が必要である。このことは人が文化や社会の中で生存の機会を得て，生物学的な可能性を実現し，幸福やウェルビーイングを追求するということを意味する[1]。

　同様に，なにをもって病気や障害とするか，どのような状態が健康であるのかは，それぞれの文化と社会システムにおいて判断されることである。治療に先だって，まず身体の異変が異変であると認識され，次に治療が必要な状態ととらえられ，その結果として正常な状態に戻される。この過程はその文化で認識されている本来のあるべき姿にその身体を戻すために行われる。

　個人の視点からみると，人は生物学的な特性のままに生きるのではなく，自分が生まれた社会の文化に自分の身体や行動や思考を適応させながら生きる。治療は，この人間の生命におきるさまざまな異変に対処するためにある。

治療の目的▶　病気に対する治療には，どのような社会にも共通する活動があり，その目的は，大きく次の3つに分けて考えることができる。第1の目的は，身体の組織や機能の異常を正常に戻すことである。ここでいう，正常/異常とは，明らかに文化的な概念である。第2の目的は，身体に生じている痛み pain を緩和し，痛みに伴う苦悩 suffering を癒すことである。第3の目的は，病人本人ではなく，家族・親族や，より大きな社会集団に原因があると推測される場合，その社会集団に介入することである。この3つの目的は，それぞれ人間の身体，精神，社会集団に対する治療および対処と考えられるが，人間の身体と精神と社会的側面を明確に分離して考えることはできない。

　世界各地の伝統医療の多くは，人間の身体，精神，社会のすべてを包括して治療の対象としているが，それは，「治療とはなにか」で説明したように，病気治療の規則・規範・慣習が相互に連動し，幅広い脈絡で病気をとらえる習慣があるからである。さらに，その脈絡は人間以外の存在の領域にも広がっている。たとえば，アイヌ民族にみられる神にすがり，また神に抗議する行為，カラハリ砂漠のクンにおける呪医によるトランスダンス(病を癒すために治療者が恍惚状態になるためのダンス)，日本の四国の農村で行われている祈禱師による占いと儀礼，メキシコのマヤ系民族で行われている熱と冷のバランスを回復させる食事療法や儀礼などがある。これらの伝統医療には，人間と神，人間と霊，人間と環境など，人間と人間以外の存在との関係性のゆがみを正すこと

---

1) Washburn, S. L. : The study of race. *American Anthropologist* 65(3)：521-531, 1963.

によって個人の身体に生じている異変に対処するという目的がある。

2 「治療のドラマ」── 作業療法におけるナラティブの力

人生の再構築▶ 現代の保健医療の領域に目を転じると，理学療法や作業療法において，患者の身体機能の回復だけではなく社会復帰を目的として，患者と社会とのつながりを視野に入れた治療が行われている。とくに日常生活の動作の自立を指導する作業療法では，患者とともに，患者の人生をどのように再構築するかということが治療の内容に含まれている。

作業療法は，日常生活の動作や仕事，遊びなどの活動を用いて，身体機能の回復や社会生活に適応する能力を維持・改善するための治療である。作業療法において，近年，ナラティブを用いた治療（ナラティブ・セラピー narrative therapy）が行われている（▶177ページ，「病のナラティブ」）。以下では，ナラティブ・セラピーが，患者の身体機能を回復させる一助となり，また，患者の人生を再構築する手だすけにもなることを述べる。

**ナラティブに▶
よって導かれる
推論** 米国の文化人類学者シェリル・マッティングリー Mattingly, Cheryl は，米国の作業療法の現場を観察し，作業療法士が同僚に物語を語るような口調で患者とのかかわり合いについて話していることに着目した。作業療法士のミーティングでは，患者の背景や患者を担当することのむずかしさなどがドラマチックな口調で語られていた。さらに，そのナラティブは，患者の予後を予測し，患者をいかに治療し社会復帰させるかという臨床の課題にまで及んでいた。このような「ナラティブによって導かれる推論 narrative reasoning（物語的推論あるいは叙述的推論）」は，通常医療者が用いる臨床推論 clinical reasoning とは異なる重要な役割がある[1]。

**ナラティブの▶
はたらき** 人々はナラティブを筋（プロット）にそって語る。臨床の日常におけるセラピストと患者の語りにも，それぞれの立場からの臨床の経験をあらわす話の筋がある。マッティングリーは，哲学者アウグスティヌスの著書『告白』に記された「時間の概念」を引用し，リハビリテーションの時間は，複数の意味をもつと論じる。それは，過去についての現在＝記憶，現在についての現在＝注視，未来についての現在＝期待という，3つの時間を意味している[2]。リハビリテーションの時間に語られるセラピストと患者のナラティブは，その時間の内部にありながら，将来への見通しを明確にする。そこには未来に向けた期待がある。このようなナラティブの作用を通して，患者の新しい人生がつくり出されていく。

たとえば，作業療法による訓練では，日常動作の繰り返し動作を行うことが多い。物語的推論の始まりはその単調な作業の中の，ある劇的なできごと，た

---

1) Mattingly, C.：In search of the good：Narrative reasoning in clinical practice. *Medical Anthropological Quarterly* 12(3)：273-297, 1998.
2) Mattingly, C.：上掲誌.

とえばその人がもっているひいでた能力の発見である。それは、患者が社会的に自立する手がかりを得るような物語の体験である。作業療法士は、患者・家族とともに患者の回復に向けた道筋を物語にして組み立てていく。

治療のドラマ▶　マッティングリーは回復の物語が生まれ、患者の機能の回復に大きな効果をもたらす瞬間を「治療のドラマ healing drama」と名づけた。以下では、そのドラマが展開されたある事例をみてみよう[1]。

　キアヌは3歳半のアフリカ系アメリカ人の男児である。左手に障害をもち、不自由であったため、病院で作業療法士によるセラピーを受けていた。作業療法士に対して非常に反抗的で落ち着きがなく、歩行器をはねのけ、車椅子の子どもたちに対する配慮もなく、病院の廊下をかけぬける子どもだった。そのため、担当の作業療法士がつぎつぎとかわり、チャーはキアヌの3人目の担当者で、気が進まなかったが、担当を引き受けた。ところが、チャーはキアヌを作業療法室の「問題児」から一転「才能児」へと転化することに成功したのである。

　チャーははじめにキアヌに恐竜遊びを教えた。それは、恐竜のように地面をはって身体の左側を使う訓練だった。チャーはつぎにキアヌに絵の描き方を教えた。キアヌが右手で上手に絵を描けるようになると、今度は右手を左手の上に添えて、左手で描くようすすめた。クレヨンを左手にもったキアヌは、描画に集中し、その絵はみごとな恐竜の絵となり、まわりにいた作業療法士たちを驚かせた。チャーは、キアヌの母ミアと一緒にキアヌの様子を静かに見まもったのち、「キアヌには絵を描く特別の才能がある」と言った。

　チャーのこの発言は、それまでのリハビリテーションの時間に劇的な変化をもたらした。そのとき、絵を描いていたキアヌは「障害のある子ども」から「特別な才能のある子ども」へと転身したのである。キアヌを取り巻く人々のキアヌに対する「見方」はこの日から大きく変化し、キアヌは周囲からの支援を得て、その後順調に左手の機能を回復させて、リハビリテーションによる治療を終えた。その後、復学した学校で彼は「才能児」と認められ、特別支援学級から特別能力学級に移った。新しい学級に入ると、キアヌは喜んで学校に行くようになり、絵を描くことも続けているという。

C 医療の体系

① 観念と制度

　1つの社会の中で、病気の理解、診断の技術、治療の方法は、その社会の「病気の観念」と「治療の制度」に基づいて互いに関係づけられて体系化されてい

---

1) Mattingly, C., Lawlor, M.：The fragility of healing. *Ethos* 29(1)：35-57, 2008.

る。医療人類学では, それを「医療体系 medical systems」と定義し, 病気と医療の現象は, 1つの体系づけられたシステムの中でおこるものと考える。そして, 世界の民族・文化的集団の医療体系についての現象を「民族医学 ethnomedicine」とよぶ。

　米国の医療人類学者ジョージ・フォスター Foster, George M.(1913〜2006)とバーバラ・アンダーソン Anderson, Barbara G.(1921〜2008)は, 非西洋社会の民族を対象に, 1つの医療体系を「観念」と「制度」という2つの下位体系に分け, 各体系を次のように説明している。

観念の体系▶　観念の体系とは, 健康, 病気, 治療についての信念や思考の全体を含むものである。概念の中心には病因論があり,「人はなぜ病気になるのか」という問いに答える。病因論は, その社会における診断の性質や治療の種類を見定めるときの治療行為の土台となる。非西洋社会の民族では, 診断や治療に宗教や魔術がかかわることもあるが, 病因論はそのあり方を規定するものとなる[1,2]。

制度の体系▶　制度の体系とは, 病気の診断と治療, 衛生管理と病気予防を目的とする医療の制度および組織全体のことである。人間社会には, 治療者の資格, 医療資源の活用の仕方などに関する社会の制度と事業の運営上の課題があり, その課題に対処するためのしくみがある。制度の体系は現代社会にあてはめてみるとわかりやすい。たとえば, 日本には,「社会保険」「公的扶助」「社会福祉」「公衆衛生」の4つの柱でなりたつ社会保障制度がある。医療制度はこの一部であるが, 他の制度と深くかかわっている。

1 人はなぜ病気になるのか──非西洋社会における2つの病因論

　フォスターによると, 非西洋社会の民族の病因論は, パーソナリスティック personalistic とナチュラリスティック naturalistic という観念の様式から説明することができる[3]。

パーソナリス▶
ティックな観念　パーソナリスティックな観念では, 病気になることに偶然はなく, すべての病気はなんらかのエージェント(作用体)によるはたらきかけの結果であると考えられている。エージェントとなるのは, 人間(魔女や邪術師), 非人間的存在(幽霊, 悪霊, 祖先), または超自然的存在(神)である(▶144ページ, 第5章「妖術と邪術」)。人間, 霊, 神の共通点は人格をもっていることであり, 薬物などの物質的エージェントと対比される。人格的エージェントは, 人の「ふつうではない」状態, 動作, 行為に対して反応し, それが背信行為の場合には罰

1) フォスター, G. M., アンダーソン, B. G.(1978)著, 中川米造監訳：医療人類学. リプロポート, 1987.
2) Foster, G. M.：Disease etiologies in non-Western medical systems. *American Anthropologist* 78(4)：773-781, 1976.
3) Foster, G. M.：上掲誌.

を与える。人間が社会を統制するためには嘘や言い逃れに対する罰を与える仕掛けが必要であり，信義に反する行為には罰としての災いがもたらされる。

ナチュラリス ▶ ナチュラリスティックな観念は，自然と対峙し，自然へ目を向ける感性によっ**ティック** て生まれた。日常生活を送る中で，人々は自然と人間の平衡状態を重視し，自然界との連続性をもつと考えられている熱と冷，陰と陽，体液などの要素が，人間の体内で平衡を保っていれば健康であり，そうでなければ不調をきたすと考えている。たとえば，ミニレクチャーで述べたモン族には，パーソナリスティックな観念とともに，ナチュラリスティックな観念も発達している。魂を奪われる病気が特殊な病気であるのに対して，より一般的な病気は自然環境の変化によって身体の均衡が乱れたり，寄生虫に感染したりするなどしておこり，それらは自然界の現象に原因があると考えられている。また，風が強い日や気圧が高い日は病気になりやすいといわれる。自然由来の病気は，非人間的存在や超自然的存在がかかわっているわけではないので，おもにその家の母親が，年配の女性から受け継いだ知識を使って，家庭で対処する。

2 社会における観念のあらわれ方

対照的な ▶ この2つの観念の体系には対照的な点がいくつかある。パーソナリスティッ**2つの観念** クな観念において，エージェントは，土地争い，親族争い，作物の不作を含む

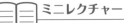
ミニレクチャー
モン族の信仰と医療

モン Hmong 族は，中国や東南アジアに居住する民族であり，精霊の存在を信じ，精霊に魂を奪われるという病気の概念をもつ。人が夢をみているとき，転倒したとき，驚いたときなどに，その人の魂は奪われやすい状態になるとされている。人が病気になり，周囲の人たちが，その人の状態から，「精霊に魂を奪われているに違いない」と判断すると，シャーマンがよばれる。シャーマンは病人を前にしてトランス状態（忘我(ぼうが)・悦惚(こうこつ)の精神状態）になり，通常はだれの目にも見えない精霊の世界に入りこみ，魂を奪った精霊を見つけて対処する。

薬草による手当てなど，モン族の民間伝承による治療では治らない身体の不調や病気にはきまって精霊や邪術のはたらきがあると考えられており，それに対処できる唯一の力をもつシャーマンがよばれ，儀礼がとり行われるのである（▶146ページ，第5章「憑依信仰」，「憑依とシャーマン」）。

モン族の信念において，人が命を失うと，その魂はこれまで歩んできた人生の路の逆をたどり，最後に出産後の胎盤が埋めてある場所に戻っていくといわれている。そして，その魂は自分の胎盤を再び衣服のように身につけて，祖先の住む世界である天上の世界を目ざしてのぼっていく。もし，死者の魂が自分の胎盤を見つけることができなかったら，その魂は，裸のまま地上をさまようことになるという。つまり，モン族の信念の中では，夢・転倒・驚愕は，人がさまよえる魂にとりつかれやすい状態を示している。

フォスターは，世界の病気の観念を分類し整理する中で，モン族のように，祖霊，悪霊，魂などの作用体に病気の原因を求める観念を，「人格（パーソン）をもつもののはたらき」という意味で「パーソナリスティック」と定義している[1]。

1) フォスター，G. M.，アンダーソン，B. G. 著，中川米造監訳：前掲書.

広範な不幸や凶事の際にはたらくが，ナチュラリスティックは人間の身体そのものに着目した観念なので，身体と関係のないほかの災いを説明するものではない。また，パーソナリスティックな観念では，病気や治療の観念と，魔術や宗教の観念とが同じ1つの体系の中にある。ハイチのヴードゥー死 voodoo death（▶「ミニレクチャー」）は，邪術師が呪いをかけると，呪われた人は病気になり，死が訪れるという現象である。魔術の結果，病気になるという信念の体系では，病気と宗教を切り離して考えることはできない。これとは対照的に，ナチュラリスティックな観念においては，病気・治療と魔術・宗教とのかかわ

ミニレクチャー
ヴードゥー死

伝統的な信仰を保持している民族においては，まわりの人のねたみの対象となって，あるいはタブーをおかしたことへの制裁をうけて，呪いをかけられて死ぬという考えが存続している。医療人類学では，このような死を「ヴードゥー死 voodoo death」とよび，西アフリカのコンゴ，南アメリカのブラジル，オセアニアではニュージーランドとオーストラリアのほか，ハワイやハイチの少数民族の間にもみとめられている。

呪術 magic，邪術 sorcery，妖術 witchcraft など（▶142ページ，第5章「A-2-2. 呪術」），呪いの種類は異なるが，ヴードゥー死に共通するのは，突然にあるいはきわめて短期間のうちに死が訪れることである。犠牲者は呪いをかけられたとわかると，強い恐怖を感じ，絶望的な気持ちになり，しだいに無気力になる。身体は日々衰えて，食物も水も拒絶する。呪医がよばれ，呪いをとくことで症状が劇的に回復することもあるが，本人がタブーをおかしていた場合などには，呪いを受けるのは必然とされ，村から排除され，家族からも見捨てられる。

ヴードゥー死はどのようにおこるのか，明確な答えはない。生理学者ウォルター・キャノン Cannon, Walter B.（1871〜1945）は，極度の恐怖に反応して，自律神経系のうち交感神経系が過剰に作動し，ショック状態に陥って死亡すると考えた[1]。一方，生理学者カート・リヒター Richter, Curt P.（1894〜1988）は，どうすることもできず望みを失った状態では，むしろ，副交感神経系が刺激され，心拍は遅くなり，体温が低下し，最後には心臓が突然停止して死にいたると説明した[2]。心理学者デヴィッド・レスター Lester, David によると，「あきら

め」は病気の必要条件でも十分条件でもなく，日常生活における対処能力の低下や，病気のかかりやすさに影響する。そして，死を宣告されると，人は社会との関係を失い「社会的な死」を経験し，そのことが「心理的な死」を導き，最後に「身体的な死」へと向かうと述べた[3]。

病気になることを望んでいるかのような否定的な言葉を投げかけることや，そのような期待を感情や態度であらわすことが，その相手を本当に病気にさせてしまうことがある。医療人類学ではこのような現象を「ノーシーボ現象 nocebo phenomenon」とよぶ[4]。ヴードゥー死は，ノーシーボ現象の極端な例であり，人はどのように病気になるかという民族医学の知識が人々に共有されているためにおこる。民族医学にかかわる信念や信仰の体系（ここでは，呪術，邪術，妖術）は，病気の状態を説明し，適切な治療を行って患者を回復させるはたらきをもつが，それだけではなく，病気になるような状態を期待させ，実際に病気を生み出すという「副作用」を内包している。

1) Cannon, W. B.："Voodoo" death. *American Anthropologist* 44 (2)：169-181, 1942.
2) Richter, C. P.：前掲誌.
3) Lester, D.：Voodoo death：Some new thoughts on an old phenomenon. *American Anthropologist* 74 (3)：386-390, 1972.
4) Hahn, R. A.：The nocebo phenomenon：Concept, evidence, and implications for public health. *Preventive Medicine* 26 (5)：607-611, 1997.

りはほとんどない[1]。また，パーソナリスティックな観念をもつ文化では，治療者の役割は占いを行うなどして病気の原因を追究するものであるのに対して，ナチュラリスティックな観念をもつ文化では，治療者の役割は失ったバランスを回復させる処置である。治療者に求められているのは，薬草療法，食事療法，マッサージなどの技能である。

**併存する
2つの観念** ▶　フォスターによると，この2つの体系は，非西洋社会に典型的にみられるものであるが，西洋社会にまったくみられないわけではない。ナチュラリスティックな療法はヨーロッパ社会にも古くからあり，現在でもアロマセラピーや物理療法にその起源がみとめられる。同様に，パーソナリスティックな観念も古くから存在し，カトリック教会においては魔術の観念に基づく魔術を使った治療が行われていた[2]。

　さらに，この2つの観念は，互いに排他的なものではない。モン族の例をみると，パーソナリスティックな観念とナチュラリスティックな観念は完全に区別されて体系化されているのではなく，一般的な病気の診断に，超自然的エージェントの力が使われるなど，実践の領域では混在している。たとえば，モン族の住居には家の霊をまつる祠があり，家の女性たちは，家の霊や占い師のたすけを借りて病人の病の原因をさぐる。重症，軽症にかかわらず，家族・親族との話し合いのもとに治療の方針を決める。このように，原因をさぐるまでの手続きにおいて，2つの観念は併存しているが，その説明においてこの2つの観念が交わることはない[3]。

②医療の体系から医療の実践へ

　フォスターとアンダーソンは，非西洋社会にみられるすべての医療行為を対象に，その根底にある観念の体系を2つの様式に分け，その特徴を明らかにすることで，非西洋社会の医療を体系的に理解しようとした。医療の観念の構造を包括的かつ体系的に理解しようとする試みには意義があるが，それは次に述べるような問題を含んでいる。

**治療と受療行動の
多様性** ▶　非西洋社会には「複数の医療体系がある」という考え方は，1つの医療体系の枠にみずからをはめがちな西洋社会における治療者の視点である。本来，受療者には幅広い治療の選択があるし，治療者自身も自分の専門外の医療を取り入れて治療を行うことがある。たとえば薬草や生薬を用いた治療は，いわゆる非西洋の「伝統社会」に限られたものではなく，世界各地に広まっており，そ

---

1) Richter, C. P.：On the phenomenon of sudden death in animals and men. *Psychosomatic Medicine* 19 (3)：190-198, 1957.
2) フォスター，G. M., アンダーソン，B. G. 著，中川米造監訳：前掲書.
3) フォスター，G. M., アンダーソン，B. G. 著，中川米造監訳：前掲書.

れぞれの地域に特有の方法で実践されている。日本においては現代医学を学んだ医師が漢方の考え方を学び，患者に漢方薬を処方することもある。国際機関においては，薬草や生薬，針灸やマッサージを「代替医療 alternative medicine」または「補完医療 complementary medicine」として定義している。治療と受療行動におけるこのような柔軟性と多様性を理解するには，医療の体系だけでなく人々が実際にどのような医療を受けてきたのかという「実践」にも焦点をあてるべきであろう。

医療を区別して理解することの限界 ▶ 医療体系の理論で用いられているさまざまな区別には，次に述べるような限界がある。「現代医学」や「伝統医学」がそれぞれの機能を果たし，1つの医療体系を構成するという医療多元論は，現代医学と伝統医学との区別を前提としているが，実際にはその区別は明確ではない。伝統は何世紀もの間，変化することなく現在までそのかたちを維持してきたとは考えられないからである。純粋に伝統といえるものは実際には存在せず，伝統とはつねにその歴史の中で再構成され再解釈されるものである[1]。同様に，現代医学は普遍的で変化しないものと考えることはできない。現代医学もまた，時を経て現在のかたちに発展したものである。

1 医療のシンクレティズム

治療の選択による融合 ▶ 世界の人々は生きるために必要な場合には，自分の所属する集団の信念や個人の信条とは異なる医療であっても，治療の選択肢として，それを生活史に組み込んでいる。そこでは，受療行動とそれを裏づける観念とに有機的な関連がなく，体系的な説明は困難である。しかし，治療の選択と実際の受療という人間の「行為」が，異なる医療体系を融合している。たとえば，私たちは，自分の社会集団において得られるさまざまな医療手段の中から，きき目があると思われるものをいくつか選びとり，組み合わせて使うことができる。それは文化の信念や個人の信条に裏づけられているというよりも，「この薬はきくかもしれない」という期待によるところが大きい。

医療のブリコラージュ ▶ 医療人類学では，1つの社会の中で，2つ以上の異なる医療体系が接触して生じる現象を「医療のシンクレティズム medical syncretism」という[2]。このうち，複数の体系の医療の要素が全体として寄せ集められている状態を「医療のブリコラージュ medical bricolage」といい，医療がもともとの意味体系とは別の新しい意味や用途をもち，その本来の信念とは無関係に受療者の必要性に応じてまぜこぜに利用されている現象をさす。この状態は，医療の専門家よりも，

1）ホブズボウム，E.，レンジャー，T.(1983)編，前川啓治・梶原景昭訳：創られた伝統．紀伊國屋書店，1992.

2）Hausmann-Muela, S., et al.：Medical syncretism with reference to malaria in a Tanzanian community. *Social Science and Medicine* 55：403-413, 2002.

むしろ一般の人々の発想によって生まれるものである。

マラリア感染の
説明と受療行動

スイスの医療人類学者であり公衆衛生学を専門とするスザンナ・ハウスマン Hausmann-Muela, Susanna とその仲間は，タンザニア東南部イファカラ村において，マラリア流行時における受療行動に関する調査を行っている[1), 2)]。これを事例として，医療のシンクレティズムの実際をみてみよう。

風土病▶

タンザニアではマラリアは古くからある風土病であり，乳幼児死亡の主たる原因となっている。1970 年代から 1980 年代にかけて，タンザニアで実施されたマラリア防圧の対策や，その後プライマリ・ヘルスケアの一環として全国の地域で行われた保健活動を通じて，現代医学と公衆衛生学の知識は，タンザニアの人々の間に普及していった。

人々は，媒介蚊の発生を抑えるために水源を清潔に保ち，蚊帳を使用し，マラリアに感染したときには薬剤による治療を受けた。しかし，マラリアの症状で医師の診察を受けても診断されない，治療を受けても回復しない不可解な状態に対しては，現代医学では説明できないなにかがおこっていると考えた。

妖術の信仰▶

タンザニアのイファカラ村には妖術の信仰があり，病気，流産，家族の不幸などの凶事が妖術の力によっておこると村人は信じていた。マラリア様の症状をもつもののうち，現代医学で対処できるものを「マラリア」という「病気」とし，現代医学で治らないものを「偽マラリア」とよんで，妖術や精霊のしわざによる不幸とみなしていた。また，妖術をかけられるとマラリア原虫が人間の目に見えにくくなり，その結果診断が遅れると考えていた。

このような病気の理解に基づいて，村人たちはマラリアが疑われる病人を最初に現代医学の薬を使って治療し，症状が続けば血液検査や点滴などの病院での処置を求めた。それでも症状が続いたり，悪化したりして，治療の効果がみられない場合には，妖術を疑い，ムガンガ mganga とよばれる村の呪医（呪術師）による治療儀礼を患者に受けさせた。ムガンガにかかっている期間も薬剤の投与は続けられたが，ムガンガが妖術の作用を取り除いてはじめてその生命は守られると考えられていた。

妖術と医学の▶
シンクレティズム

妖術はマラリアを直接引きおこすことはない。しかし，妖術師はマラリアの偽原虫をつくって，マラリアの症状を重くすることができると信じられていた。そのため，マラリアに罹患した病人の症状が重く，そこに妖術のかかわりがあることが疑われれば，ムガンガによる治療儀礼と現代医学による治療が同時に必要となった。偽マラリアに限っては，現代医学ではどうしても治すことはできないと考えられていた。

このように，イファカラの村人にとって，医学と妖術はマラリアを説明する

---

1) Hausmann-Muela, S., et al. (2002)：前掲誌.
2) Hausmann-Muela, S., et al.：Fake malaria and hidden parasites：The ambiguity of malaria. *Anthropology and Medicine* 5 (1)：43-61, 1998.

それぞれ独自の説明モデルである。イファカラの村人は，マラリアと考えられる症状に対して，2つの異なる説明モデルを，治療の経過をみながら，それぞれの状況に応じて使い分けている。ここに伝統医学と現代医学が融合し，医療のシンクレティズムという現象が生まれている[1]。

D 環境と健康

① 環境に対する人間の適応

1 生態系と人間

生態系▶　この節では，人間の身体・健康・病気について「生態系 ecosystem」の概念を使って考察する。生態系とは，生物と環境との間の関係性について，食物連鎖などの生物間の相互関係や，生物と無生物との間の相互関係などに着目し，それらが相互に依存しあって1つのまとまりをもつ体系としてとらえたものである。生物は微生物，植物，動物など生命をもつものの総称であり，細胞からなりたち，みずからの力で生命を維持し，複製できる。無生物とは，そのような生命の維持・複製能力をもたないもの(水・大地・エネルギーなどの無機的環境)やそれを失ったもの(死体や倒木など)のことである。

　さらに，ウイルスは，その生態の特徴から生物か無生物かが生物学者の間でも意見が分かれ，生物と無生物の間の存在とされている。

文化人類学に▶
応用された
生態系の概念
　文化人類学で用いられる生態系の研究では，生態系を構成するものに人間の文化にかかわる要素(社会組織，信仰・宗教，技術など)を加え，「生物」と「無生物」，「人間の文化」とが，1つの国や地域の中で相互にかかわりあって影響を与えつづけている様子を観察する。

　生態系の中では，人間は生物学的な存在であると同時に，文化的な存在でもある。そのため，そのどちらの視点が欠けても正しい人間理解はできない。このような立場は，文化人類学の中では，人間の身体や健康，病気を考えるときに，文化的な要素を重視する「民族医学 ethnomedicine」(▶183ページ)の立場よりも学際的である。

2 適応の2つの様式

遺伝的適応と▶
文化的適応
　人間は生態系に適応して生活している。具体的には，「遺伝的適応」と「文化的適応」という2つの様式で生態系に適応する。

　第1の「遺伝的適応」とは，ある特定の生態系の環境で生活する中で，ヒト

---

1) Hausmann-Muela, S., et al. (2002)：前掲誌.

としての身体を構成している組織や細胞などが，その環境の中で自然選択されて生きのびることのできた遺伝形質をもつようになることをいう。同じように，第2の「文化的適応」とは，人々の生活様式（人間の言語，行動様式，技術，社会組織，儀礼，信仰など）が，その環境の中で選択されて受け継がれていった特性をもつようになることをいう。

遺伝子も文化も，新たに生まれる（遺伝子の場合は変異する）性質をもっており，適応とは，変異することによって生きのびた結果でもある。その一方で，

ミニレクチャー
クールー

1950年代のニューギニアにおいて，島東部の高地民フォレ族の間に，クールー kuru（フォレ族の言葉でふるえを意味する）とよばれる病気が蔓延していた。この病気はとくに女性と子どもに多発していた。クールーは，長い潜伏期を経て発症するが，発症すると確実に進行し，死にいたるという特徴があり，このことから，「遅発性ウイルス感染症 slow virus infection」と定義される。クールーの主症状は発作的なふるえと筋肉の協調運動の失調であり，数か月のうちにからだを起こす能力を失ってしまう。そして，遅くとも1年以内に肺炎や褥瘡による感染症をおこし死亡する。

オーストラリア政府からニューギニアに派遣されていた医療行政官ヴィンセント・ジガス Zigas, Vincent は，フォレ族の村でクールーの患者に出会い，ハーバード大学医学部のウイルス研究者カールトン・ガジュゼック Gajdusek, Carleton（1923～2008）にクールーの解明と対策を依頼した。2人は患者の治療にあたり，臨床経過を観察するかたわら，村に住み込みフォレ族の言葉や文化的な慣習を学んだ。

ガジュゼックは，チンパンジーを対象とする実験研究（患者の脳乳剤をチンパンジーに投与し，発症の有無を調べた）を行い，クールーがヒトに発現する新しい神経疾患であり，感染すると数年たって発症することを明らかにした[1,2]。さらに，フォレ族の間にこの病気が広がっていった謎をとくために，文化人類学者のシャーリー・リンデンバウム Lindenbaum, Shirley とロバート・クラス Classe, Robert に調査への協力を依頼した。

リンデンバウムとクラスは，1961年から1963年まで合計約20か月のフィールドワークを実施し，村の高齢者を対象にインタビューを行った。高齢者の記憶をたどり，身体の部位，動物や植物の種類と名称，儀礼や生活用具に関して詳細に調査した。調査の結果，2人はフォレ族にかつて死者の弔いとして死者の肉を食べる風習があったことをつきとめた。そこで，ジガスとガジュゼックがこのカニバリズム（cannibalism，食人）の風習を中止させると，クールー患者の発生件数は激減していった。このことから，フォレ族の死者儀礼における食人の行為がクールーの発現に関与し，クールーが経口で伝染する可能性があることが示された[3,4]。

クールーは，プリオン病に分類されている。プリオンタンパク質は正常な人の脳にも存在しているが，プリオン病は正常なプリオンタンパク質がタンパク分解酵素で分解されにくい異常タンパク質に変化し，脳内に蓄積して不可逆的な神経障害をおこす病気である。プリオン病は，プリオン病に感染した脳や脊髄などを食べることで感染することが明らかになっている。ガジュゼックの行った研究はプリオン病の研究の発展に貢献し，1976年度のノーベル医学・生理学賞が授与された。これは，文化人類学をはじめ，ガジュゼックが協力を仰いだ多くの学問分野との学際研究の成果である。

1) Gajdusek, D. C., Gibbs, C. J. Jr., Alpers, P. M. : Transmission and passage of experimental kuru to chimpanzees. *Science* 155(759)：212-214, 1967.
2) Gajdusek, D. C. Unconventional viruses and the origin and disappearance of kuru. *Science* 197(4307)：943-960, 1977.
3) Lindenbaum, S. : *Kuru sorcery：Disease and danger in the new guinea highlands*, 2nd ed. Boulder, Paradigm Publishers, 2013.
4) Lindenbaum, S. : Understanding kuru：The contribution of anthropology and medicine. *Philosophical Transactions of the Royal Society B* 363(1510)：3715-3720, 2008.

環境の変化が著しい場合には，遺伝子も文化もその変化に適応できないことがある。高血圧症や糖尿病をはじめとする慢性疾患の多くは，「文明の病」ともよばれ，エネルギー，糖質，脂質の多い現代の食生活に，ヒトの遺伝子がうまく適応できていないことを示している。

② 遺伝的適応と不適応

　　ここではまず，人間のまわりの環境への適応の例として，マラリアに対する遺伝的適応について考える。次に，現代の生活環境に対する不適応の例として高血圧症・糖尿病があることを述べる。

1 マラリアを予防する遺伝形質

ヘモグロビン症 ▶　　ヘモグロビン症は，赤血球にあるヘモグロビンの構造や生成にかかわる異常をあらわす遺伝性疾患である。赤血球の一部が鎌状に変形する鎌状赤血球症や，ヘモグロビンを構成するグロビン鎖の生成における不均衡により生じるサラセミアなど，いくつかの種類がある。ヘモグロビン症にかかっている人は，溶血性貧血（赤血球が早期に破壊されるためにおこる貧血症），血流障害により生じる各臓器の機能障害，血管閉塞による疼痛発作などを経験する。その一方で，ヘモグロビン症は，マラリアに対して抵抗性があるために，アフリカや地中海沿岸などのマラリア流行地では，生存に有利にはたらく。なお，ヘモグロビンの異常は，地域によって異なる遺伝子多型を示す。遺伝子多型とは，1人ひとりの遺伝子の塩基配列が，一部異なることによって生じる遺伝子の差異である。

グルコース-6-
リン酸脱水素酵素
（G6PD）欠損症
▶　　マラリアが風土病となっているイタリアのサルディーニャ島では，サラセミアのほかに，グルコース-6-リン酸脱水素酵素（G6PD）欠損症の人が多い。G6PD 欠損症は，鎌状赤血球症やサラセミアと同じく遺伝性であり，赤血球膜が損傷されて溶血性貧血を引きおこす。G6PD 欠損症の人も，マラリアを発症しにくいといわれているが，それは赤血球が短時間で溶血してしまい，マラリア原虫が赤血球中で増殖できないからである。鎌状赤血球症やサラセミアと同じように，この遺伝性疾患はマラリアが蔓延する地域で生きていくのに有利な突然変異であったといえる[1]。

2 高血圧症・糖尿病と遺伝子多型——現代の生活環境における遺伝的不適応

生活習慣病と
遺伝子の関係
▶　　遺伝子の変異は，自然選択の結果であるにもかかわらず，まわりの環境の著しい変化のためにその変異が不適応をおこすことがある。

---

1) Brown, P. J.：Cultural and genetic adaptations to malaria：Problems of comparison. *Human Ecology* 14（3）：311-332, 1986.

　　　　世界で増えつづけている生活習慣病も，遺伝子の不適応という観点から説明できる。なかでも高血圧症や糖尿病は頻度の高い生活習慣病である。世界では年間 760 万人が高血圧症により寿命が短くなっていると推測され[1]，さらに 2 億 8500 万人の人々が糖尿病を患い，毎年 400 万人が糖尿病で死亡していると考えられている[2]。高血圧症や糖尿病の発症には個人差があり，同じような生活習慣をしていても発症する人としない人がいる。これには遺伝子の変異が関与しているといわれている。

高血圧感受性▶
遺伝子
　　　　高血圧症に関しては，複数の「高血圧感受性遺伝子」が関与しているという。国際的には約 20 種が特定されている。日本人やアフリカ系の人々では，高血圧感受性遺伝子の 1 つであるアンジオテンシノーゲン T235M，アルドステロン合成酵素の R173K などの一塩基多型 Single Nucleotide Polymorphism（SNP）が知られている。この遺伝子をもつ人は，体内に水と食塩を貯留しやすいため，高血圧症になりやすいと考えられている[3]。

③ 文化的適応と不適応

1 牧畜民チャムスの病気理解と治療行為

　　　　文化人類学者の河合香更は，東アフリカ・ケニア共和国北部の半乾燥地帯に住む牧畜民チャムスの生活を調査し，チャムスの病気理解と治療行為が牧畜と深くかかわっていることを明らかにしている[4]。牧畜には家畜を育て，主食となるミルクを得ることのほかに，病死した家畜を食用に供するために解体するという作業がある。チャムスは病死した家畜を解体するとき，その家畜のからだの内部を微細に観察し，病気にかかってから死ぬまでの間に示していた症状を思いおこしながら，内部の組織や器官の状態と症状の関係を推察していく。

家畜の観察▶
　　　　チャムスは家畜の解剖から得た知識をもとに，人体のなりたちを類推し，理解する。身体になんらかの異変がおき，自覚的な症状を説明するとき，家畜の解体で得られた解剖学的な知識をもとにして，身体の器官や組織のどこに異常が知覚されるのかを知る。そしてその器官や組織のふだんの状態をもとに，異常とされる状態を具体的に把握しようとする。

身体の異常の▶
伝え方
　　　　たとえば，胸部の痛みを訴えるとき，「ルゴオ（胸）が裂けている」とか「枝がルマラエ（肋骨）をつき通す」と説明する。ふくらはぎに痛みを感じるとき

1) Lawes, C. M., et al.：Global burden of blood-pressure-related disease. *Lancet* 371 (9623)：1513-1518, 2008.
2) Type 2 diabetes epidemic：A global education. *Lancet* 374(9702)：1654, 2009.
3) Katsuya, T., et al.：Salt sensitivity of Japanese from the viewpoint of gene polymorphism. *Hypertens Research* 26(7)：521-525, 2003.
4) 河合香更：野の医療——牧畜民チャムスの身体世界．東京大学出版会，1998.

には、「脚のルクディディ（長骨の骨格筋を構成する線維）にルクディディが結び目をつくっている」という表現を使う。ほかにも、「ンゴニィ（側頭部の血管）」「ンマタン（脾臓）」「ラルクジ（腎臓）」「シンギリティティ・ロ・ンコリアン（胸椎）」などの、身体の器官や組織の具体的な名称が使われる。その多くは現代医学（バイオメディスン）の解剖学用語におきかえられるが、「ルタシン（肋骨の下のあたりの肋軟骨と横隔膜の間に位置するやや広い範囲）」というように、おきかえられないものもある。

野の医療▶　チャムスはほとんどの病気を自家治療によって治している。自家治療には河合が「野の医療」とよぶところの野生の薬用植物や、野生動物と家畜から得られる薬などを、飲用や軟膏として用いる。薬に期待される効果は、発汗や利尿作用などによって「わるいもの」を体外へ出すことである。投薬のほかに、瀉血やマッサージ、指圧や温湿布などの、身体に外部からはたらきかける療法もある。激しい頭痛はこめかみのあたりで血がとびはねている状態であるとして、左右のこめかみを瀉血する。ふくらはぎの痛みには、凝集する線維をほぐすようにマッサージを行う。

身体への解剖学的▶
なまなざし　これらの対処を、チャムスは身体の異常そのものを解決すべき問題とみなし、その異常がなにによってどのように生じているかを論理的に説明することはしない。チャムスの関心は痛みが生じている「場所」にある。自分たちのいのちをつなぐための家畜のからだやその健康状態に関心をはらい、そのような関心がひるがえって人間の生きた身体にも注がれているからである。チャムスにとって家畜は食料となり、婚資など社会関係を結ぶための交換材料としても重要な資源である。大事な家畜のいのちを維持しようとする行為から生まれた身体への解剖学的なまなざしが、チャムスの病気理解の根本にある。

2 マリにおける子どもの栄養不良──環境の変化による文化的不適応

子どもの▶
栄養不良と死　西アフリカのマリは世界最貧国の1つである。世界の気候変動に伴う干ばつの影響が農業を生業とする世帯に影響を及ぼし、長引く貧困と食料不足のため、農村部を中心とする貧困層の子どもたちには深刻な栄養不良がある。子どもの代表的な病気は、麻疹（はしか）、マラリア、上気道感染、下痢である。

保健医療サービス▶
の不足　農村部の母子は質の高い保健医療サービスが得られにくく、10人に1人の子どもが5歳未満で死亡している。マリ政府は国際機関からの支援を受けて、予防接種の普及を進めてきたが、子どもの45%にしかいきわたっていない。子どもの慢性的な栄養不良や低体重の割合も高く、子どもの死亡率は依然として高い状態が続いている[1]。

子育ての慣習▶　マリでフィールドワークを行った米国の医療人類学者キャサリン・デトイ

1) UNICEF：Children in Mali.（https://www.unicef.org/mali/en/children-mali）（参照 2020-9-14）

ラー Dettwyler, Katherine A.（1955〜）は，マリの子どもの生存と発達，その現代における危機について，マリの人々の子育ての慣習に着目し，次のように説明している[1]。マリの母親は，生まれた子どもにできる限り長く授乳を行う。子どもが完全に乳離れするまでに，平均で21か月，長い場合には32か月かかる。固形食は生まれて7〜8か月を過ぎたころから始まる。子どもの発育が遅れていても，固形食を増やして授乳回数を制限することはない。

親子の絆▶ このような授乳の慣習は，親子の絆がいかにつくられるかということについてのマリの文化的な信念に根ざしており，食料が十分にあった時代には，女性にとって社会的地位を確立するための文化的な行動でもあった。

マリには，父の血は父の精液を介して子どもに受け継がれ，母の血は母の乳を介して子どもに受け継がれるという信念がある。そのため，女性が自分の産んだ子どもに母乳を与えつづけることは，子どもの生命をまもり，子どもとの絆を強めることになる。男の子であれば，成人して稼ぎ手となるため，母親は安定した地位を得ることもできる。

環境の変化と▶
文化的不適応 しかし，現在のように環境が変化し，干ばつや貧困によって食料が十分に確保されていない状況では，これまでのような適応戦略が機能しなくなっている。母親自身が栄養失調となってしまった結果，子どもの栄養は質も量も不足し，その後の発育や健康状態にまで影響が及んでしまうリスクをかかえている。

④ 環境のグローバル化がもたらす健康リスク

1 パンデミック・インフルエンザA(H1N1)

環境の▶
グローバル化 世界には，世界経済を牽引する先進諸国の政治力や多国籍企業の経済力，さらには国家や企業の活動を監視・管理する国際機関や国際NGO（非政府組織）の力など，経済のグローバル化の中でせめぎあう権力の作用がある。これらも生態系の中の重要な要素であり，1つの生態系が包括する範囲をグローバルに拡大させる。このような環境のグローバル化が人間にとっての新しい病気の発生にかかわっていることを，2009年に大流行がおきた「新型インフルエンザ」（インフルエンザA〔H1N1〕）を例に考えてみよう。

医療人類学者のメリル・シンガー Singer, Merrill は，ウイルスとして発現する病原体は自然のものであるが，それが人間集団にいかにあらわれ，人間の健康や社会にいかなる影響を与えるかは「社会環境」に左右されると述べている。なかでも，大きな組織の活動によって生み出される社会構造の不平等や，その構造が人間や自然に与える影響力を含む。

---

1) Dettwyler, K. A.：*Dancing skeletons*：*Life and death in West Africa*. Long Grove, IL, Waveland Press, 1994.

　　具体的に，シンガーは「H1N1 の社会的起源」として 2 つのことを指摘している[1]。1 つには，養豚経営では世界最大の米国系多国籍企業スミスフィールド社がメキシコに進出し，そこにおいて利益を優先した生産方法を続けたことである。H1N1 はブタ由来で，最初の大きな発生はメキシコのラグロリアにあるスミスフィールド社の養豚工場が位置する地域であった。

　　もう 1 つには，メキシコにおける環境対策の遅れである。メキシコでの H1N1 による死亡のパターンをみると，細菌性肺炎と H1N1 感染症を同時に発症し死亡したケースが多い。細菌とウイルスの重複感染は，肺の線毛上皮細胞が傷害されて，気管から細菌やウイルスなどを排出する力を失った人におこりやすく，H1N1 感染による死因として最も一般的なものは細菌性肺炎である。

　　肺や気管支など呼吸器系の障害は大気汚染と深く関係している。メキシコは急速な経済発展をとげたが，その首都メキシコ市では車の数も多く，慢性の交通渋滞による大気汚染が深刻なため，呼吸器系疾患の発生率も高い。気管支喘息や慢性気管支炎が H1N1 感染症の重症化につながることは世界の健康の専門家により指摘されており，メキシコの経済開発において環境対策がなおざりにされてきたことが H1N1 感染の拡大や感染による死亡の背景にある。

2 複雑で深刻になる健康課題

世界の疾病構造▶ いま世界では，H1N1 のほかにもウイルス性出血熱，新型コレラ，新型コロナウイルス感染症（COVID-19）などの「新興感染症」の発生や，マラリアや結核など，一時期は減少したが再び患者数が増えている「再興感染症」の発生と拡大がみられる。感染症の診断・治療・予防の進歩，公衆衛生の改善などにより感染症は減り，非感染症疾患を患って死亡する人の割合は増えているが，近年の新興感染症・再興感染症の広がりによって，世界の疾病構造はより複雑に変化することが予測される。未知のウイルスやそれによる感染症が出現してくる環境に，世界の人々は，現在の医学・公衆衛生学の知識をあわせ，社会・文化的にも適応しなければならない。

シンデミック▶ さらに世界では，小児と成人の肥満，栄養不良，気候変動の同時発生，すなわちシンデミック syndemics が問題になっている[2,3]。これまで個別に対処されてきた健康問題が，自然環境や社会環境の破壊を受けて，互いにからみ合って深刻化し，世界の人々の健康に大きな負担をしいている。

1) Singer, M.：Pathogens gone wild? Medical anthropology and the "swine flue" pandemic. *Medical Anthropology* 28（3）：199-206, 2009.
2) Swinburn, B. A., Kraak, V. I., Allender, S., et al.：The global syndemic of obesity, undernutrition, and climate change：The lancet commission report. *Lancet*, 2019.；published online Jan 27. https://doi.org/10.1016/S0140-6736(18)32822-8.
3) Mendenhall, E., Singer, M.：The global syndemic of obesity, undernutrition, and climate change. *Lancet*, 2019.

人類学と
グローバルな
健康課題 ▶ 　新興感染症の場合には，ウイルスの生態を理解し，ワクチンを開発するまでに時間がかかる。人々が世界中を移動するようになった現代，ウイルスの広がりをはばむことはむずかしく，ワクチンの開発後，人が免疫をもつまでに多くの感染者と死者を出すことになる。人の行動が感染を拡大させているとすれば，その行動を社会と文化の脈絡の中で考察する人類学の研究が感染症対策に必要である。グローバルな健康課題には，学際的な視野をもつ複数の手法をあわせた方法論が必須であり，医療人類学の研究はその先端に位置する（▶170ページ，ミニレクチャー『ヘルス・エスノグラフィ』）。

新型コロナ
ウイルス感染症 ▶ 　2019年より広がった新型コロナウイルス感染症（COVID-19）は世界で猛威をふるったが，このウイルスに人間は遺伝的，文化的に適応する必要がある（▶189ページ，「遺伝的適応と文化的適応」）。遺伝的適応には長い時間を要するが，文化的適応はそれよりも短い時間でおこる。なぜなら，感染症に迅速に対応するために，文化様式に変化があらわれるからである。

　人と人との物理的な距離をとる「ソーシャルディスタンス/社会的距離 social distance」を確保する生活は，その1つである。それは世界中で生じた変化である。入国者の隔離やロックダウン（都市封鎖）のような強力な対策を講じた国もあった。日本では，換気が不十分な密閉空間，多数の人が集まる密集，近距離での会話（密接）という「3つの密」を避け，外出の際にはマスクをつけ，こまめに手洗いするなど，日常行動に注意が求められた。在宅勤務や時差出勤など新しい働き方も広がった。世界の国々は，社会活動の制限と緩和を繰り返しながら，新しい生活様式を人々に求めることになる。

3 これからの人間社会

公正な社会の
実現に向けて ▶ 　新型コロナウイルス感染症（COVID-19）の蔓延(まんえん)は，世界にもともとあった健康格差とその根底にある構造的不平等 structural inequality，構造的不正義 structural injustice[1] を浮き彫りにしている。それらは，グローバルに拡大した資本主義経済の構造の中で，日々生み出される富と権力の不均衡のあらわれである。2020年5月，米国ミネアポリスでアフリカ系アメリカ人が警察官によって拘束されて死亡した事件に端を発した反人種差別運動 Black lives matter（BLM）が，米国だけではなく，英国，ドイツ，フランス，オーストラリア，韓国，日本を含む世界に拡大した。新型コロナウイルス感染症（COVID-19）の蔓延がなかったら，これほど大きな運動には発展しなかったかもしれない。人々は外出自粛や隔離という社会的隔離の体制がしかれる中でも，より公正な社会の実現に向けた「社会的連帯 social solidarity」を求め，行進した。これは地球温暖化に十分に向き合っていない政府や大人に対する世界の若者の抗議活動とも連動し，社会変革の大きなうねりとなった。

---

1) Yomg, I. M. (2011) 著，岡野八代・池田直子訳：正義への責任．岩波書店，2014．

生態系の変化を
ふまえた
複合的な視点 ▶ 　これからの社会では人間の身体や健康，病気や医療について，生態系の変化をふまえた複合的な視点からとらえる必要性が高まってくるだろう。国際機関や多国籍企業などのグローバルな機関の活動は，1つの国や地域に限られたものではないために，その活動の作用を理解するには，複数の生態系を同時にみる，あるいは世界全体を1つの生態系とみなすような大きな視点が必要となる。また，その一方で，ある特定の民族や文化的集団が生活する環境を1つの生態系とみなし，その生態系の中で人間の活動を詳細に理解するという視点は保持されなければならない。生態系は，特定の環境の中で1つの系としてまとまりながら，他方で別の空間にもかかわっているからである。

ゼミナール
復習と課題

❶ 自分の生活環境にある健康リスクと，それに対処するために自分がもっている資源（文化・社会・医療など）について考えてみよう。

❷ 自分や家族が病気になったときにとった行動を列挙し，そこにどのような医療の観念と制度の体系がみえるか，考えてみよう。

❸ 自分や身近な人が病気になった経験をナラティブにまとめ，その語りにある「説明モデル」を説明してみよう。

❹ 自分の人生において，病気や治療の経験がどのような影響を与えてきたか，ふり返ってみよう。

❺ グローバルな視点で考えなければならない健康課題について例をあげて，議論してみよう。

推薦図書 　●医療人類学の初学者には，以下の文献をぜひ読んでいただきたい。
1）ヘルマン，C. G.(2007)著，辻内琢也ほか監訳：ヘルマン医療人類学——文化・健康・病い．金剛出版，2018.
2）アーサー・クラインマン(1988)著，江口重幸ほか訳：病いの語り——慢性の病いをめぐる臨床人類学．誠信書房，1996.
●医療人類学についてさらに学びたい人には，以下の文献をすすめる。
1）バイロン・J・グッド(1994)著，江口重幸ほか訳：医療・合理性・経験——バイロン・グッドの医療人類学講義．誠信書房，2001.
2）白川千尋：南太平洋の伝統医療とむきあう—マラリア対策の現場から．臨川書店，2015.
3）河合香史：野の医療—牧畜民チャムスの身体世界．東京大学出版会，1998.

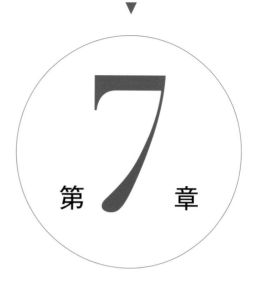

文化人類学

第 **7** 章

いのちと文化

本章の概要と▶
ねらい
　この章では，多様な文化において「いのち」あるいは「生命」がどのように認識され，感じとられ，また表現されているかについて述べる。A節では，現在「いのち/生命」という概念が，生命科学だけではなく宇宙科学にも比喩ではなく使われているように，多様化し拡大していることを述べ，その中にあって人間の「いのち/生命」が文化としてどのようにあらわされているかを示す。B節では，文化としての「いのち/生命」が最も明らかになる人の誕生と死について述べる。C節では，「いのち/生命」が最もよく発現する場である人の身体と文化について述べる。

　本章のねらいは，人間にとって「いのち/生命」が複雑で矛盾に満ちたものであることを人間自身がよく知っていて，文化のさまざまな面でそれを表現していることを理解してもらうことにある。「いのち/生命」を定義しようとしても，両手にすくった水はどのように工夫してもこぼれてしまうように，たとえ定義を試みたとしてもそれが容易にくつがえされる理由は，この複雑さと矛盾にあることを示す。

A 「いのち/生命」の多様性

① 「いのち/生命」を定義する試み

1 「いのち」と「生命」の併存と使い分け

　私たちは日常表現で「いのちを大切にする」「生命を操作する」などといい，「いのち」や「生命」がなにか実体を示すものであるかのように用いるが，実際は，「生きている」とみなすモノや現象の総体を，あるいは「生きている」状態をもたらしているなにかを想定して「生命」「いのち」とよんでいる。ただし，なにが，また，どのような現象や状態をさして「生きている」と考えるかは，分野により社会により時代により異なっているし，仮に，「いのち/生命」を「生きている現象」とか「生命活動を営むもの」としたのでは循環論になってしまい，生命やいのちそのものを説明したことにならない。

いのちと生命▶
　ところで似た言葉でありながら，日本語の「生命」と「いのち」は文脈によって使い分けられているようである。「生命」はそれぞれの分野で「生きている」ことの内容がより厳格に規定された状況で使われ，一方「いのち」はより日常的にあるいは主観的・感覚的に「生きている」状況や経験について使われる傾向がある。

　たとえば，赤ん坊に授乳する母親はその行為を「わが子に自分のいのちを分け与える」と表現するなどである。あるいは，現代医学では1つの身体に発現するのは1つの「生命」だとしているので，死亡診断がくだされた身体にはも

はや「生命」はなく，その身体から摘出された臓器がほかの身体に移植されて，臓器を移植された側の身体で機能するようになっても，「生命が移植に伴って移動し移植を受けた患者の身体に2つの生命が発現している」とはみなさない。しかし一方では，臓器提供を「いのちの贈り物（英語では Gift of Life）」と表現することに多くの人は違和感をもたない。まるで，いのちはあげたりもらったりすることができ，臓器はいのちそのものであると考えているようである。このように，「いのち」は「生命」に比べると意味する内容があいまいでしばしば矛盾を含むが，「生きている」ことについて，ときには主観的に，そして強い実感を伴って使われる傾向がある。

人間が「生きている」とみなす対象と状況は多様で複雑で広い領域にわたる。また，人間は「自分が生きている」ことを実感する主体である。こうしたことから，あいまいでありながら「生きている」ことを状況に応じて，また「生きている」ことの実感を伴って表現できる「いのち」と，より限定的で客観性を示す「生命」の双方を必要とするのだろう。

第7章では，記述の多くの個所で「いのち/生命」の表記を使う。文化人類学では，自然科学的な「生命」もまた文化的に規定された生命観であるので，広い意味での生命観をあらわす「いのち」に含まれる。しかし，引用文ととくに自然科学的な生命観について述べている個所では「いのち」は違和感があるので「いのち/生命」とし，自然科学的な生命観とははっきりと異なる，「生きていること」全体を包括する生命観が強調されるときには「いのち」とする。

2 自然科学分野で拡大し多様化する生命観

現在自然科学の分野では，生命という観念は多様化し拡大しているようにみえる。生きているのは植物や動物だけではなく，地球を包む宇宙空間そのものも，ある時点で「誕生」し「成長」し「死ぬ」という。それは比喩として使われているのではなく，宇宙科学では宇宙が創成され拡大し宇宙空間の状況が変化するプロセスを「生きている」ととらえるからである。そして，「生命・生きていること」の意味のこのような拡大は必ずしも突飛であるといいきれなくなっている。それは，自然科学の多領域における成果が相互に影響しつつ，宇宙の生成および地球が生成以来たどったプロセスがやがては人間につながる生命体の生成に直接関連しているということが，仮説としてではあるが詳細に示されるようになったからである。こうした自然科学的で物質主義的な生命についての観念は，多くの分野に大きな影響をもつようになってきた。

生命科学の発展が▶
もたらす生命観の
変化
生命科学は，自然科学の多くの領域および高度化する工業技術と並行するかたちで，加速度的に発展し，さまざまな事実を私たちに提示する。たとえば，人間の身体は約37兆個の細胞からなるが，その細胞が内蔵するDNAの塩基の4つの種類は，単細胞である細菌＝バクテリアのDNAの塩基と同じであること，そして，その塩基の並び方（塩基配列）の情報がタンパク質の構造を決

定する遺伝子としてはたらいていることは同じであるということを知らされると，私たちのこれまでの人間の身体と生命についての認識に新たな要素が加わることになる。

　1976年にリチャード・ドーキンス Dawkins, Richard（1941年〜）が『利己的な遺伝子』[1]を発表したとき，人が「生きていること」についてのそれまで主流であった思考の枠組に転換をもたらした。人の身体はそこではたらいている遺伝子の器であり，遺伝子は次の世代に自分の存在を確実に残すべく人の身体の中で機能しているという，「人の身体・生命」と「遺伝子の生命」をドーキンスは主客転倒してみせたのである。発表から40年以上がたち，遺伝学をはじめとする生命科学の近年の傾向からすると，もはやドーキンスの説に違和感をもつ人はいないだろう。

3　「いのち/生命」を探求する試み

　現代の生命科学をはじめ自然科学は，分子レベルまで生物としての人間を分析しつつある。しかし，そのことが必ずしも「生命」ないし「生命体」とはなにかに答えを与えるものではない。2018年のノーベル賞受賞者である分子免疫学の本庶 佑 は次のように言う。

　生命体のもっとも高度な機能である精神活動も，すべて物質に基礎を置いたものであることは，今日ますます明らかとなってきている。しかしながら生命体と物質とは，明確に区別される。DNAは物質であり，生命体ではない。[2]

　つまり，自然科学の物質主義では「生命体」（生きていること・もの）を明らかにできないというのである。

　また，動物行動学を専門とする生物学者であり人類学にも造詣が深いライアル・ワトソン Watson, Lyall（1939〜2008）[3]は1978年に『生命潮流──来たるべきものの予感』[4]をあらわし，発表当時の生命科学や生物学の知見を縦横に駆使して生命の本質を明らかにしようと試みた。そして，本のタイトルが示すように生命は海の潮流 tide のようなものであり，7つの海の水をどのように分析しても潮流の実態はわからないように，生命は現象としては確かに存在しているがその実体を定義することはできず，むしろ，生命を固定せず，時間と空間に拡大するものととらえることがより適しているという[5]。

---

1) ドーキンス，R.（1976）著，日高敏隆ほか訳：利己的な遺伝子．紀伊国屋書店，1992.
2) 本庶佑：ゲノムが語る生命像．pp.208-209，講談社，2013.
3) 日本では『悪食のサル』の著者として知られている。
4) 原著名は 'Lifetide'，木幡和江ほか訳，工作舎，1981.
5) 木幡和江ほか訳：上掲書．p.458.

4 それでも，人間の「いのち/生命」は特別なもの

人間の生命と身体とを上で述べたような科学主義・物質主義の立場からみると，人間と他の生き物の生命を明確に区分することはますますむずかしくなっている。

それでも，人間にとっては人間の生命は特別であることはいうまでもない。なぜなら，人間は自分が生きていることを認識していて，生まれたときから自分の存在を，母親をはじめとする周囲の人々との緊密な関係の中で認識し，自分を見つめ抱擁し自分に語りかけてくれる他者の身体とその行動に「いのち/生命」の存在をみる。さらに，そのような身近にいる人の死をみることから自分にも死が確実におきることを理解する。

以上の事実を精神医学と哲学を専門とする木村敏は次のような表現で指摘する。

なにかが「生きている」ことを確認している人がやはり「生きている」こと———この二つの「生きている」のあいだには天地の懸隔がある。知の対象としての「生きている」と，行為の源泉としての「生きている」のあいだの違いだと言ってもよい。[1]

5 生命が階層化される危険

「生命」とはなにかを論じるとき，いわば予期しない副産物として，生命の階層化と差別が生じることがある。

古代ギリシャの哲学者であるアリストテレス Aristotelēs（紀元前384〜322）は人間社会にかかわる生命活動を「ビオス」，それ以外の生命活動を「ゾーエー」と分けた[2]。「それ以外の生命活動」を行う者とは，当時「社会的存在」とはみなされなかった奴隷や女性であり，彼らの生命活動は「ゾーエー」だけに限られているとみなされた。しかし，「ビオス」を生きる人々がビオスとしての生命を維持するためには女性や奴隷の存在が不可欠であり，この生命の分類は根本的な矛盾をはらんでいる。つまり，「ビオス」と「ゾーエー」という生命活動についての分類は古代ギリシャの社会・政治構造と深くかかわって出てきたのであり，人間社会に共通する生命原理を示すものではない。

「いのち/生命」の普遍的な定義がむずかしいのは，このように生きていることの現実を反映することなしにその内容を定義することができないからである。そして，現実社会における人間（集団）間の階層性が生命観に意図的，無

1）木村敏：生命のかたち/かたちの生命．p.13, 青土社, 2005.
2）尾関周二ほか編：哲学中辞典．p.671, 知泉書館, 2016.

意図的に反映され，さらにそれが逆転して，「生命の質が劣る存在が社会的に劣位におかれるのは当然である」と差別が正当化される危険性をはらんでいることに私たちはつねに留意しなければならない。

6 生命についての主観と客観のすり合わせ──QOLという概念

このように，少なくとも人間については「生きている」ことの内容は客観的な領域と主観的な領域に分けて考えることができる。「生きている」ことの主観的内容は個人ごとに異なるであろう。また，重い障害や病気をかかえて生きている人が主観としていだく「生きている」内容は，健康な人のそれとは異なるかもしれない。一方，医学的文脈での身体における「生きている」内容の規準化は客観的領域である。

しかし，現在では「生きている」ことの主観的な内容を客観的な文脈に移しかえる概念があり，それが医療の分野から生まれたQOL（Quality of Life）という概念である。QOLは医療現場においてみられる患者の多様な「生きている」内容に直接間接にかかわる医療者にとって，きわめて重要で有効かつ必要な概念である。高度に発達した医療は，医療処置の選択肢を増やすことになり，生きることの具体的な内容をそのときどきで決定しなければならない状況を，医療者にも患者にもつくり出すことになった。「生命の質」とも「生活の質」とも「生存の質」とも翻訳可能なQOLは，医療者にとっては生物体としての人間の生命の客観的な質を，患者にとっては自身の主観的な生命の質を意味する。医療現場では，その双方の立場・領域からの「生命の質」をすり合わせたうえで医療が実践される必要が生じている。

② 民族誌にみる生命観

これまで述べてきたように，現代社会に生きる私たちには「生命/いのち」について，また「生きること」について，誰もが納得できる包括的で総合的な考えを示すことが困難になっている。なによりも，生きることの内容が多様化と個別化を遂げ，自分も含め人間の生きていることの実態を容易に見渡すことはできない。専門家の説明は高度に専門分化しているため，実感としての「生きること」にはあまりにも遠すぎると感じる。

ところで，第2章「B-4-6.『生きている世界』のエスノグラフィー」（▶47ページ）に述べられているように，民族誌（エスノグラフィー）と文化人類学には世界の見方をかえるという意義がある。民族誌の中には，人間と人間でないものの「身体（あるいは形態）」とその内部の実質，その生き方，それらの身体が生きていることを可能にしている環境との関係全体を「ライフシステム」とみなし，その中で自分たちが生きている状況を把握しているさまを見いだすことができる。

こうした民族誌の中の資料は，私たちが生きている状況との直接の比較には
ならないが，私たちの「生きている」ことについての視点をかえ，さらには，
新たな視点を得るうえで，示唆を与えてくれる。

1 アニミズム再考

宗教学と文化人類学の分野に多くの研究蓄積があるアニミズム（▶140 ページ）
に関連する記述には，人間と人間以外のものが「生きること」とその「いの
ち」を再考するきっかけになる資料を見いだすことができる。

先に，自然科学の物質主義に基づく生命観では，地球から人間にいたるまで
を同じ元素の組み合わせの違いとして，また単細胞の細菌から 37 兆個の細胞
からなる人間までを DNA の配列の違いということで説明しようとする生命観
がみられると述べた。

こうした，内実的実質において人間も人間以外のものも同じであるとする思
考は，一方では内面を物質の同質性に，もう一方では内面の霊魂に同質性をみ
とめるという「アニミズム」とよばれる信仰あるいは世界観と類似するように
みえる（▶140 ページ，第 5 章「アニミズムとアニマティズム」）。しかし，第 1 章で言
及したフィリップ・デスコラは多くの民族誌に記述されているアニミズムを再
考し「アニミズム的存在論の多くに見られる典型的特性は同一的内面性を備え
た諸存在に認められている形態変化の能力なのである」[1]とし，「人間と非人間
が差異化されるのは，それぞれの霊魂によってではなく，むしろ，それぞれの
身体によってなのである」[2]，さらにまた，「まさに身体的形態こそが，人間的
あるいは非人間的人格を差異化させるのである。身体的形態がもれなく備えて
いる霊魂の方は，この機能を果たすことができないのだ」[3]という。

人間と非人間とを同じ元素の組み合わせの違いや同じ構造をもつ DNA の配
列の違いで理解することは，人間を最高のそして特殊な創造物とする人間至上
主義から人間を解放する。しかし，そうした考え方は人間という存在とその生
きていることをあいまいにしてしまう。デスコラの解釈によるアニミズムは，
内面の実体の同質性がどのように強調されたとしても，人間が人間としての身
体を備え，その形態に応じた生存様式を保つ存在であることを，逆説的に主張
することにつながる。

---

1) デスコラ, P.(2005)著, 小林徹訳：自然と文化を越えて. p.193, 水声社, 2019.
2) デスコラ, P. 著, 小林徹訳：上掲書. p.186. デスコラは内面性と肉体性との関係でア
　ニミズム，トーテミズム，ナチュラリズム，アナロジズムを比較し，アニミズムでは内
　面性は類似し霊魂は連続しているのに対し，肉体性には差異があり形態上では不連続と
　いう特徴があるとする。また，「差異は，実態においてというよりは，むしろ〈形態〉に
　おいて，〈形態〉が誘導する生活様式において存在している」ともいう。
3) デスコラ, P. 著, 小林徹訳：上掲書. p.188.

2　フィジーの人々の生命観

　　フィジー諸島の小さな島バティキで長年文化人類学的調査と研究を続けている河合利光は，文化人類学者によるフィジーをはじめとするメラネシア社会と文化についての従来の研究成果を批判的に検討しながら，この島の人々の生命観・世界観を明らかにしている。

　　人々は，自分の身体と周囲の人々の身体，自然環境，親族関係や首長と一般の住民とのあいだの上下関係をはじめとする社会関係，「むら」とも「故郷」とも訳せる伝統的地域社会であるヴァヌア，性交や摂食をはじめとする人間の日々の営み，カヌーや籠などの道具その他，人間が生きていることのすべてを包含する生命原理を見いだしている[1]。

　　フィジーの人々にとって人間の身体は，記憶，感覚，感情，生理作用をはじめ，思考と認識の主体である。それと同時に，人間の身体そのものも自然の一部であり，社会・文化システム全体についての認識の一部である。

　　そのことは，植物，生活空間である家屋，むら，島，カヌーや籠などの道具も，身体と同じ構造とはたらきをもつとみなされていることからみえてくる。生命あるいは生命力は「ブラ」とよばれる。人間の身体も道具や空間も「器」とみなされ，ブラはそれらの器の中にあり，また「穴」を通じて取り込まれる。器の中では「紐」とよばれるものでつながっている。人間の身体では口，目，鼻，生殖器，脳，腹は「穴」であり，腸をはじめとする内臓は「紐」である。「穴」から取り込まれたブラは紐を通して循環する。

生活空間と生命の▶
**　　イメージ**
　　生活空間である家屋，むら（ヴァヌア），島は，生命の母胎でありブラの入る器である。むらの入口は「穴」であり，ブラもさまざまな物品も穴から取り込まれる。むらは人の霊や肉体と観念的に一体化した空間であり，島外に住む人にとってさえもむらは自己のアイデンティティの原点である。人々にとっての村落空間のイメージは母胎内の空間を拡大した人体のイメージをベースにし，また籠の隠喩としても認識される。籠の中の物の位置や籠に物が出し入れされる行為との類似性で，子どもの誕生，老人と子どもの社会的・儀礼的関係，外からの外来者と従来からの住民との関係が説明される。また，籠の中の物どうしのように，それらの間の関係は，上下関係であると同時に，支え合いの関係であり，また，上下がときには入れかわる関係でもある。

身体と生命の▶
**　　イメージ**
　　社会関係で重要な，伝統的な首長および首長を出す氏族とそれ以外のむら人およびその氏族との関係は，人間の身体の頭と胴体の関係ととらえられていて，人間の頭と胴体がそうであるように，この関係は上下関係であるし，また，支え合う関係でもある。こうした状況を河合は「身体と社会文化の相互浸透性」

---

1) 河合利光：生命観の社会人類学——フィジー人の身体・性差・ライフシステム．風響社，2009.

といい「身体の社会文化への隠喩的〈投射〉という以上の意味がある」[1]という。

　身体は自然な「器」の「かたち」の一部と考えられていて，人間の身体と動植物との関係は相互排他的なものではなく，むしろ生命力の「器」という意味で，同じ「自然のかたち」を体現している。フィジーの人々にとっては輪郭の差より内容の差が重要であり，物質と人間の差は生命力の量の違いにすぎない。人間と動植物は異なる存在であり，その意味で不連続ではあるが，生命を入れる「器」という観点からすれば連続性のある同じ「かたち」である[2]。

　男女の性交は「穴」を合わせることだといわれるが，それはすべての生命力を生み出す「基礎」を意味する。また，両手を合わせるとその間に空間ができるが，それはそれぞれの手のひらがつくる丸いいくぼみである「穴」が合わさることであり，夫婦の住む「家」の内側の「穴」を意味し，一体化した生命単位をあらわす。夫婦は一体化すること(セマの状態)で子どもを産む。セマは身体の節目(関節)，境界性を意味し，新しい生命の発生の場であり，また生命力の結集点でもある。

　河合は，人々のこうした生命と生存のすべての内容を関連させる語りは，身体の社会文化への隠喩的「投射」という以上の意味があるという。なぜなら身体は記憶・感覚・感情・生理作用を含む思考と認識の主体であるが，身体そのものも自然や社会文化システムについてのトータルな認識の一部だからであると分析している[3]。

B 誕生と死における人のいのち/生命

　本章「A-2. 民族誌にみる生命観」(▶204ページ)で示したメラネシアのフィジーの人々のように，自分の身体を含むすべての環境を「ライフシステム」と

---

1) 河合利光：前掲書．pp.102-103.
2) 河合利光：前掲書．p.146. この点では，前述のデスコラによる「再考されたアニミズム」の内容とは異なる。
3) 河合利光：前掲書．pp.102-103. 河合には，本書に先だって発表した『身体と形象——ミクロネシア伝承世界の民族誌的研究』(風響社，2001)がある。そのテーマは，チューク環礁の人々に伝わる「イタン」とよばれる伝承を通して，著書のタイトルが示すように「日常世界における文化・社会の構成と人間関係の相互作用の中で，知的，感覚的，生理的に経験し，納得する媒体が自身の身体である」(p.34)ことを示すことにある。ただ，本書がイタンの伝承者の語りを分析中心としていたことから，のちのフィジーにおける調査資料に基づいた『生命観の社会人類学』は，先行するこの著作の身体と生命観の議論を補強し証明するものと位置づけられる。

してとらえるような生命観は，高度に産業化されまた自然科学の思考的枠組が主流になっている現在の私たちの生活の中では，見いだされにくい。

しかし，新しいいのちのきざしがあらわれやがて人が誕生するとき，また，自分や親しい誰かのいのちが失われるかもしれないほどの危機に瀕したとき，そして親しい誰かが死んだときには，ふだんは生活の中に埋め込まれほとんど意識されることのないいのち/生命についての人々の認識があらわになる。

現代医療について示唆に富む発言を続ける精神医学と哲学を専門とする木村敏（▶203ページ）の次の議論は，上で述べたいのち/生命を考察するうえで人の誕生と死を対象とすることの意義を，別のかたちで，指摘しているものと考える。

　生命はそれ自身，かたちをもたないはたらきである。生命それ自身は「もの」としてではなく「こと」として現出すると言っても同じことだ。かたちなきはたらきとしての生命は，かたちとして自らを示しながら，それ自身はこのかたちの底深くにひそんで姿を見せない。――しかし元来かたちをもたない生命が，われわれの認識を埋めつくしているかたちの背後にひそんでいるということを，われわれに垣間見させてくれる一瞬がある。それは，一見安定して連続しているように見えるかたちが自己を更新する刹那，以前のかたちが壊れて，新しいかたちがそれにとって代わるその瞬間である。ヴァイツゼッカー[1]がクリーゼ（転換＝危機）と呼んだ転換の一瞬である。この一瞬にかたちは消滅し，そして生成する。そして生命は，かたちの世界の転換をよそに，その背後に脈々と流れ続けている[2,3]。

① いのち/生命が生まれるとき

1 新たないのちの発現——妊娠と誕生

　それまでほかの人の目にはその存在・かたちがはっきりとらえられなかった1つの身体があらわれ，手足を動かし，泣き，乳を飲み，日に日に身体は大きくなり活動は活発になるのを目にすると，誰もがそれはいのちの具体的な発現だと認める。子どもの誕生と成長ほどいのち/生命の本質に迫る現象はないといってもよい。

　さらに，その子を出産した女性は，それ以前のある段階から自分の身体内には別の個体（胎児）があり，しだいに大きくなり，独自の動きをしていること

---

1) ヴィクトーア・フォン・ヴァイツゼッカー von Weizsäcker, Victor（1886～1957），ドイツの精神病理学者で医学的人間学を提唱。
2) 木村敏：前掲書．pp.118-119.
3) 第4章で取り上げられた誕生儀礼，成熟儀礼，死者儀礼など通過儀礼の数々は，連続しているようにみえる人生の転換をみごとに演出し，そこにあるいのち/生命を強調しているといえる（▶119～128ページ）。

を感じる。現在では女性の体外から，コンピュータ処理によるとはいえ，胎児の形も動きも成長の様子も3次元画像として見ることができ，妊娠している女性の身体感覚だけではなく，ほかの人々も新たな身体が，つまり新たないのちを担うものが女性の体内に存在していることを確認できる。

胎児の「人」と
してのいのち ▶ 　胎児はいのちをもった存在であることはいうまでもない。しかし，胎児の段階で「人」としてのいのちを発現している存在なのかということについては，第3章（▶64ページ）で述べられているように，あいまいで矛盾し，ときには対立した見方が見いだされる。

　従来日本では「妊娠のどの段階で胎児は"人"として認められるのか」という議論は「中絶が認められるのは妊娠のどの段階までか」という議論におきかえられてきた。優生保護法施行当初（1948年）は中絶が認められるのは「胎児が母体外においてその生命を保続できない時期」とのみ規定されていたので，妊娠8か月を過ぎて中絶される事例もあったという[1]。現在では周産期医療の発達により，300gにも満たずに母胎の外に出てきた未熟児も生存例は少ないものの成長できるようになって，胎児が独立した「人」としてのいのちをもった存在として認められる妊娠週数は早くなっている。このことから，胎内でどの段階まで成長すれば「人」として認めるのかという議論は本質的ではなく便宜的なものだということになる。

いのちの不確実さ ▶ 　胎児のいのちが，確立し独立した人としてのいのちとみられない原因は，1つには，母体と一体化していること，2つには，流産や死産によって失われやすいことにある。確立したいのちとみなされないのは出産後の新生児も同じであり，乳幼児の死亡率が高かった時代には，日本でも生まれて7日目まで名前をつけない習慣があった。名前は人格と同時にいのちの存在をあらわすので[2]，いのちが続くかどうか不確かなうちは名前を与えなかったのである。また，誕生直後は「ぼろ」とわざわざよぶ，縫い目のない布で新生児をくるんでおき，衣服の形をしたものを着せるのは，「お七夜」という命名の通過儀礼のあとであった。第4章の人生儀礼の項（▶110ページ）で述べられているように，失われやすいのちをより確実にするための儀礼が親や親族によって矢継ぎ早に行われてきた。

先取りされる ▶ 　医学の進歩は，妊娠中の胎児の健康や発達の状態を診断し，場合によっては
胎児のQOL 　胎児に治療のための手術を行うこともできる。しかし，治療できないほどの重

---

1) 鈴木由利子：子どもの誕生にみる＜選択される命＞．山田慎也編：近代化のなかの誕生と死．p.88，岩田書院，2013.
2) カナダの極北地域に住むヌナヴィク・イヌイットの人々は1つひとつの名前には名前の霊魂が宿っていて，それは個人の守護霊でもあり，名前を新生児につけることはその子の身体をまもり健康を増進させるためだと考えている。そして，名づけられた新生児は，その名前の霊魂に内在する特定の人格やアイデンティティを受け取ると信じている。岸上伸啓：カナダ・イヌイットの個人名と命名．上野和男・森謙二編：名前と社会．p.254，早稲田大学出版部，1999.

い疾患や障害があり，出生後の子どもの順調な成長が期待できない場合，親たちが胎児の中絶を決断することもある。ここでは，まだ誕生していない子どものいのち/生命の QOL を先取りした結果「生まれない前に死ぬ（死なせる）」というきわめて矛盾したことがおきる。哲学者のシェリー・ケーガン Kagan, Shelly（1956〜）は『「死」とは何か』[1] の中で，人生を送ったあと人が死ぬのは「喪失」を伴うが，生まれる以前の死はあとで手に入れるものをまだもっていないので「喪失」を伴わない。しかし，あとで手に入れるものをまだもっていない状態（それをケーガンは仮に「シュモス」とよんでいる[2]）が，中絶では失われることになると述べている。

2　子どもの誕生がもたらす「いのち」をめぐる緊張

デサナの人々の事例 ▶　コロンビアのアマゾン流域の森林地帯に住む，全人口が 2,000 人ほどのデサナとよばれる人々の詳細な民族誌がコロンビアの人類学者ヘラルド・ライヘル＝ドルマトフ Reichel-Dolmatoff, Gerardo（1912〜1994）によって 1968 年に発表されたとき，文化人類学の領域だけではなく，各分野に大きな反響をよびおこした。それは，当時米国を中心とする欧米社会で，エネルギー消費の拡大を前提とする生活に対し，強い反省とそうした生活を根底から見直す運動（エコロジー運動）がおきていたことから，デサナの人々の世界観に大きな示唆を受けたからである。

　デサナの人々の世界観を特徴づけるものは，エネルギーの循環と，大地と水，森と川，男と女という対立するもの相互の互酬関係である。彼らは，人間と動物などの生き物，食料はじめ環境にある資源すべての支配者であり創造主であり，いのちの源泉であるエネルギー全体の公平な配分を監視すると信じられている太陽神のもつ力を信じていた。人間は世界の中心ではなく，世界に多く存在するものの中の1つであり，人のいのちは動物や食料となる魚や植物すべてのいのちと同等であると考えていた。一組の夫婦が産む子どもの適切な数は2人か3人であり，4人もいると，太陽神は人間が過剰にエネルギーを消費するとみなし，子どもを病気にしたり死なせたりすると考えていたので，性交を抑制し妊娠を避け，生まれるとすぐに新生児を死なせるなどの方法で集団全体の人口を抑制していた。

生まれてくる子のいのちと親のいのち ▶　子どもの誕生，それは新たな成員が増えることを意味するが，同時に成員全体の生存に必要な食料その他の資源との間に緊張をもたらす。この緊張関係を具体的に体験するのは母親となる女性である。自分の体内で胎児として育てる期間も出産後1，2年，ときには3年も続く授乳期を通してつねに「いのちを

1）シェリー・ケーガン（2012）著，柴田裕之訳：「死」とは何か──イェール大学で23年連続の人気講義．文響社，2018.
2）シェリー・ケーガン著：上掲書．pp.136-137.

分け与える」体験をしているし，母親が十分な食料を口にできない場合は，まさに自分のいのちを削って，ときには引きかえに子どものいのちを育てることになる（▶193ページ，第6章「D-3-2. マリにおける子どもの栄養不良」）。

生殖における男性役割と女性役割の葛藤 ▶　新たないのちが母親だけでなく父親のいのちを削るということが実感として示される事例がある。筆者（波平）が1960年代中ごろに調査した長崎県の離島の漁村では，同じ漁船の乗組員の誰かの妻が妊娠の期間中はずっと不漁が続くと信じられていて，多くの漁師が，実際不思議なほど不漁であるという経験を語った。この特別な不漁は「ミゴイタミ」とよばれ，ミゴイタミが強いほど元気でじょうぶな子どもが生まれてくると信じられていたので，それを不満に思う乗組員はいなかった。なぜなら，子どもの誕生は，将来にわたる村落の人員と生産とを確実にする最も重要なできごとであり，短期の収入減とは引きかえにはできないことを理解していたからである。なおこの信仰は，生存全体における男性と女性，生産と生殖との対立と補完との関係を示すものと分析できる。

子どもの誕生が父親の生存をおびやかすまでの緊張をもたらしていたことを示す民俗資料が日本各地で見いだされる。男性の平均寿命が50歳程度であった時代に，男の大厄と信じられていた42歳のときに生まれた子どもは「父親の首とり子（父親のいのちを縮めることになる子）」とよばれ，いったん儀礼的に捨て子され，あらかじめ依頼した人に拾ってもらい，捨て子を養子にするというかたちをとった。この儀礼により，父親の寿命を長らえることができると信じていたのである。

近世期日本の農民の事例 ▶　このような緊張関係が社会全体，地域社会，家族そして個人のすべてのレベルで強くあらわれたのが近世期の日本である。日本のきわめて広い地域で2世紀以上にわたり，政治制度・社会制度とかかわりながらこの緊張関係が出現した。

人口の8割近くを占めていた農民は，子どもの誕生を，その養育のために消費する食料の増加と，生存を保障するシステムである「家」存続のための成員の補充という視点から，つねに両者を秤にかけていたと考えられる。

近世中期にはすでに開墾できる土地は少なくなり，また，支配者に収穫の半分を年貢として収奪されるので，自分たちが消費できる食料は限られていた。したがって，子どもを多く産むことは自分たちの安定した生存をおびやかすことにつながるが，一方では，近世期を通して間欠的に流行した痘瘡をおもな原因として，全国的なデータではないが，30%以上の子どもは成人を待たずに死んでいたらしい[1]。近世中期になると，家族形態は核家族ないし直系家族であり（▶86ページ，図3-3　家族類型），その規模は小さく，しかも村落の中で独立した単位であることを要請されるようになっていたから，家族員の再生産を

---

1) 太田素子：序論　共同研究の課題と方法および到達点について．太田素子編：近世日本マビキ慣行史料集成．p.20, 刀水書房, 1997.

確実にすることと安定した生存環境を維持する事との間のバランスをとることは，大きな緊張を生むものであった。

　そこで，人々は堕胎と「間引き（マビキ）」と称された嬰児殺しを実行し家族計画をはかっていたと考えられる。各種の近世史資料を検討したうえで，近世史を研究する太田素子は，民俗学ではマビキを実行する農民に罪悪感をいだかせなかったのは，幼い魂はいったんおもむいた彼岸からすぐに再生するという信仰があったからだと説明してきたことを批判する。そして，近世後期には農民は胎児を生命体とみなす感覚をもちイメージ豊かな胎児観を育てていたし，堕胎やマビキを罪とみなす感覚は，宗教者や支配者によって繰り返された教化政策によって生まれていたと指摘する。そのうえで「小さい家族の中での子どもの可愛がりと家の後継者への注意深い子育て，そして出生コントロールが，近世家族の中で同時に生じてきたという事実が重要だと思われる」[1]と論じている。

② 人の死──いのち/生命が失われるとき

　誕生とともに人の死にかかわる文化は，人々の生命観を理解するうえでの手がかりを与えてくれる。それはまた，いのち/生命が成立（存在）しているとはどのようなことをいうのか，いのち/生命が失われるというのは，具体的になにが失われることをいうのかを，その多様性とともに示してくれる。

1　身近な誰かが死んだときの特別な行動

死の判断と多様な▶
死の確定

　人間は自分だけでなく周囲にいる人のいのち/生命が失われることを特別なことと考えている。そのことは，その人が生きているか死んでいるかを判断しまた確認する方法と手続きが厳密に決められていることから明らかである。

　現在の日本をはじめ産業社会では，医師がその人の身体の状態から死亡を判断（診断）するのが一般的である。医師が直接身体をみることができない地域や時代には，呼吸の停止，心拍の停止から始まり，体温の低下，身体の硬直，さらには身体から腐敗臭が漂いはじめるのを確認して死亡を判断した。しかし，身体のこうした変化だけが「その人が死んだ」ことの確定にはならず，何段階もの手順をふみ，一定の時間経過ののち死が確定する社会もある。その内容は社会と時代により異なる。

　現在の日本では医師が身体の状態から死亡した（死亡している）と診断し，それにより死亡が確認され「医学的な死」と「法的な死」が確定する。しかし，火葬（ないしは土葬）による遺体の処理は最低でも死亡診断の24時間後とされている。この時間差が，現代の日本では「身体的（医学的）死」と「法的死」

1）太田素子：前掲書．pp.28-29.

に加えて「社会的死」という段階があることを示している。そして，この社会的死を成立させる手続きはまた，文化人類学的な意味での「宗教的死」の手続きである「通夜」や「葬式」などの死者儀礼の遂行と，死んだ人の家族や親しい人による火葬後の遺体の変貌の確認である。

　これは，土葬による遺体処理を行っていたころに（最も遅いところでは1970年代まで土葬が主流であった），多くは死亡の7年目に，遺族や親族が立ち合って遺体を土中から掘り上げ白骨化したのを確認していた慣習が変化した形式かと思われる。当時は，白骨化の度合いによってその人の魂が清められ「死者」から「ご先祖」への過程をたどりはじめた 証 と考えた。「ご先祖」はいずれまた親族内の誰かとして生まれてくるという，死と再生の信仰を示す行為でもあった。死者儀礼が仏式，神道式，キリスト教式など宗教的儀礼として行われると，そこでは生前の人格が死者としての人格（霊的存在）へ変化することが象徴的に示され，仏教式の場合「戒名」という死者としての名前を与えられる。

遺体と死後の人格▶　第5章で述べられている，トレス海峡社会でかつて行われていた死者儀礼（▶151ページ）が示すように，死んだ人の遺体に対して行われる「念入りな」扱いは，生前の人格を死んだ人の霊（マリ）に変化させ，さらにその霊を再生のための霊（マルカイ）へと変化させるうえで必要なものであった。遺体を傷つける行為は「死体損壊罪」に問われる現代の産業社会に生きる人々は，この行為に反感や嫌悪を感じるかもしれない。しかしこの儀礼は，生きていた人が死んだにもかかわらずその後も身体が存在していることの矛盾を解消し，また，死後にもその人は存続すると信じてはいるが，その存在は，生前のそれとは異なるものでなければならないと信じることの表現と理解できる。ここでは身体の状態（形態）が，いのち/生命の成立と喪失あるいは変質を示す大きな指標となっている。

　現代の日本の通夜や葬式では，遺体の胸の位置に「守り刀」が火葬のときまで置かれている。それは，遺体に「魔物」が入り込まないためだと説明されるが，その「魔物」は民俗的には死んだ人の霊魂であり，死後の人格とでもいえるものである。死んだ人の魂は十分な死者儀礼がすんでいないため，不浄性と怒りに満ちていて，生き残った人々に危険をもたらすとも信じられていた。死後にも「霊」や「魂」と一般によばれる死者の人格は残るが，その内容は生前の人格とは異なっている。誰であっても，死の直後はあらあらしく怒りに満ちていて，儀礼を受けるごとに不浄性は取り除かれ，おだやかな霊魂となり，やがては再生する前の状態である「ご先祖」になり，生きている子孫の守護的存在になると信じられていた。このように，日本の場合，子孫が行う儀礼の積み重ねが，死者の霊魂の成長を促すと信じられていたのである。

死後，自分が存続▶
することを拒否
する人々　人が死んだあとも，その人のなにかが存続すると考えるのかそれともなにも残らないと考えるか，もし存続するとすればそれはどのようなものとして存続するのかについての認識は，文化により時代により異なる。現代では，生き残っ

た人の間での思い出として残るならともかく，どのようなかたちでも死後に自分が存在すると考えたくない人々もいて，墓もつくらず遺骨を海に散骨してもらうことで形を完全に消そうとする。それが一部の人々であっても，いのち/生命について物質主義的な思考がより強くなっているとみることもできる。

2 「中絶される」いのちと人格およびその身体

水子供養に▶ 見られる いのちの観念　日本では中絶した胎児を供養する儀礼があり，それを「水子供養」という。中絶した胎児の「霊」を弔うという行為は，胎児にはいのちがありまた人格が成立していると認めていることでもある。なぜなら，日本の民間信仰や民俗仏教では，魂や霊は死後の人格を意味するからである。

　民俗学者の鈴木由利子によれば，「水子供養」という名称で，中絶した女性によって供養が行われるようになる 20 年以上前から，助産婦(師)あるいは中絶遺胎の処理を任された胎盤処理業者，そして宗教者によってすでに中絶胎児の供養が行われていたという。たとえば，早くも 1951 年には 200 余名の産科医によって「堕胎児の慰霊祭」として行われ，1952 年には胎盤処理業者の団体によって「死産胎児供養・水児・水胎児」が行われ，また，1953 年から 1960 年に 8 回にわたり母性保護医協会によって供養が行われた。1960 年には助産婦会によっても「未成児慰霊祭」が行われている[1]。

　中絶を体験した女性自身による供養の 20 年以上前から中絶の現場を担った人々によって胎児の慰霊が行われていたことについて，鈴木は「中絶の現場で胎児の命を直視せざるをえない立場の人々によって供養がまず始まったのです」[2]という。中絶手術を行う医師にとって胎児は「いのちある存在」として，さらにはその死後に「霊」とよばれるようなものの存在が想定されたことになる。

中絶胎児への▶ かかわり方の違い　新たないのちを生み出す役割を担い妊娠中に胎児の存在を体内に感じ取る女性や生殖の一方を担うパートナーが水子供養の創出主体ではなかった理由としては，次のことが推測できる。①胎児は妊婦の身体の一部であり，とくに妊娠月数(現在は週数)が少ない段階では独立した個別の生命体とは考えない傾向があった。②中絶を体験しているとはいえ，女性が中絶のための行為を直接行うわけではなく，中絶された胎児を見ることもほとんどなく，体外に出されたあとはすぐに処理され，いのちあるものというより，体内から排泄された物体と認識していた可能性がある。

　一方，産科医や助産師そして胎盤処理業者は中絶する胎児の身体を直接見ることになり，体内から出されてすぐは動き，ときには産声をあげることさえあったというから，まさにいのちを発現する身体であった。さらに，医師や助産師

---

1) 鈴木由利子：前掲書．pp.88-89.
2) 鈴木由利子：前掲書．p.88.

の本来の専門的行為は子どもを無事誕生させることであるから，それを真っ向から否定する行為に対する抵抗感や罪悪感は，中絶を体験する女性よりも強く感じられることもあっただろう。つまり，出産に際して胎児・新生児の身体に直接接する周産期医療の専門家たちは誰よりも明確に「身体に発現するいのち」を認識していて，中絶行為はそのいのちと，いずれその子に備わることになる人格をまさに「中絶」することを自覚せざるを得なかったと理解できる。

C いのち/生命と身体

　B節ではいのち/生命が発現する，または消失すると考えられる多様で具体的な内容を示してきた。C節では，とくに人間の身体といのち/生命の発現，そして消失との関係について述べる。身体にどのような現象や状況が備わっていればいのち/生命が発現している，つまり「この身体は生きている」といえるのか。そして，どのような状況が身体から消失したら，(あるいは，逆にどのような新たな状況が身体にあらわれたら)「この身体はもはや生きていない」ということになるのか。こうしたことは時代と文化によって異なるので，身体に発現するいのち/生命の議論は次に述べるように複雑である。

　この節でも民族誌の資料を紹介するが，それは単に身体といのち/生命の多様性の一端を知るためだけではなく，私たちがつい「あたり前だ」と思ってしまう身体といのち/生命の関係にあらためて気づくためである。

① 動く身体と動かない身体──身体の多様な状況とそこにあらわれるいのち/生命観

　私たちは，ほかの人の身体が歩く，走る，話す，笑う，食べるなどの様子を見ると「この人は生きている」さらには(わざわざそのような言葉を使わなくても)「この人の身体にいのちが発現している」と考える。ヴードゥー死(▶185ページ)のような特殊な場合を除くと，身体が「生きている」「そこにいのちが発現している」とみなす内容は文化と時代の違いをこえて共通する部分は多い[1]。

　一方，動かない身体にいのち/生命が発現しているか，それとも失われつつあるのか，すっかり失われたのかどうかについての認識は社会により異なるし，

---

1) だだし，カナクの人々のように，死者が何かの状況下で生きている人間の世界に紛れ込み，生きている人間のように振る舞うと信じる社会もある。

時代によっても大きく異なる。たとえば，社会学者の市野川容孝は，現代医学の祖である西洋近代医学の誕生時期にあたる 17，18 世紀から 19 世紀はじめまでのヨーロッパの医学書を検討したうえで，当時の医師たちは死亡診断を確実に行うため，全身の腐乱を死の兆候としたという。当時の医師たちの死についての見解は，死はゆっくり進むプロセスであり，生と死とは一本の線で緊密に結び合わされているのであるから，死の終極をたとえ身体の腐乱状態に求めたとしても，死の判定は困難であると考えていたという[1]。

近代西欧文化において，身体にあらわれる死についての認識が時代によってこれほど大きく変化することに驚かざるを得ない。

1 動かない身体といのち/生命

**ヌアーの人の▶
眠っている身体**

人の身体が歩く，話す，食べるなどの動きをみせているときにはその身体は「生きている」と私たちは考える。それでは，横たわり動かず，話しかけても反応しないときはどうか。私たちはその身体が呼吸しており，温かく，横たわっている時間が短ければ「この身体は眠っている」と考え，そのうち起き上がりいつものようにふるまうようになると考える。

しかし，アフリカの南スーダンに住むヌアーの人々は，1930 年代に調査したエヴァンズ=プリチャード（▶42 ページ）によれば，酒に酔っているときや眠っているときは部分的に死んでいると考えていた。ヌアーの人々は，生きているときの人（ラン）には肉体（リン），生命（イーエグ），魂（ティエ）の 3 つがそろっているが，死ぬとそれぞれが分離すると考えていて，眠っているときはイーエグが弱くなりその人は部分的に死んでいるとみなされた。私たちからすると，この状態は「一時的に意識レベルが低くなった」ということであるが，ヌアーでは部分的に死んだとみなす。

イーエグは人が生きていることの重要な要素であり，「生命」と「息」の両方の意味がある。「生命」の意味で使われるときは人間だけではなくすべての生き物に共通する生命を意味するが，文脈によっては知的・道徳的能力を含めて「魂」と訳したほうがいい場合もある。ティエは人間の知的・道徳的能力，つまり動物的な生命から区別される理性的な「魂」に近い意味であり，「精神的生命」という意味に使われることもある。ヌアーの人々のこの複雑な生命観を理解するうえでのたすけとなるような例を，エヴァンズ=プリチャードは紹介している。

ある村に陰気でいかにもくたびれた感じの男が住んでいた。その男は遠い旅に出ていて消息が途切れていたのだが，そのうちに死んだという知らせが村に届き，村人は死者のために行っていた服喪の終わりを意味する喪明けの儀礼をした。その後彼は村に戻ってきたが，村人はその男の魂（ティエ）は失われも

1）市野川容孝：身体/生命．pp.48-52，岩波書店，2000.

はや人（ラン）の３つの要件がそろっている存在ではなく，肉体だけが立っているとみなされ，社会的な地位を復活できなかった。

　以上を私たちの「生きていること」の認識と比較すると，イーエグは感覚，意識，認識に相当し，ティエは人格や精神に相当すると考えられるが，内容も関係も完全に一致するものではないようである[1]。

2　動かなくなる身体といのち/生命

進行したALSの患者の身体 ▶ 　ALS（amyotrophic lateral sclerosis，日本語では筋萎縮性側索硬化症）は，運動ニューロンが侵されることによってしだいに運動神経が機能を失い，筋力が消失し，進行すると口の周囲や体幹の筋肉も力を失い，動けない，話せない，食べられない，呼吸ができないというように全身麻痺と呼吸困難が身体症状としてあらわれる。しかし，最後まで聴覚と意識はあり，器具を用いて意思の伝達もでき，周囲の人とのコミュニケーションもとれる。胃瘻の形成で栄養は摂取され，人工呼吸器で呼吸が確保されているので顔色もよく，動くことができない身体であるが，人はそこにいのち/生命が発現していると容易に見てとれる。なによりも聴力が衰えていないことから，音によって十分に外からの情報を得ていることが意識の鮮明さを維持する手段となっていると考えられる。進行したALSの患者の身体におけるいのち/生命の発現をこの意識の鮮明さが確実に証明し，それはまた，患者をケアする人々が患者の身体的ケアだけではなく意思と意識をもちつづけている人であることを認め，コミュニケーションを維持しようとする努力を生む[2,3]。

遷延性意識障害の患者の身体 ▶ 　ALSは症状が徐々に進むため，その身体にあらわれる障害を患者自身は説明できるし周囲の人も進行する症状の内容が理解できる。一方，脳血管におきた障害などで突然意識を失い，意識を回復しないまま，それ以降動けなくなる遷延性意識障害の患者の身体には，自発呼吸はあり，ときどきは意識が戻ることがあっても十分な意思疎通ができるほど鮮明ではない。「生きているけど動かない（動けない）」という身体状態を表現するものとして「植物状態」という表現が出てきたのはそのような状況からである。

　それでも患者を日常的にケアする人々や見舞う家族は患者に声をかけ，手を握り，その際患者が示すわずかな反応にコミュニケーションが成立したと考える。「今日はきげんがいい」とか「なにか言いたそうだ」などと患者から反応を読みとろうと努める。「意識はあるのに自分たちに伝えられない/自分たちが読みとってあげられない」といい，「患者は必ず聞いているから」といい，病院でケアをする人に依頼し一定時間耳もとでラジオの音を聞かせてくれるよう

---

1) エヴァンズ=プリチャード，E. E.(1956)著，向井元子訳：ヌアー族の宗教，上（平凡社ライブラリー）．pp.270-287，平凡社，1995.
2) 立岩真也：ALS──不動の身体と息する機械．医学書院，2004.
3) 川口有美子：逝かない身体──ALS的日常を生きる．医学書院，2009.

依頼する家族もいる。意識レベルは低く身体の動きはほとんどなくても，周囲の人々は「生きている人」と認識し障害がなかったころの「その人らしさ」を見いだそうと努めている。

　一方，このような状態で生きているのは「人として尊厳ある生き方ではないので，もし自分がこのような状態になったら，延命処置を行わないように」と遺言を作成する人々もいる。しかし，現実に症状がおきたときには本人の意思の確認はできない。家族が遺言状に示されている患者の意思を確認し，それを承認しても，延命処置を続行するにしろ中止するにしろ実行するのは医療者である。このことから，先の ALS の患者が，呼吸困難になった段階で人工呼吸器をつけることを自分の意思でこばむ場合とはまったく状況が異なることになる。「尊厳死」の希望表明とその実行の間の齟齬をどのように埋めるかの課題は残る。

3　しだいに動かなくなる身体と「生きること」の民族誌

　身体がしだいに動かなくなる人が，たえずおきる身体の変化とそれに伴う外的な状況全体の変化をどのようにとらえ，それに適応し，また，その変化の中で，生きていることをどのように感じ認識しているかを詳細に知ることは，家族にとって，ケアにかかわる専門家にとって，そして，社会全体にとってきわめて重要である。先に「A-1-6. 生命についての主観と客観のすり合わせ——QOL という概念」（▶204 ページ）で，「生きている」ことの主観的内容と客観的内容とをすり合わせることの必要性への認識が医療実践の場で一般的になったと述べた。

　しかし，身体がしだいに動かなくなり，やがて栄養摂取も呼吸でさえ困難を感じるようになっていく人が，生きていることの主観的全体を，詳細に，周囲の人々の理解を得られるように述べることはかなり困難である。なによりも，自分の苦痛や疎外感や不安や絶望を主観的に，しかも，自分以外の人々の客観的な視点を考慮したうえで，生きていることと身体との関係を述べるためには，強力な「道具立て」が必要である。

　その稀有ともいえるような著作が『ボディ・サイレント』[1]である。そして，筆者が用いた「道具」の主要なものは，エスノグラファーとしての経験と文化人類学の理論である。

　『ボディ・サイレント』は文化人類学者で 1990 年に脊椎腫瘍のために亡くなったロバート・マーフィー Murphy, Robert（1924～1990）の著書である。同じく人類学者である妻とともに研究に教育に盛んな活動をしていた 1972 年に，肛門に感じた奇妙な痙攣から彼の病気は始まった。『ボディ・サイレント』は，

1）マーフィー，R.（1987）著，辻信一訳：ボディ・サイレント（平凡社ライブラリー 566）．
　平凡社，2006.

それからこの著書が出版されるまでの15年間の自分の身体におきる変化と自分の身体感覚や意識の変化，周囲の人の目にもしだいに明らかになってくる障害の進行に伴うマーフィーへの人々の態度の変化についての「民族誌」である。マーフィーも「人類学的調査旅行の報告書[」][1]であると本書を位置づけている。

　この本の原題は'The body silent'である。ふつう自分の身体をさすのに"my body"と表現するであろうに，"the body"と表現されていることが，まさにこの本の主題を示している。

　一般的な状況では「私の身体」は「私の本」などのように所有を示すものではない。自分の身体は自分自身でもあり，身体を離れての自分は存在しない。この不思議だがしかし意識されないはずの関係が，麻痺が進むにつれてしだいに 露 になる。彼は，自分が思うように身体が動かせなくなり「自分のからだが欠陥の多い生命維持装置（ライフ・サポート）で，ただ頭脳を支えるためにだけ存在する」と思うようになる。そこで，自分の身体から自分をきっぱりと切り離してしまうことで，この奇妙な状況を処理しようとし，自分の脚を"my leg"とは言わず"the leg"ということにした[2]。

　しかし，いうまでもなく，彼の存在はまわりの人々との関係で成立しており，変化する身体から離れての彼は存在するはずもなく，変化する彼の身体状況が，彼の社会的地位をかえるのをとめることはできなかった。さらに重要なことは，彼に対する周囲の人々の態度によって彼の自己アイデンティティも変化していくのである（▶58ページ，「自己アイデンティティ」）。彼は「障害者はいわば意識の革命を経験するのだ。それは変身（メタモルフォセス）であり，変質である」という[3]。

　マーフィーはこの「民族誌」において，身体機能と筋力の衰えのためにその外見も変化していく中で，職場やコミュニティにおける人間関係の変化，性行為のあり方の変化，トイレを使うためのわずかな移動にも困難が伴うことの詳細，受けた治療の数々とその内容を説明する医師の言葉や態度，医療者がマーフィーの身体を扱うときのやり方などを記述しているが，それは参与観察の結果によるフィールドワークの資料そのものである。しかしそこには，フィールドワーカーが調査地で感じる疎外感や不安よりもさらに痛切で強烈な感情，自殺さえ考えたときの心のありようなどの記述もある。こうした記述を通して，著者は，身体が，人が生きることの内容を疑いもなく決定することを示そうとする。「プロローグ──夜の音」の次の文章は，「身体」と「文化」と「生きること」の関係についての私たちの考察に大きな手がかりを与える。

1) マーフィー，R. 著，辻信一訳：前掲書. p.10. なお『ボディ・サイレント』についての議論は，波平恵美子：医療人類学入門. p.188-193，朝日新聞社，1994 に詳しく述べられている。
2) マーフィー，R. 著，辻信一訳：前掲書. pp.181-182.
3) マーフィー，R. 著，辻信一訳：前掲書. p.157.

　人間のつくり出す文化とその中における個人の場所を理解する上で，我々は身体麻痺から深い意味をくみとることができる，とも私は考える。——個人と文化とは本質的に対立関係にあるというべきだ。そして歴史というものは，人間の意図と文化的諸価値とが実現されていく過程ではなく，一般にはむしろ両者の矛盾の表現だ。身体麻痺の研究はこうした個の社会に対する闘いを見物するには絶好の闘技場（アリーナ）となる。この意味で身障者は一般人と種を異にする無縁の他者なのではなく，むしろ人間的状況一般の隠喩（メタファー）だといえる[1]。

② 身体・人格・いのち/生命

1 死者儀礼における身体と人格の変容

　人格（▶60〜64ページ）がその人の身体としての要素と強く結びついた概念であることは，死者儀礼において生前の人格を消し去り新たな死者としての人格を得させるために，死んだ人の身体に人為的に変容をおこすことから明らかである。死んだ人の身体を火葬し骨となったことを確認したり（現代の日本），腐敗していく経過を頻繁に確認し白骨になったらそれを洗い，あらためて器に入れて墓地にある柱に彫られたくぼみに収めたり（インドネシア，ボルネオ島のベラワンの人々）という事例は数多くみられる[2]。時間と手間をどの程度かけるか具体的にはどのような行為かの違いはあるが，いずれも身体の意図的な変容とその確認が生前の人格の消滅を目的としていることは明らかである。さらに，それが「霊」や「魂」といわれる「死後の人格」の獲得と結びついていることは，人格と身体といのち/生命の3つの関係が緊密であることをあらためて考えるうえでの手がかりとなる（▶127ページ，第4章「C-5. 葬式」）。

2 「脳死状態の身体」における「生命」と「いのち」そして人格

医学・医療の発達が生み出した「脳死状態の身体」 ▶　現在の日本では，「脳死状態の身体」は医学的な意味で「生命」が失われた身体であり，臓器移植法の施行された1997年以降は，臓器移植の適応となる場合には法的にも生命が消失した身体（死体）とされている。脳死状態の身体は，医療技術の進歩により出現した。頭部に受けた重大な外傷や脳内出血その他の内科的原因で，呼吸をはじめ生命維持に不可欠な機能を担う脳幹に不可逆的な障害を受けた身体に対し，手厚い医療的処置を施して呼吸，心拍，血流を保たせている結果，脳幹以外のほとんどの臓器の機能が保たれている身体である。したがって，身体の外見は，呼吸しており血流もあるので血色もよく，遷延性

---

1) マーフィー，R. 著，辻信一訳：前掲書．pp.21-22.
2) たとえば，メトカーフ，P.・ハンチントン，R.(1979, 1991) 著，池上良正・池上富美子訳：死の儀礼——葬送習俗の人類学的研究，2版．未来社，1996 には多くの民族誌的事例が示されている。

意識障害の患者の身体に近い。ただし，こうした細心の注意をはらった医療処置が中止されると呼吸も心拍もとまり血流もとまるし，以上のような医療処置を続けたとしても，例外はあるものの，多くは1週間程度で心臓が停止するという。

脳死状態の身体の死亡診断と臓器移植 ▶ 脳死状態の身体は，特殊であるが，それは進歩し発展しつづける医療の現場で生じた身体である。しかし，このような身体に直接かかわる医療スタッフや患者家族の関心をはるかにこえ，また，医療の領域さえも大きくこえて，日本では1980年代から1990年代に，社会的，法的，また，生命倫理的，哲学的な問題として脳死状態の身体が取り上げられた。それは，脳死状態の身体から臓器を摘出し，移植医療でしか延命が望めないか，大きくQOLが低下している患者の身体にその臓器を移植するという移植医療が遂行されようとしたことによる。

患者の身体が脳死状態である場合，家族に対し，厳密な医学的検査を繰り返した結果，医学的にはすでに死んでいる。特別な医療処置によって現在は心臓が動き呼吸しているがやがて心臓死にいたると医療者から説明される。しかし，患者家族は，身体に呼吸と血流がある限り，それが生命を失った身体だと納得するのは容易ではない。さらに，そのような状態の身体から臓器が摘出されることを認めるのは，一層の困難を経験することになる。

臓器摘出は死者儀礼前に行われる遺体の「変容」 ▶ 一般的な状況では，医師による「死の三徴候」に基づいて死亡診断が行われたのち，遺族が遂行するいくつもの儀礼的手続きが行われる。そのたびごとに，死が確認され死者のよみがえりは否定される。

しかし，移植医療の技術的な理由により，臓器の摘出は「脳死」の確定診断から24時間の経過を待たずに行われる。また，現場の状況から，限られた数の家族を除き，血縁者や親族，知人が，死亡診断後の患者の身体を直接見ることも触れることもできないし，ましてや，臓器摘出の前に通常の死者儀礼が行われることはない。一般的な表現をすれば，「死んだ人は親しい人々からの別れを告げてもらえないまま（親しい人々は別れを告げることができないまま）」臓器摘出が行われる[1]。脳死状態の身体からの臓器摘出が意味することは，遺族による死者儀礼が始まる前に「身体の変容（メタモルフォーセス）」がおきるということである。

すでに第4章「C-5. 葬式」(▶127ページ)と第5章「B-2. 儀礼と『伝統』」(▶

---

1) 2019年末から2021年10月末現在までに世界で新型コロナウイルス感染症(COVID-19)による死者は約500万人にのぼっている（米国ジョンズ・ホプキンス大学による集計）。流行の初期には，治療薬のない段階での感染死亡者は，ほかの人への感染予防のため，その身体は完全に袋でおおわれていて，家族がその身体を見ることも触れることもないまま火葬や土葬にされた。報道や遺族のインタビューなどからも，文化の違いをこえて，世界中の遺族が，死んだ家族の身体を確かめられないまま埋葬されることから大きな悲しみと苦しみを経験していたであろうことを推測できる。

151ページ)で述べられているが，死者儀礼には，死んだ人の身体に対して行われるさまざまな，そして定められた方法での処置が含まれている。その詳細な内容は，文化により時代により異なるが，いずれも，死の最終的な確認と生前の身体における「人格」を死後の身体における「人格」(霊とも霊魂ともいわれる)へと変遷させる目的で行われる身体の儀礼的な「変容(メタモルフォーセス)」である。

　日本ではかって土葬が行われていたが，遺体の上に置かれた盛り土の変化で土中の遺体の変容を想像し，さらに，7年目には遺体を掘り上げて白骨化した身体の状況を確認した。白骨化は死者の魂が安寧となった証拠だと信じられていた。現在の日本では，遺体はほぼ100%火葬にされる。現在の火葬は，極端に時間短縮された身体の変容のための儀礼的手続きという性格が強い。単なる遺体処理ではないことは，ほとんどの場合，家族や親族が火葬直後の遺骨を直接見て骨を拾いあげる行為に示される。それは，遺体が生前の人格から死後の人格へ変遷を遂げたことの確認であり，その確認は遺族の義務とみなされているからである。

　通常は遺族や親族によって行われる儀礼としての「変容」以前に，医療者による臓器摘出というかたちで行われる特殊で異例な遺体の「変容」を，ドナーの遺族はなんらかの方法で受け入れなければならなかったと推測される。

臓器移植に
与えられる
異なる意味と
異なる身体観 ▶ 　医療の立場からは，摘出され移植される臓器は，再生産されることのない唯一無二のものであってもあくまで「物」の視点で扱われる。ドナーの年齢，体重，血液型，死亡原因，感染症がないか，長年の服薬経歴がないか，事故による損傷はないかなど多くの項目で評価され徹底した「品質保証」と「品質管理」がされる。その間にその臓器の移植先として最も適したレシピエントが選び出される。これらの動きは，あたかも，高価で貴重で精密な「商品」の取引のようにみえるかもしれない。しかし，公的機関により管理された臓器移植では，どのようなかたちでも臓器は売買されず，その意味では「商品」ではない。臓器はつねに無償の「贈り物」でなければならないとされる。

　臓器を移植されたレシピエントは，贈り主であるドナーと提供を承諾したその家族に深く感謝するだろう。しかし，臓器については，医療の側の人々はその臓器にドナーの生前の人格に結びつくような情報を与えることはしないし，レシピエントも，移植臓器は特殊ではあっても医療用の身体に埋め込まれる部品であるという視点に従う。当初はレシピエントが他人の臓器であることを意識するようなことがあっても，やがて臓器は体内で機能し，レシピエントの人格を担う身体の一部となる。

　ドナーは臓器提供の意思を生前表明していても，その臓器が誰に贈られるか知ることはない。提供を決める遺族は，自分の臓器を提供するのではない。しかし，自分の存在に深くかかわる者の身体はその一部であれ，自分の人格に影響を与えるような「モノ」(▶10ページ)である。このように臓器は立場により

三者三様の意味を与えられ，医療者の仲介によって，ドナーとレシピエントの間を移動することになる。

あらわになる「いのち」の観念 ▶ このように，それぞれの立場で異なる意味をもつ臓器に「いのち」(いのちの贈り物)の語をあてることは次のような結果をもたらしたと推測される。分有されたり贈与されたりすることが可能ないのち(妊娠，出産，授乳)，身体を入れかえても存続可能ないのち(アニミズム的世界観)など，第3章や第5章でも述べられ，多くの民族誌に見いだせるいのち観が，ドナーの家族においては，喚起され前面に押し出されたのではないかと推測される。それが端的に示されるのが，ドナーの遺族の，「死んだ家族がレシピエントの身体の中で生きている」とか，「成長しつづけている」とか，「レシピエントの身体をお借りして(あの子を)生かしていただいている」などの語りである。摘出された臓器に与えられた多様な意味を，苦悩の中で見つけなければならない立場におかれたドナーの家族だからこそ，私たちが認識の根底にかかえている包括的な生命観を見いだしているのかもしれない。

人の身体といのち/生命の関係 ▶ これまで述べてきたように，人の身体は，生きていようと死んでいようと，まだ生まれてなかろうと，また，活発に動いていようと，生きているのにまったく動かないとしても，存在しているだけでそこに「いのちの発現」を見いだす。それどころか，どこかに存在していると考えるだけで，私たち人間は無関心ではいられない。太平洋戦争が終わり76年たった現在でも，兵士として出かけた家族の身体が世界のどこかに白骨となって存在していると考える人は心が痛むし，自分の存在がそのことに影響されていることを認めざるをえない。人間の身体は，それほどまでに意味のある存在ということになる。

ゼミナール
復習と課題

❶ もし，あなたが加齢に伴って身体機能や認知機能が衰えた人の「人格」が変化すると考えるなら，その理由を考えてみよう。

❷ 自分が大きな病気やけがのせいで身体の自由がきかなくなり，意思を周囲に伝えられなくなって「尊厳死」を望むとすれば，その理由を考えてみよう。

❸ 「いのち/生命」が最も発現していると考えるのは，自分の場合はどのようなとき・状況であり，また，ほかの人のいのち/生命が最も発現していると考えるのはどのようなとき・状況かについて，具体的に説明してみよう。

推薦図書

●いのちと文化についての概説的文献

1）市野容孝：身体・生命．岩波書店，2000．

2）波平恵美子：いのちの文化人類学．新潮社，1996．

3）波平恵美子：からだの文化人類学．大修館書店，2005．

4）道信良子編著：いのちはどう生まれ，育つのか──医療，福祉，文化と子ども（岩波ジュニア新書）．岩波書店，2015．

5）ワトソン，L.（1979）著，木幡和枝ほか訳：生命潮流──来たるべきものの予感．工作舎，1981．

●いのちと文化について多様な考え方を知るための文献

1）池上良正ほか編：生命──生老病死の宇宙．岩波書店，2004．

2）河合利光：生命観の社会人類学．風響社，2009．

3）出口顯：誕生のジェネオロジー．世界思想社，1999．

4）レーナルト，M.（1947）著，坂井信三訳：ド・カモ──メラネシア世界の人格と神話．せりか書房，1990．

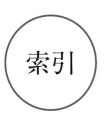
索引

人名索引

事項索引